指导单位：北京2022年冬奥会和冬残奥会组织委员会
　　　　　北京市卫生健康委员会

大型活动医疗保障急救技术指导手册

主　审　张文中　杨　桦
主　编　陈　志

科学出版社
北　京

内 容 简 介

本书针对大型活动的特点,对大型活动所必需的医疗保障工作内容做了系统的、全面细致的阐述。全书共10章,内容包含:大型活动医疗急救体系建设与运行、院前急救概论、现场急救通用技术、突发症状急救、脏器功能不全与综合征、内科急症、外科急症、环境及理化因素损伤、专科急症、突发事件应急响应。

本书既可供参加大型活动的医疗保障工作人员用于岗前培训,也可供院前急救和急诊医护人员阅读参考。

图书在版编目(CIP)数据

大型活动医疗保障急救技术指导手册/陈志主编. —北京:科学出版社, 2021.6

ISBN 978-7-03-068607-7

Ⅰ.①大… Ⅱ.①陈… Ⅲ.①急救-手册 Ⅳ.① R459.7-62

中国版本图书馆 CIP 数据核字(2021)第 067708 号

责任编辑:郭 威 / 责任校对:张 娟
责任印制:李 彤 / 封面设计:龙 岩

科学出版社 出版
北京东黄城根北街16号
邮政编码:100717
http://www.sciencep.com
北京建宏印刷有限公司 印刷
科学出版社发行 各地新华书店经销
*
2021年6月第 一 版 开本:880×1230 1/32
2021年11月第二次印刷 印张:11 7/8
字数:373 000
定价:99.00元
(如有印装质量问题,我社负责调换)

编委会

指导单位	北京2022年冬奥会和冬残奥会组织委员会
	北京市卫生健康委员会
总 顾 问	焦雅辉 于鲁明 李 昂 黄 春 王 斐 曹 昱
	齐士明
主 审	张文中 杨 桦
顾 问	邓 锴 罗培林 王同国 张 莉 刘红梅 邵石雨
	张 伟 王 勇 田素宁 Roy Alson
主 编	陈 志
编 委	（以姓氏笔画为序）

于海玲 万毓华 王 飞 王 芳 王 坤 王 琢
王小刚 王君业 王振华 王雪梅 木丽华 支勇翔
毛 英 邓双昌 叶 继 田纪安 史 莉 白海龙
冯迟兰超 邢 政 吕 青 吕碧锋 乔 莉
乔 毅 乔伍营 刘 扬 刘 江 刘科宇 安彦君
许 萍 孙远新 严 浩 严智勇 李 斗 李 冰
李 虹 李 辉 李少波 李立新 李丽君 李明华
杨 旭 吴 辉 宋因力 张 宁 张 良 张进军
陆 峰 陈 辉 欧阳洁淼 周慧聪 郑安杰
孟繁斌 郝晓云 侯宇飞 俞良曦 姜国林 秦 卓
徐 勇 高 丁 郭学慧 郭增勋 黄公澍 彭宏伟
韩鹏达 舒 燕 温新华 谢永富 蔡平军

主编助理	杜振和 孙 粤 田 力 尹宝荣 赵 晔 徐思勤
	李万国 吴乐林 聂冬妮
学术审定单位	
	中国医院协会急救中心（站）分会
	国际创伤生命支持（ITLS）中国120分部

序

近年来，随着我国社会全面快速发展，国家庆典、体育赛事、会议展览等各类大型活动举办日益频繁，给举办城市的综合保障能力提出了考验。其中医疗急救保障能力涉及参与者的生命健康，关系项目运行的荣誉成败，特别是现场医疗急救任务往往成为举世瞩目的焦点，是尤为重要的一项工作。

承担大型活动医疗急救保障任务的团队必须在日常诊疗工作常规的基础上，结合项目特点，勇于创新、科学决策、整合力量，精细操作，高水平地完成各种现场救治任务。

承担大型活动医疗急救保障任务的医护人员需开展针对性的培训，强化综合应变及处置能力，规范专业技术和服务。

降低突发疾病和创伤等意外伤害的早期死亡率、提高救治成功率和降低后期伤残率的关键在于其早期救治的规范性、及时性。而实现这一目标的重要措施在于不断提高现场医疗保障人员对现场急救知识与基本技术的掌握。

这本教科书对大型活动现场医疗急救保障工作中救护现场的伤（病）情评估、及时有效的医疗干预、严谨高效的团队运行，以及各类诊疗技术进行了深入浅出的介绍，为参与大型活动医疗保障人员提供了实用的院前急救行动指南。本书的出版以及伴随其相关的培训项目，一定会为大型活动、重大赛事的医疗保障工作发挥巨大的作用。

谨为序。

中国医院协会急救中心（站）分会主任委员
北京急救中心主任
张文中

2021年5月12日

前 言

　　大型活动是指有目的、有计划、有步骤地组织众多人员参与的社会性实践活动。在大型人群聚集活动时提供医疗卫生保障服务被称为大型活动医疗保障医学，其中现场医疗急救是最重要的工作之一。

　　严谨的医疗管理、及时的应急响应、准确的伤/病情评估、规范的临床技术、高效的团队运行是做好大型活动医疗急救保障工作的基础。为了更好的提高一线人员对此项工作的专业认知，规范诊疗技术，提高工作水平，我们组织了国内经常从事大型活动医疗急救保障的实干型专家团队编写了本书。

　　本书主要内容包括大型活动医疗急救体系建设与运行、院前急救概论、现场急救通用技术、院外常见症状的评估与处理、脏器功能不全与综合征、内科急症、外科急症、理化因素损伤、专科急症、突发事件应急响应。基本覆盖了大型活动现场医疗急救涉及的相关内容。本书文字简练，内容丰富，既是一线医疗人员常备的诊疗手册，可以成为医疗保障专项培训的教材。

　　由于大型活动医疗保障医学尚处于探索阶段，本书局限及不当之处敬请指正。

北京急救中心
陈　志
2021年5月12日

目　录

第一章　大型活动医疗急救体系建设与运行 ……………………………… 1
　　第一节　概述 …………………………………………………………… 1
　　第二节　体系建设 ……………………………………………………… 4
　　第三节　场馆运行 ……………………………………………………… 16
　　第四节　现场急救 ……………………………………………………… 18
　　第五节　风险管理 ……………………………………………………… 21
第二章　院前急救概论 ……………………………………………………… 24
　　第一节　急救体系 ……………………………………………………… 24
　　第二节　信息与通信 …………………………………………………… 31
　　第三节　医患沟通 ……………………………………………………… 32
第三章　现场急救通用技术 ………………………………………………… 36
　　第一节　院前评估 ……………………………………………………… 36
　　第二节　个人防护 ……………………………………………………… 37
　　第三节　诊断技术 ……………………………………………………… 46
　　第四节　治疗技术 ……………………………………………………… 58
第四章　突发症状急救 ……………………………………………………… 93
　　第一节　发热 …………………………………………………………… 93
　　第二节　头晕、眩晕 …………………………………………………… 94
　　第三节　头痛 …………………………………………………………… 98
　　第四节　晕厥 …………………………………………………………… 102
　　第五节　意识障碍 ……………………………………………………… 103
　　第六节　抽搐 …………………………………………………………… 107
　　第七节　鼻出血 ………………………………………………………… 108
　　第八节　咳嗽、咳痰 …………………………………………………… 111

第九节　咯血 ……………………………………… 113

第十节　胸痛 ……………………………………… 116

第十一节　呼吸困难 ……………………………… 120

第十二节　水肿 …………………………………… 122

第十三节　心悸 …………………………………… 126

第十四节　恶心、呕吐 …………………………… 129

第十五节　腹痛 …………………………………… 134

第十六节　腹泻 …………………………………… 136

第十七节　呕血 …………………………………… 139

第十八节　便血 …………………………………… 141

第十九节　血尿 …………………………………… 145

第二十节　尿频、尿急、尿痛 …………………… 146

第二十一节　排尿困难 …………………………… 147

第二十二节　精神症状 …………………………… 150

第五章　脏器功能不全与综合征 …………………… 154

第一节　心搏骤停 ………………………………… 154

第二节　急性心力衰竭 …………………………… 158

第三节　急性呼吸衰竭 …………………………… 162

第四节　休克 ……………………………………… 165

第五节　急腹症 …………………………………… 168

第六章　内科急症 ……………………………………… 176

第一节　循环系统急症 …………………………… 176

第二节　呼吸系统急症 …………………………… 192

第三节　神经系统急症 …………………………… 207

第四节　内分泌和代谢系统急症 ………………… 213

第五节　上消化道大出血 ………………………… 222

第六节　严重过敏反应 …………………………… 225

第七节　急性白血病 ……………………………… 227

第七章　外科急症 ……………………………………… 232

第一节　多发伤/复合伤 …………………………… 232

第二节　颅脑损伤 ……………………………………………………… 235

　　第三节　颌面部损伤 …………………………………………………… 239

　　第四节　脊柱损伤 ……………………………………………………… 241

　　第五节　胸部创伤 ……………………………………………………… 247

　　第六节　腹部创伤 ……………………………………………………… 253

　　第七节　骨盆损伤 ……………………………………………………… 257

　　第八节　四肢损伤 ……………………………………………………… 263

　　第九节　火器伤 ………………………………………………………… 269

　　第十节　爆炸伤 ………………………………………………………… 271

第八章　环境及理化因素损伤 ……………………………………………… 275

　　第一节　急性中毒 ……………………………………………………… 275

　　第二节　电击伤 ………………………………………………………… 282

　　第三节　淹溺 …………………………………………………………… 284

　　第四节　烧烫伤 ………………………………………………………… 287

　　第五节　动物伤害 ……………………………………………………… 290

　　第六节　热相关急症 …………………………………………………… 293

　　第七节　冻伤与低体温症 ……………………………………………… 297

　　第八节　急性高原病 …………………………………………………… 300

第九章　专科急症 …………………………………………………………… 304

　　第一节　高热惊厥 ……………………………………………………… 304

　　第二节　院前分娩 ……………………………………………………… 305

　　第三节　异位妊娠 ……………………………………………………… 312

　　第四节　阴道出血 ……………………………………………………… 316

　　第五节　产后出血 ……………………………………………………… 320

　　第六节　胎膜早破 ……………………………………………………… 324

　　第七节　子痫前期-子痫 ………………………………………………… 328

　　第八节　牙齿损伤 ……………………………………………………… 334

　　第九节　眼外伤 ………………………………………………………… 336

第十章　突发事件应急响应 ………………………………………………… 339

　　第一节　通用策略与程序 ……………………………………………… 339

第二节　突发公共卫生事件 …………………………………… 350

第三节　核生化事件 …………………………………………… 351

第四节　航空医疗 ……………………………………………… 357

第五节　野外救援 ……………………………………………… 359

第六节　水上救援 ……………………………………………… 360

第一章

大型活动医疗急救体系建设与运行

第一节 概 述

一、概念

大型活动是指有目的、有计划、有步骤地组织众多人员参与的社会性实践活动。在大型人群聚集活动时所提供的医疗卫生保障服务被称为大型活动医疗保障医学。很多大型活动在国际上的影响很广泛,举世瞩目,这对医疗卫生保障工作提出了极高的要求。特别是现场医疗急救任务,往往成为关注的焦点。这些都需要医疗团队勇于创新、科学决策、整合力量、精细操作,从而高水平地完成各种救治任务。

二、类别

1.大型体育赛事 如2008年在北京举办的夏季奥运会、2022年即将在北京和河北举办的冬季奥运会,以及其他国际国内综合性或单项赛事。

2.政治性活动 如2014年在北京举行的亚太经合组织(APEC)领导人非正式会议、2016年在杭州举办的二十国集团(G20)领导人峰会、2017年和2019年在北京举办的"一带一路"国际合作高峰论坛,以及历年举办的国庆阅兵仪式、两会等政治活动。

3.群众性活动 面向社会公众举办的演唱会、音乐会、展览、游园、庙会、花会等,以及人才招聘会、现场开奖的彩票销售等活动。

三、特点

大型活动项目是在一定活动时间、一定活动领域内的具体活动任务，而这一具体任务的确定、内容、范围、可支配资源和完成途径等是由相关部门根据行业发展在特定阶段和特定领域的具体要求来决定的。由于大型活动项目的社会影响面广、涉及部门多、跨越时间长、专业跨度大，因而具有以下几个特点。

（一）活动内容复杂

大型活动项目的举办对正常的社会、经济、文化秩序有较大影响，一方面，大型活动项目主题类型众多，涉及各个行业和领域；另一方面，同一主题项目又包含多种类型的活动，同样涉及各个行业和领域。例如，一个城市举办国际旅游节，包括各种庆典仪式、国际旅游交易、国际饭店设备与技术展览、国际文艺表演等专项活动。内容的复杂性决定了医疗需求的复杂性、多样性。

（二）组织关系复杂

各种大型活动项目在客观上都一定程度地影响着举办地的社会经济，在主观上又一定程度地借助举办地政府部门的权威或名义增强活动吸引力。因此，大型活动组织关系都较为复杂，既有活动的主办单位，又有活动的协办单位，同时还有活动的承办与赞助单位。在国内，这种复杂的组织关系表现得尤为突出且非常普遍，国际性和全国性大型活动一般由国家主管部委主办，省、市、县级大型活动一般由相应级别的政府或政府主管部门主办，相关政府部门或行业组织一般为大型活动的协办单位，而具体策划、组织大型活动的企业或机构则以承办单位的角色出现，为大型活动提供资金、实物或劳务赞助的单位或企业、参展商和广告商等一般被列为赞助单位。大型活动在项目管辖、项目组织、项目投入和项目利益分配等方面涉及众多部门、行业、企业和个人，因此在项目组织实施过程中必然产生十分复杂的协调关系。这种复杂的组织关系决定了其医疗卫生保障体系自身管理结构和与医疗运行相关的部门协调、沟通、配合工作的复杂性。

（三）社会影响巨大

无论是国际还是国内的政治活动、体育赛事、大型群众性活动，都有着巨大的社会影响力。在信息化的社会，突发急危重伤病的出现都会成为社会热点问题。如果处理不当，就会导致重大舆情。医疗团队必须充分认识社会影响在大型活动医疗急救保障工作中的重要地位。特别是医务人员的临床诊疗行为常暴露在全社会的监督之下，这对医疗卫生服务管理和医务人员临床技术的系统性、科学性、规范性提出了更高的要求。

四、医疗卫生保障工作的目标与内容

(一) 工作目标
(1) 保障大型活动顺利进行，实现活动举办的总体目标。
(2) 维护参与者的身体健康，避免或减少活动期间的人员伤亡。
(3) 帮助大型活动组织者解决与生命健康相关的运行风险和危机。

(二) 工作内容
(1) 现场医疗急救。
(2) 慢性疾病的日常处理。
(3) 突发事件应急响应。
(4) 传染病防控。
(5) 食品卫生管理。
(6) 兴奋剂检测（体育赛事）。

(三) 工作原则
1. 建立统一高效的指挥体系和工作机制　大型活动医疗卫生保障要解决好项目运行机构和属地政府主管部门的协作关系，建立政府主导、统一指挥、分级负责、内外融合、属地为主、专业处置的指挥体系，并建立起层级清晰、运转高效的运行机制。

2. 执行国际化医疗卫生服务标准　涉及国际化的大型活动，需要拓宽国际化视野、提升服务水平，实现与国际医疗服务标准的接轨。医疗团队要严格执行国际组织关于医疗卫生保障的有关规定，并兑现政府的相关承诺。确认医疗服务定点机构，签订"急救服务合同"和"定点医院服务合同"，并对上述机构进行综合评估、专项检查和实战演练。培养符合国际医疗服务标准的医护人员，储备专业技术力量。

3. 坚持项目保障和城市运行两手抓　举办地的医疗卫生系统要"一手抓项目保障，一手抓城市运行"。不能因为举办大型活动分走过多的医疗资源而降低城市服务的基本标准。同时，没有城市保障工作的顺利运行，也不可能有大型活动医疗卫生保障工作的顺利完成。

第二节 体系建设

一、明确基本要求

明确大型活动的服务时间、地点、项目内容、服务对象、服务内容及总体目标是建立有效的医疗卫生保障体系的前提。

（一）服务时间、地点

明确服务时间、地点及项目内容有助于确定工作时可能会遇到的天气状况、地理特点和服务项目特征。

2008年的北京夏季奥运会在8月8日开始，历时17天。在此期间，北京平均每2～3天就有1次降雨，每4天就可能发生1次雷暴。雾、暴雨、大风、高温、闷热等对赛事有较大影响性的天气发生的频率也较高。

北京冬奥会将在2022年2月4日 至 2022年2月20日举办，举办时间正值冬季，大雪、大风、冰雹、高山气候都给医疗卫生保障带来困难。

北京夏季奥运会的举办地点有北京、上海、沈阳、天津、青岛、秦皇岛、香港，共7个城市，涉及37个竞赛场馆、86个独立及附属训练场馆、22个非竞赛场馆。

2022年北京冬季奥运会举办地点分为北京赛区、延庆赛区、张家口赛区共27个竞赛/非竞赛场馆。这些场馆的场馆类型、空间结构、通道走向、家具白电、后勤保障、周边环境都对医疗卫生保障工作有重要影响。

（二）项目内容

不同的竞赛项目特点不同，风险各异，需要医疗团队认真研究本场馆进行的体育项目的特点，制订有针对性的方案。

2008年的北京夏季奥运会比赛项目为28个大项、302个小项。2022年的北京冬季奥运会包含3大类、22个大项。这些涉及各类体育竞赛的内容决定了医疗保障的核心需求。

（三）服务对象

明确医疗卫生保障的服务对象有助于医疗团队确认参与人员的数

量、年龄层次、身份职业、所处环境、聚散流向、民族习惯、主观愿望、特殊需求等。例如，北京夏季奥运会赛会注册运动员约16 500人；国际奥委会大家庭成员及重要贵宾约2800人；奥运场馆工作人员及志愿者约9万人，各种场次持票观众约500万人。根据这些不同人群的身份特征，需要在医疗卫生保障工作中制订合理的工作方案。

（四）工作内容

第一是明确场馆内服务工作内容：包括现场危重病抢救、紧急监护转运、慢性疾病管理与日常诊疗、大型公共卫生事件应急响应、兴奋剂监测等。

第二是明确城市服务工作内容：如在定点医院提供门诊、急诊、住院服务、传染病防控、灾难应急响应与支援等。

（五）工作目标

明确大型活动的总体工作目标有助于医疗团队制定切实可行的工作目标。

1. 2008年北京夏季奥运会的工作总体目标　"三个满意"：让运动员满意，让国际社会满意，让全国人民满意。参照总体目标，医疗制定的目标是"三化"：国际化、规范化、人性化；"三为"：以竞赛为中心，以场馆为基础，以属地为保障；"三无"：抢救无延误，治疗无差错，场馆无死亡（患者应接受现场、途中、院内持续的、高质量的连续抢救，尽最大努力挽救生命，不在场馆内宣布死亡）。

2. 北京冬奥会制定的医疗卫生保障目标　在北京冬奥会期间为三个赛区所有利益相关方提供一致的、高质量医疗服务，以运动员为中心，以赛事为核心，结合北京冬奥会医疗里程碑任务计划，以我为主，尊重国际惯例，尊重医疗卫生保障规律，实现"快、准、专、稳、通"的工作目标。重点：①快速救援。医疗救援保障将以运动员为中心，以赛事为核心，通过充分准备、加强培训、充分演练，实现医疗救援快速到位、快速转运、快速救治的目标。②精准保障。各保障单位要按照不同场馆、不同的比赛项目，科学选配医疗卫生保障人员，准确选配医疗仪器设备及救援设备，实现保障与赛事的无缝链接。③专业操作。医疗卫生保障是一项专业性较强的工作，所有的医疗操作都必须由取得执业医师资格证和执业护士资格证的人员实施，重大伤病情况需要有专家组指导。④平稳安全。医疗急救工作要以安全为前提，既要保证伤病员的安全,也要保证医疗人员的安全。要以我为主,尊重国际惯例和医疗卫生保障规律,确保急救和救援安全平稳。⑤沟通顺畅。医疗卫生保障涉及所有利益相关方,在实施医疗卫生保障的活动中,需要多部门联动支撑,各医疗卫生保障单位加强与其他业务领域的沟通对接,共同打造急救绿色通道。

二、医疗卫生保障组织体系构建

(一)城市医疗卫生管理系统

通常情况下由属地卫生健康委员会医政医管局等部门牵头组织属地各级医疗机构和相关医疗资源服务于大型活动。

(二)大型活动组委会医疗卫生管理系统

1. 核心团队建设　核心团队是主体工作运行的灵魂,是事业向前发展的驱动机。一个部门、一个单位、一份事业要想在工作上取得进步并最终获得胜利,就必须有一个坚强有力、灵活高效的核心团队。团队的领导者要高屋建瓴、运筹帷幄;团队的成员要独当一面、认真负责。同时核心团队的人员结构、组织形式也要随着工作的推进做出适当调整,以满足事业不断发展的需求。工作目标明确后,做好科室之间、单位之间、部门之间的沟通、联系、协作与融合是核心团队工作的重点。

2004年雅典奥运会时,希腊成立了由希腊卫生福利部和雅典国立卫生公共学院联合组成的"奥运卫生规划组",对奥运期间的医疗卫生保障工作进行总体评估和指挥管理。

北京奥运会医疗卫生保障从筹备、组建到运行历时7年,为了满足工作不断发展变化的需求,核心团队的组织形式和人员结构随着工作的推进不断做出相应的调整,其前后共经历了3个阶段的发展。

2. 筹备期核心团队　筹备期指大型项目从申办到举办测试活动的一段时间。例如,2000年北京申奥成功后,北京奥组委成立至2007年7月"好运北京"赛事前夕,在此期间的奥运会医疗保障核心团队是奥组委运动会服务部(前身为奥组委医疗卫生部)及其所辖的医疗卫生处、公共卫生处、反兴奋剂处。其接受奥组委领导,主要职能是根据国际奥委会的要求及历届奥运会通行的医疗保障惯例制定北京奥运会通行政策并负责奥运会赛前医疗保障体系建设及运行筹备工作。指挥结构见图1-1。

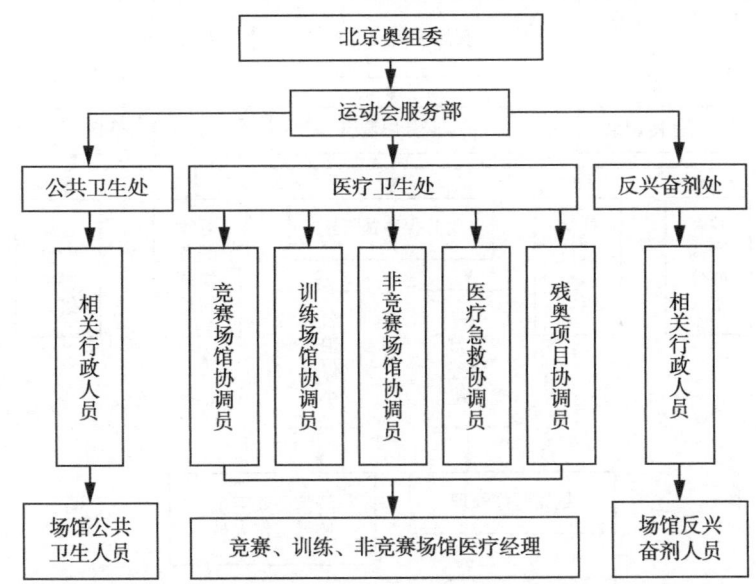

图1-1 2008年北京夏季奥运会医疗卫生指挥管理体系测试赛期核心团队构成

3.测试期核心团队 指大型活动预测试期间的工作团队,此期组织机构基本定型。例如,"好运北京"测试赛期间,由北京奥组委运动会服务部和北京市卫生局共同组建的好运北京医疗卫生保障组,接受"好运北京"赛事指挥部领导,下设医疗急救小组、综合信息小组、卫生监督小组、疾病预防控制小组、后勤保障小组。其工作任务是在"好运北京"测试赛医疗急救保障工作中检验、改进奥运会医疗卫生保障体系。

4.运行期核心团队 指在大型活动运行期负责指挥管理及核心工作运行的团队。例如,北京夏季奥运会的正式运行期是从2008年7月场馆正式进入运行至9月残奥会结束。此时的医疗卫生保障核心团队是奥运会运行指挥部下属的服务协调小组(图1-2),组长由北京市主管医疗的副市长担任。成立服务协调小组的目的和任务是在赛事运行期间,协调奥组委各部门之间、奥组委与政府职能部门之间的联系与合作,更好地满足奥运赛事需求。工作任务和目标明确后,如何做好科室之间、单位之间、部门之间,尤其是赛事医疗卫生保障组织和政府相关部门之间的对接、沟通、联系、协作与融合是核心团队必须妥善解决的重点工作之一。

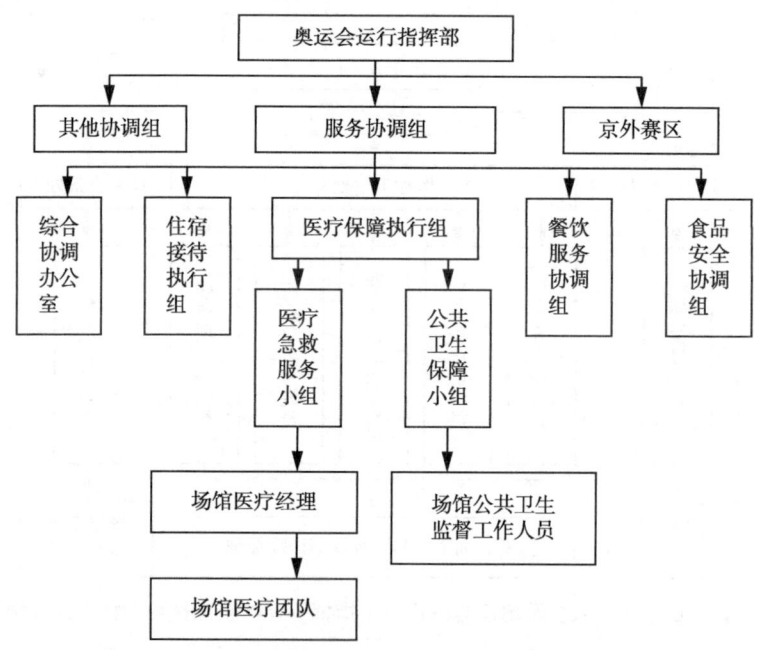

图1-2 2008年北京夏季奥运会医疗卫生指挥管理体系运行期核心团队构成

(三) 场馆医疗卫生保障团队的组建

场馆医疗卫生保障团队通常从属地医疗卫生系统中抽调。2022年北京冬季奥运会预计抽调大批医务工作者参与保障。杭州G20峰会不仅从杭州属地抽调了医务人员,还从北京急救中心调拨了20辆急救车及配套医疗小组驰援保障。

场馆医疗卫生保障团队是大型活动医疗卫生保障的基本力量,人员众多,程序复杂。特别是一些高规格的活动,要求人员政审,要预留出充足的换人时间,否则会非常被动。所以要尽快明确场馆保障人员的来源单位,做好人才考核、选拔工作。保障人员身份注册关系到后期人员使用,务必格外重视。人员入编后要做好场馆核岗,同时建立后备梯队。

如果涉及要保障的地点、场馆众多,通常的做法是制定不同的医疗机构专项保障相对应的场馆,称为馆院对接。2008年北京奥运会在7个奥运城市确立了32家定点医院中及81家非定点医院并严格选拔了127名正副医疗经理,由5350名医护人员组成的50个医疗团队承担全部竞赛场馆、独立训练场馆和非竞赛场馆的医疗卫生保障服务任务(表1-1)。

这种将奥运场馆与定点医院的馆院定点分配有效对接的方法充分发挥了定点医院在医疗卫生资源上的综合优势,为场馆医疗急救服务保障工作的各个方面提供了强大后盾。从北京卫生系统各医院临床科室抽调的从事场馆急救转运的医务人员既补充了北京急救中心人员不足的缺口,又为城市各类院外应急保障提供了后备梯队。

表1-1　北京夏季奥运会医疗急救保障工作人员及志愿者数量统计($n=5350$)

场馆分类	医疗经理	医疗副经理	医生		护士		司机	学生	物理治疗师	其他	合计
			医疗站医生	急救车医生	医疗站护士	急救车护士					
竞赛场馆	28	34	381	165	342	163	164	405	125	14	1821
非竞赛场馆	16	20	294	50	149	49	51	146	166	153	1094
独立训练场馆			93	50	66	50	56	35	22		372
京内合计	44	54	768	265	557	262	271	586	313	167	3287
京外赛区	8	21	292	46	300	30	113	50	31	1170	2061
总计	52	75	1060	311	857	292	384	636	344	1337	5348

（四）人员培训

对所抽调的医务人员进行系统的岗前培训是做好医疗卫生保障服务工作的基础。北京夏季奥运医疗志愿者培训历时2年,围绕培训什么、如何培训、效果评测、状态保持四个方面进行;做到统一培训和分散培训相结合,理论培训和技能培训相结合,通用程序和真实案例相结合,课堂培训和场馆实地演练相结合。

三、医疗卫生保障功能单位设置

（一）基本设置

1. 场边医疗急救工作点
2. 场馆医疗站
3. 急救车系统
4. 综合诊所
5. 城市医疗卫生服务

（二）场边医疗急救工作点

场边医疗急救工作点（field of play，FOP）是抵近服务对象活动的区域设立的，包括比赛现场医疗工作点、观众医疗工作点、重点贵宾医疗工作点。当其突发伤病时，FOP的医务人员可第一时间在现场实施救治，是最重要的医疗急救保障机制的一环。FOP要任务明确、岗位清晰、管理有力、精干高效。其工作流程见图1-3。

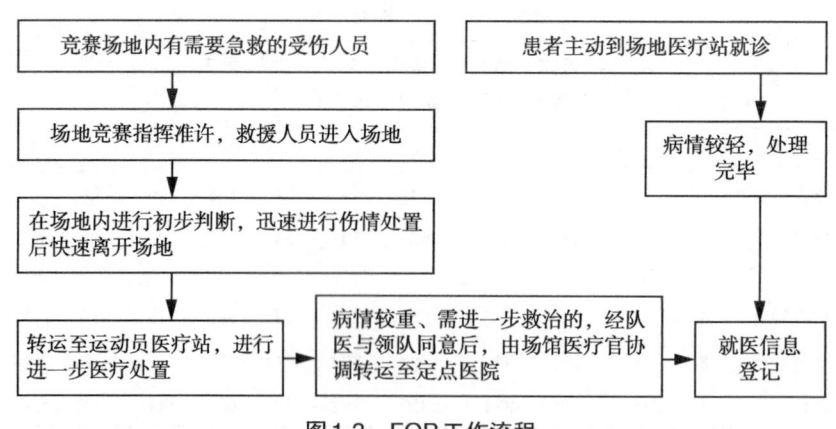

图1-3 FOP工作流程

（三）场馆医疗站设置

场馆医疗站是场馆医疗急救的基础功能单位，以提供专业医疗抢救为主、日常医疗处置为辅，并可以为FOP提供专业支撑。由于非危重症患者也可在医疗站就医，可大大节约场馆急救车和城市医疗资源。医疗站可根据服务人群类别和服务场地进行设置。根据体育赛事需要一般可分为运动员医疗站和观众医疗站（图1-4，图1-5）。例如，北京奥运会共设立场馆医疗站227个（京内156个，京外71个）。北京冬奥会预计在各场馆内设置百余个医疗站。

（四）场馆急救车转运系统

大多数场馆按照每个医疗站1~2车的原则分派急救车辆。2004年的雅典奥运会准备了113辆医疗急救车和5辆急诊服务摩托车服务于奥运场馆。北京奥运会赛时总共在竞赛场馆、独立训练场馆、非竞赛场馆派驻急救车221辆（京内191，京外30辆），规模大于雅典。所有急

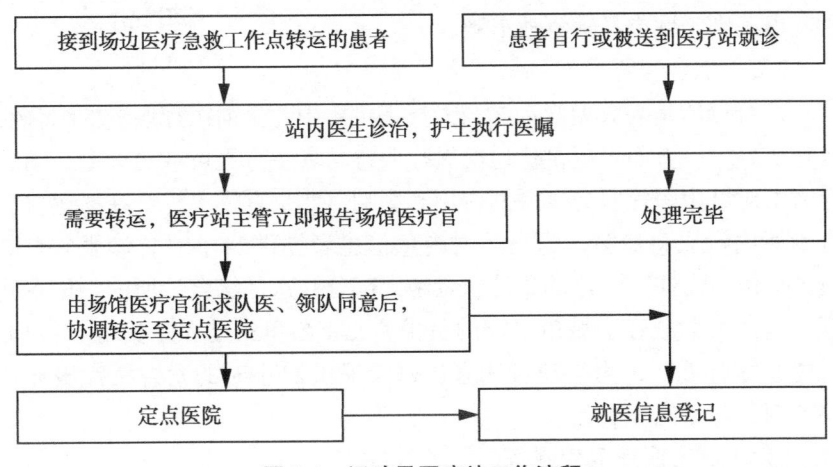

图1-4　运动员医疗站工作流程

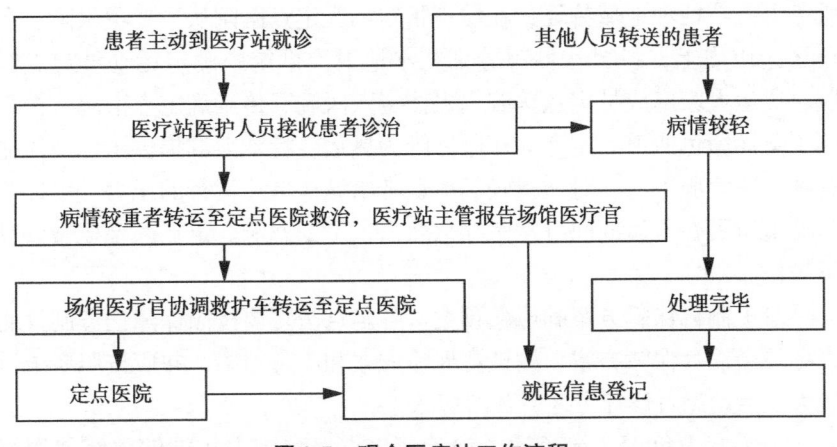

图1-5　观众医疗站工作流程

救车均按照MICU（move intensive care unit，移动重症监护病房）标准配置。

北京冬奥会将安排专用急救车保障场馆运行。每个运动员医疗站一般安排2辆救护车，每个观众医疗站一般安排1辆救护车。担负场馆保障任务的救护车接受场馆医疗官统一指挥调度。救护车保障单位应统一安排备勤救护车辆，制订救护车转运及应急补充工作方案，有计划地进行场馆转运演练。大型活动主办城市的卫生健康委应指导救护车保障单位按照活动组委会的要求，统一张贴场馆救护车标识，统一摆放车辆证件，以区别于城市日常急救车辆。

（五）综合诊所

综合诊所是为大型活动参与人员提供集中、全面医疗服务的综合性医疗机构，一方面可提供优质的医疗服务，另一方面可减轻大型活动医疗需求对城市医疗服务资源的占用和影响。北京夏季奥运会在奥运村综合诊所内设立急诊室，为奥运村内急诊患者提供24小时急诊服务。同时各场馆不需住院治疗的急诊患者绝大部分被送往综合诊所的急诊室处理，这样大大减轻了城市医疗的负担。北京冬奥组委在冬奥村/冬残奥村建立综合诊所，为运动员和官员每天提供24小时的紧急医疗服务和16小时的门诊医疗服务。

（六）城市医疗卫生服务

1.定点医院服务　大型活动组委会应在属地卫健委的安排下，根据服务人群特征和地域特征，在城市指定相关定点医院从事专项保障。在奥运会历史上，各奥运城市分别在本地卫生系统中确定运动员定点医院、奥运大家庭成员定点医院、媒体定点医院、传染病定点医院，并开辟了急诊绿色通道。定点医疗服务既为奥运会特殊人群提供了优质便捷的综合医疗服务，同时又减轻了奥运带给城市医疗运行的压力，保证奥运城市市民在奥运期间日常医疗急救需求不受影响。定点医院要做好以下工作。

（1）制订保障方案和应急预案。各定点医院要按照保障任务制订北京冬奥会医疗保障方案、测试赛保障方案和应急预案，并应按照要求设置大型活动患者诊疗专区，预留病床。

（2）专人负责，绿色通道诊治。定点医院应安排能够熟练使用英语进行沟通交流的专门人员负责接待北京冬奥会患者。对身份明确的患者，应由专门接待人员引导就诊，开放医疗救治绿色通道进行诊治。

（3）及时报告医疗救治信息。定点医院接诊大型活动患者后，应及时书写病历并充分保护患者隐私。

2.公共卫生及血液保障

（1）疾病预防控制工作：按照"综合协调、专业负责、属地管理"的原则，全面提升公共卫生安全保障的能力与水平，降低大型活动期间公共卫生事件发生概率。

1）风险：达到不发生重大传染病暴发或流行，散发和新传入传染病病例得到及时救治、控制，防止续发的总体目标。

2）主要任务：建立传染病监测网络，落实专人负责制度。开展传染病症状监测。医疗站点针对就诊人员开展发热、腹泻、黄疸、皮疹、结膜红肿、呕吐等症状监测。凡出现任何一种以上症状的运动员、教练员、志愿者等，均需进行流行病学调查，填写"传染病症状监测登记表"，立即预警，及时跟进，第一时间进行控制。对相关工作人员按部门安排专人开展健康监测，建立因病缺勤登记制度，每日对因病缺勤者，及时询问主要症状及病因，密切关注其健康状况，填写"工作人员健康监测登记表"并报送公共卫生保障小组信息联络员。

3）传染病病例的处理：患者应送至定点传染病医院治疗。根据情况对密切接触者进行医学观察，严防疫情蔓延流行，并根据需要给予停赛告知。外籍患者及其密切接触者经场馆医疗经理同意，并与该患者团队的负责人联系后，再行流行病学调查和消毒处理。

4）报告内容：发现《中华人民共和国传染病防治法》所规定的39种法定传染病和突发原因不明疾病的患者时，必须立即逐级按规定程序电话报告。具体报告标准见《中华人民共和国传染病防治法》和"传染病及疑似传染病发生情况登记表"。

5）应急响应：发生传染病疫情时，按照重点区域及疾病严重程度分级分类响应的原则，做出相应级别的应急反应。同时，根据事件发展趋势和防控工作的需要，适时调整反应级别，以有效控制疫情。应急响应措施由疾控部门明确。

（2）血液保障

1）血液采集与储备：提高血液保障机构血液库存数量。定点医院应储存5日用血量。一、二线血液保障机构RhD阳性红细胞类制品（全血和红细胞成分）库存为7～10日的日均供血量，机采血小板库存为常态最佳库存上浮20%，冷冻血浆为常态最佳库存上浮20%，RhD阴性血液库存达到最佳库存。

RhD阴性血液采集。一、二线血液保障机构在各自辖区范围内建立相应的稀有血型储备队伍，由各自采供血机构根据日常稀有血型动态库存，确定储备队伍人员数量，并确保通信畅通。在保障日常临床用血的前提下，开展RhD阴性红细胞冷冻保存工作。应急情况下，招募献血者应对突发事件下的血液应急供给，尤其是保障特殊救治需要的RhD阴性血液的供给。

2）血液预警分级

A.红色预警：特别重大（Ⅰ级）血液应急保障事件，血液库存连续1周低于2日的日均供血量。

B.橙色预警：重大（Ⅱ级）血液应急保障事件，血液库存连续1周低于3日的日均供血量。

C.黄色预警：较大（Ⅲ级）血液应急保障事件，血液库存连续1周低于4日的日均供血量。

D.蓝色预警：一般（Ⅳ级）血液应急保障事件，血液库存连续1周低于5日的日均供血量。

预警的发布及解除由主办城市的卫生健康委确定。

3）紧急送血运输：应由专车保障用血，如遇突发事件导致血液需求量突增时，定点医院由一线血液保障机构执行紧急送血或协商对接送血事宜。

(3) 应急相容性输血：定点医院或一线血液保障机构根据救治需要，按照《临床输血技术规范》完成合血试验。如有必要，可由国家卫生健康委协调上海血液中心稀有血型库，或向国际稀有血型献血员数据库（IDP）求助。

(4) 运行保障演练：由卫生健康委协调一线保障机构与二线、三线、四线保障机构进行血液调剂演练，由一、二线血液保障机构进行RhD阴性献血者应急招募献血演练。

四、药品及医疗设施配备

1.**药品目录**　大型活动要制定专门的药品目录。例如，北京冬奥组委会在国际奥委会、国际残奥委会医学和科学委员会提供的药品目录基础上，经临床专家研究调整后形成《北京2022年冬奥会和冬残奥会药物指南》。处方原则及药物使用管理按《处方管理办法》（卫生部令第53号）要求落实。

2.**药品配送**　由药品监督管理部门负责确定具有经营资质的赛事药品保障的供应商，药品供应商应按主办城市卫生健康委提出的药品需求进行保障，并将药品配送至指定的医疗站和综合诊所。首次配送后，当药品库存达到下限时（药品基数的50%），由场馆医疗站向供应商提交补充需求,供应商按时配送。收到配送药品后,由场馆医疗官签字确认。

3.药房(柜/库)管理　在场馆运动员医疗站和冬奥村/冬残奥村综合诊所内设立药房,场馆运动员医疗站除供本站使用外,还应为观众医疗站、场地医疗站、救护车等提供药品。库柜药品贮存与保管应符合有关规定,按药物类别、剂型等定位存放,标记明确,并做好药品出入库和使用登记。要定期检查,防止药品变质和过期失效。大型活动结束后,所剩药品由定点医院统一回收处置。

4.含兴奋剂药品标识管理　药品中含有兴奋剂目录所列禁用物质的,其说明书或者标签应当注明"运动员慎用"字样。医生应熟悉治疗用药豁免药物等工作流程。

治疗用药豁免(therapeutic use exemptions,TUE)是指运动员因治疗目的确需使用禁用清单中规定的禁用物质或方法时,依照《运动员治疗用药豁免管理办法》的规定提出申请,获得批准后予以使用。

治疗用药豁免工作是反兴奋剂工作的重要组成部分。坚持严令禁止、严格检查、严肃处理的反兴奋剂工作方针,防止在体育运动中使用兴奋剂,同时允许运动员出于治疗伤病的目的,经治疗用药豁免委员会审查和批准,使用某些禁用物质或方法,有利于运动员的伤病得到及时安全的治疗,保护运动员的身心健康,保障运动员公平参与体育运动的权利。这一方面体现了对运动员生命健康的高度重视,体现了以人为本的精神;另一方面也体现了对运动员用药的严格管理。通过严格的审批程序,允许运动员在特殊情况下使用某种禁用药品,不但不会损害其他同台竞技者的利益,而且还是对全体运动员公平参加体育运动权利的最大限度的保障。

实施治疗用药豁免是国内外体育运动中保证运动员安全用药的通行做法。世界反兴奋剂机构制定的《治疗用药豁免国际标准》对治疗用药豁免工作做出了明确、具体的规定。为了保证运动员的伤病得到及时安全的治疗,并与国际通行做法保持一致,中国奥委会反兴奋剂委员会制定了《运动员治疗用药豁免管理办法(试行)》(体科字〔2007〕49号),成立了治疗用药豁免委员会,负责审批运动员的治疗用药豁免申请。自2009年1月起,反兴奋剂中心开始负责成立治疗用药豁免委员会,承担审批运动员治疗用药豁免申请的职责。

场馆医疗人员要熟悉用药豁免原则和流程，避免给竞技体育运动员带来反兴奋剂相关风险。

5. 医疗站设备、物资、耗材的管理　专项购买的医疗设备、物资和耗材要按医疗物资管理规定落实管理制度。由定点医院自行带入的医疗设备、器材和耗材，由原带入单位自行管理，在事后带回。由场馆配备的物资、设备、器材，使用单位应加强管理，确保完好。

北京夏季奥运会、冬季奥运会的医疗器材、药品配备做到了六个统一，即统一配置标准；统一招标采购；医疗器材统一型号；药品耗材统一批号；医疗物资统一配送；医疗垃圾统一处理。这样不仅保障了医疗物资及时补给，而且有效规避了医疗风险。

6. 医疗废弃物管理　场馆医疗官统筹对医疗废弃物的管理。医疗保障人员要严格按照医疗废弃物相关管理规定落实。

第三节　场馆运行

一、概述

（1）场馆是指进行大型活动的场所。场馆运行是指有效保障场馆组织竞赛活动的管理服务过程，是大型活动管理运行的基本形式。近几届奥运会都采取了场馆运行的工作管理模式，并根据主办国的不同各有特色。

（2）奥运会医疗急救的场馆运行原则：以场馆为基础，以竞赛为核心，以属地为保障。

（3）特点：场馆主责、属地管理、权责一致、标准统一。

（4）医疗卫生保障是场馆运行的众多工作之一。从事保障的医疗团队必须了解所服务场馆的运行规则和特点，明确工作目标，找准团队定位，把握医疗尺度，履行好部门职责。筹备期场馆运行的重点是场馆医疗机构设置，医疗通用程序制定，场馆医疗卫生保障团队的管理，医疗救援流程的设计。赛时场馆运行的重点是现场医疗急救事件处置、场馆医疗信息报送、场馆及城市医疗相关部门的无缝隙对接和场馆医疗运行的危机管理。

二、场馆医疗通用程序制定

场馆医疗通用程序包括赛事基本医疗政策、医疗工作管理制度、场馆诊疗基本程序、通用转运政策、医疗垃圾处理、医疗保险安排、场馆-城市对接等。通用工作程序是连接大型活动组委会医疗急救保障指挥管理系统、场馆医疗急救保障系统和城市涉奥医疗急救保障系统运行的纽带。总部部门的通用工作程序要突出全局性、一般性、指导性的特点;场馆和城市涉奥医疗团队的通用工作程序要突出个性化、实用化、灵活化的特点。

三、场馆医疗卫生保障团队的管理

(一)团队入轨

团队入轨即医疗团队场馆化。随着场馆运行工作的全面展开,场馆成为各专项工作的最终落脚点。这个"条块转换"的过程称为场馆化。核心团队根据馆院对接的原则,将医疗志愿者们按照严格的场馆人员计划组建奥运场馆医疗卫生保障团队。医疗经理按照场馆医疗卫生保障团队标准建制落实人员岗位,健全团队管理机制。此期的重点是完善组织体系,包括以下几点。

(1)医疗经理负责制:医疗经理担负着将医疗卫生服务保障承诺在场馆具体落实的组织任务,是场馆医疗工作的核心。

(2)成立团队工作核心组:大多数场馆医疗卫生保障团队人员来自多家医院,有的团队多达几十家。进入场馆后应成立核心工作组。核心组成员围绕在场馆医疗经理身边,在团队入轨之初的各个方面的工作起到了带头作用。这些工作上的骨干很快可带动不同单位的其他成员积极投入到场馆工作中去。

(3)成立医疗专家顾问组:从团队中选拔临床技术骨干成立技术专家顾问组,对场馆医疗专业临床技术规范进行研讨,建立临床三线把关制度。

(4)成立运动员医疗站:为运动员及教练员提供医疗保障服务。

(5)成立观众医疗站:为赛场安保线内的持票观众提供医疗服务。

(6)派驻场边医疗急救工作点:对运动员在比赛时的突发伤病进行第一时间场边救治。

(7)分派急救车组:大多数场馆按照一站1~2车的原则分派急救

车辆。

（二）团队融合

医疗物资移入、医疗人员进驻场馆后，医疗团队开始正式运行。医疗经理根据所服务的场馆特点、项目特点，结合医疗团队人员构成特点，带领团队在初期运行中进行高效融合，包括人员沟通、岗位对接、点站对接、站点与急救车的急救转运对接、信息流通报送与分享、医疗应急响应补偿机制等。

（三）团队演练

团队融合后形成初步战斗力，但在实战前必须进行演练。以往的经验说明，事前在大型活动的每一个关键点进行模拟演练可使医护人员更好地理解保障时各自的位置和角色。北京奥运场馆团队均经过了以下几个方式和层次的演练：桌面演练（table top exercise）、模拟地点演练（off-site simulation）、场馆实地演练（on-site simulation）、着装彩排演练保障、试运行赛保障等。通过演练，发现问题、找出差距、磨合团队、修补漏洞，达到全面提升团队战斗力的作用。

（四）团队精神

通过各种形式使队员间进行充分沟通、建立团队愿景，达到团队共情，从而树立团队精神，并将其落实到转变队员消极工作态度、改变不良工作习惯、增强团队工作执行力当中。

第四节　现场急救

一、现场急救流程和工作要点

场馆现场救援流程包括预警与报警、应急响应、现场处置、现场撤离、伤员后送（医疗站、急救车）、定点医院接诊6个关键性步骤。做好这6个环节的无缝隙链接是此流程的重点。

（一）预警与报警

预警与报警的责任人通常为竞赛部门的志愿者和医疗部门设立的专职医疗观察员。他们根据不同项目特点进行预警和报警，使医疗团队做好应急响应的准备。此环节的关键是要熟悉保障项目的特点，并与相关部门特别是竞赛部门做好沟通，理顺工作机制。

(二)应急响应

一般由裁判或竞赛管理者发出医疗急救人员上场指令。政治性活动上场指令一般由现场安保部主管发出。在这一环节中,医疗团队应注意:待命位置要合理,指令传递要畅通,上场路线要清晰,医疗动作要迅速。预设的FOP位置要尽量满足适宜观察、与高风险地区和高风险人群距离合理的要求。指令传递要简化层次,制定标准统一话术,高效使用信息设备,避免传递错误信息和错误理解。上场路线要预先与安保等部门充分沟通并进行演练确认。医疗响应的动作必须快捷迅速,以最快的速度到达事发地点。在抵近的过程中一定要注意自身安全,防止因跌倒、冲撞、被袭击等造成团队减员,使医疗响应无法执行。

(三)现场处置

现场医疗处置的原则是冷静、有序、规范、适度。像北京冬奥会这样的万众瞩目的大型活动现场,医疗人员现场救治往往承担着巨大的心理压力。此时必须头脑清醒、内心冷静,准确评估环境和患者的状态,把握大型活动本身与患者疾病发展的态势,制订正确的医疗策略。医疗团队的配合必须和谐默契,程序合理。医疗人员在现场实施医疗措施的过程往往会被媒体或观众拍摄成照片、视频,并在社会媒体广泛传播。如果出现不规范的现象,往往给项目自身甚至属地、国家带来巨大的舆论压力。此时,要求医务人员的技术动作必须符合各种指南、规范的要求,包括外在的技术形象和内在的医学合理性。医疗措施在满足生命健康基本需求的同时,也要兼顾项目本身运行的要求,故应避免过度医疗,掌握好适度原则。

(四)现场撤离

患者在现场向后方转运时,医疗团队要掌握好撤离时机、撤离方式、医疗措施延续这3个关键环节。医疗组长必须树立"生命第一、尊重科学、以我为主、尽职尽责"的理念,在现场要充分履行医疗急救责任。不能因各种非医疗因素,导致必要的救命措施延误、缺失、不足等现象。同时,也要把握时机,不能拖延恋战,必要时尽快转送。在患者移动的过程中,要制定合理的移动策略,保障救命措施的高质量实施不被中断或干扰。

(五)伤员后送

根据伤病员情况,可酌情安排转到场馆医疗站临时处置或由场馆急救车直接转到城市定点医院进一步处理。途中转运要注意以下几点。

（1）各场馆至定点医院路线由担负各场馆急救转运任务的急救机构结合场馆位置研究制订，并报场馆团队交通业务领域审定。

（2）快速安全转运：参照《中华人民共和国道路交通安全法》第53条执行，警车、消防车、救护车、工程救险车执行紧急任务时，可以使用警报器、标志灯具；在确保安全的前提下，不受行驶路线、行驶方向、行驶速度和信号灯的限制，其他车辆和行人应当让行。

（3）做好接收和转运途中的病情记录，转运到定点医院后与医院工作人员做好交接工作。

（4）转运完成后回到场馆医疗站报告信息。

（六）定点医院接诊

患者的转运信息要提前传达给定点医院。急诊室必须提前做好接诊准备，开辟院前－院内绿色通道，使患者顺利交接。必要时，专科病房要预留床位，满足特殊治疗的需求。

二、就医控制

为了有效节约场馆急救转运资源，减轻城市医疗压力，大型活动医疗团队必须按照三级处置和二次分流的原则，对现场急诊患者从场馆向城市定点医院转送的过程进行控制。

三级处置：现场处置，医疗站处置，定点医院处置。

二次分流：场馆医疗卫生保障团队首诊按病情分流；城市定点医院首诊按需求分流。

三、场馆医疗急救信息报送

信息报送是保障医疗急救体系有效运行的重要制约因素。医疗急救信息一般通过5种方式进行报送，包括800M数字集群通信系统、移动电话系统、程控电话系统、因特网系统和书面文件。医疗急救信息的报送必须设定时间节点、统一渠道、统一内容、统一汇总、统一出口。经验表明，在紧急情况下，800M数字集群通信系统的规范使用对奥运期间急救信息的快速传递起到了关键作用。常态时，由国际奥组委统一制定的医疗信息统计表系统对医疗信息的有效管理发挥了重要作用。

普通信息报告按照诊疗常规报告，先电话报告、后书面报告，重大事件立即报告。北京冬奥会医疗信息报送流程如图1-6所示。

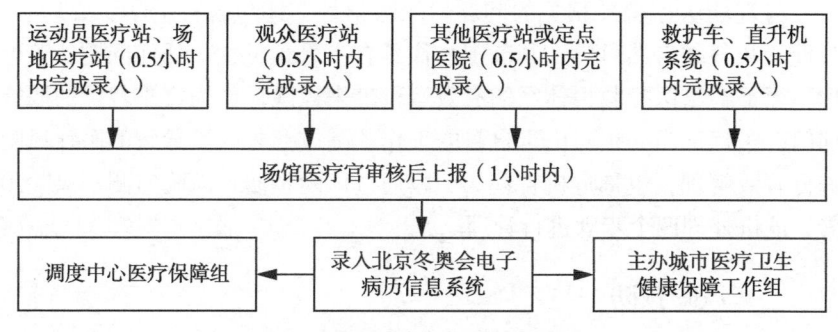

图1-6　北京冬奥会医疗信息报送流程

四、场馆内外相关部门的无缝隙对接

大型活动运行往往由多个部门共同完成。医疗部门要擅于和其他部门沟通、协调、配合。部门协作过程中要充分沟通、权责明晰、有礼有节、合作共赢。

例如，北京奥运会竞赛场馆内有22个部门围绕竞赛进行专项工作。每个部门的工作内容都与医疗急救保障工作直接或间接相关。在从比赛现场向城市定点医院转移受伤运动员的过程中，需要场馆内的竞赛、安保、交通、语言服务、形象景观、新闻发布和场馆外的交通、公安、定点医院急诊等诸多部门的配合。所以在制定医疗政策和实际运行过程中，医疗团队必须与这些部门密切合作，相互帮助才能使医疗急救保障工作顺利进行。

第五节　风险管理

一、概述

风险管理是场馆运行的重要工作。常见的医疗运行风险有救援延误、信息中断、备援力量无法启动、关键设备故障、急救药品严重不足、医疗差错、救援通道堵塞、指挥系统瘫痪、救援人员重伤或殉职等。医疗运行风险具有突发性、破坏性、不确定性、紧迫性、信息资源紧缺性、舆论关注性的特点。

与现场医疗救援相关的问题，除医学外，还包含社会学、心理学、管理学和各种自然科学，其范围往往具有不可预见性。任何问题，若处理不当都会给医疗救援体系的有效运行带来风险。作为灾难救援的职能部门，医疗部门必须对由于自身的工作疏漏或意外因素导致的医疗风险进行有效管理，也称危机管理。一般通过风险预防、风险监测、风险预警、危机处理四个步骤进行管理。

二、风险预防

一般将医疗风险事件分为三个级别，问题（issue）即尚未显露的隐患；突发事件（incident）即隐患被激发成为显性事件，但尚未造成严重后果；危机（crisis）即对医疗运行造成巨大伤害的显性事件。将所有可能出现的风险事件按以上级别分类后列出详细清单，并根据清单制定有针对性的响应预案。其中，确定处理风险的责任人与决策者、确定内外相关部门定点联络人及联络方式、确定应急处理的运行流程是制订预案的关键。预案制订后要进行桌面演练和实景演习，以检验预案的合理性并使团队所有成员和相关部门掌握和熟悉。

三、风险监测

1. 经验监测　一线人员对救援工作进展的现状和后果进行判断，对可能出现风险的潜在因素进行挖掘并汇报。

2. 信息检测　指挥系统通过应急通信平台对医疗运行的各级部门的工作信息及意外事件进行及时的收集和分析。

四、风险预警

场馆团队要认真考量各种工作的运行风险，并量化各种风险指标，设立风险警戒线。在运行时要按照预定的方案由主责部门及时对危险情况发布预警信息。

五、危机处理

出现风险后,由指定责任人进行准确的级别确认并启动预案;处理好预案之外的突发情况,把握原则,尽快决策,避免恐慌;尽可能在最低层面充分解决问题;做好信息上报和事件跟踪,使决策层成为第一信息源,掌握对外发布消息的主动权。

六、大型特发事件应急响应

建立以场馆团队为基础,以城市应急医疗队伍为保障,以检伤分类卡为依据,以场馆周边指定医院为依托的突发事件处理原则和程序,以实现统一指挥、全面融合,属地管理、分级负责,依法科学、联动合作,充分预防、快速反应、有效控制,提升医疗应急体系统一指挥和快速响应能力及应急管理水平。

第二章

院前急救概论

第一节 急救体系

一、急救网络

（一）我国院前急救模式

1. 依托型　行政部门把急救任务完全交付于某个医院来管理，院前急救和院内急救由本医院急诊室承担。人员、车辆、医疗设备和支出费用由医院负责。在我国此种模式占绝大多数。

2. 指挥型　急救中心负责院前指挥调度，院前现场急救及院内急救由医院负责的急救网络体系。人员、车辆、医疗设备属于医院。

3. 独立型　急救中心有独立的指挥调度系统及现场专业急救医务人员、车辆、设备等，形成院前急救由急救中心负责，院内急救由医院负责的模式。

（二）国际急救模式

1. 英美模式　将患者进行现场急救处理后送往医院治疗，其特点是"将患者带往医院"，这种模式主要在美国、英国、中国香港等地区运用。

2. 法德模式　派遣医院抢救小组尽快到达现场，在现场对患者进行救治，现场不能完成医疗救治者才转送至医院完成，其特点是"将医院带给患者"，主要以德国、法国、瑞典等国家为代表。

二、工作流程

院前急救工作流程图见图2-1。

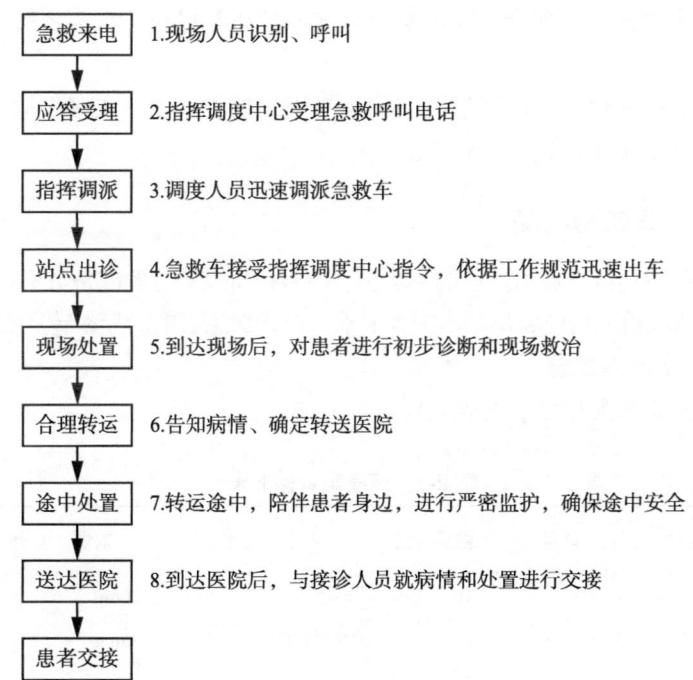

图2-1 院前急救工作流程

三、人员资质

从事院前急救的最小急救单元至少应配置医生、护士、急救驾驶员。各地区、城市可根据需求或依据地方条例配置相应数量的医疗辅助员。

1. 医生 需具有医师资格的执业医师对医疗质量进行把控。根据具体急救任务，通过电话指导自救或互救、现场诊断与处置、途中监护、院内交接等，在急救全过程中对患者的医疗安全负主要责任。

2. 护士 需具有执业护士资格，在院外诊疗过程中协助医师完成如血糖、心电图等辅助检查，完成氧疗、建立血管通路、药物使用等治疗措施及其他护理工作。

3. 急救驾驶员 需具备驾驶相应急救车型的驾驶证，上岗前根据各地区、单位要求顺利完成岗前培训。在执行急救任务时，应确保车辆行驶安全、平稳、快速。在诊疗过程中可协助医护人员携带相应的急救设备到达患者身旁，配合完成如氧疗或胸外按压等操作，在患者转运时配合搬抬等。

4. 医疗辅助员　需通过岗前相应知识、技能培训。在车组医务人员的指导下承担搬抬患者的职责。

四、设备与药品

由于各地区、城市发展的不均衡，急救设备及药品的配备可略有差异，但最小急救单元均应满足基本配置要求，以确保患者的诊疗和转运安全。

（一）基本配置

1. 药品配置标准　见表2-1。

表2-1　药品配置标准表

药品名称	剂量	数量（支）	药品名称	剂量	数量（支）
肾上腺素	1mg	10	多巴胺	20mg	5
利多卡因	200mg	2	普罗帕酮	35mg	3
硝酸甘油	5mg	2	去乙酰毛花苷	0.4mg	2
阿托品	0.5mg 或 1mg/5mg	5 或 3/2	氨茶碱 或二羟丙茶碱	0.25g	2
呋塞米	20mg	2	地塞米松	5mg	2
山莨菪碱	10mg	2	地西泮	10mg	2

2. 耗材配置标准　见表2-2。

表2-2　耗材配置标准表

名称	数量	名称	数量
电极片	10个	套管针	3个
导电膏	1支	输液器	5个
心电图纸	1卷	输液贴膜	5个
吸氧管	3根	5ml注射器	5个
吸痰管	1根	10ml注射器	5个
气管插管	2个	20ml注射器	1个

续表

名称	数量	名称	数量
气管插管导丝	1个	棉签	5包
止血带	3根	酒精棉片	20个
血糖试纸	1盒	胶布	2个
无菌外科手套	5副	砂轮	1个
一次性帽子	1包	利器盒	1个
一次性担架单	1包	一次性手套	1盒
各种说明		一次性口罩	1盒

3. 医疗设备配置（选配）标准　见表2-3。

表2-3　医疗设备配置（选配）标准表

医疗设备种类	数量
抢救设备	
多功能除颤/监护/起搏器（起搏功能选配）	1台
心电图机	1台
心肺复苏箱［包括喉镜、简易呼吸器、心脏泵（选配）］	1套
便携式急救呼吸机（选配）	1台
便携式吸引器	1台
氧气瓶（便携式，含压力表、流量表）/氧气袋	1个
氧气瓶（10L车载式，含压力表、流量表、氧气瓶连接管道）	1个
输液泵（选配）	1台
注射泵（选配）	1台
诊疗器材	
内科诊箱	1套
听诊器	1个
血压计	1个
叩诊锤	1个
体温计	1个

续表

医疗设备种类	数量
剪刀	1把
镊子	1个
医用诊断手电	1个
创伤抢救器材	
脊椎固定板（含约束带）（选配）	1个
头部固定器（选配）	1个
外伤包	1个
负压真空担架（选配）	1个
搬运患者器材	
上车担架（含约束带）	1台
铲式担架（含约束带）	1台
可折叠楼梯轮椅（选配）	1台
可折叠软式担架（选配）	1台

（二）选配

各院前医疗急救机构可根据本单位承担的院前医疗急救服务中患者的伤病特点选配以下类别药品。

1. 药品可选配置　见表2-4。

表2-4　药品选配表

药品名称	剂量	药品名称	剂量
胺碘酮	150mg	乌拉地尔针	25mg
异丙肾上腺素针	1mg	维拉帕米针	5mg
纳洛酮针	0.4mg	醒脑静针	10ml
苯巴比妥针	100mg	异丙嗪针	25mg
甲氧氯普胺针	10mg	甲泼尼龙针	40mg
氯解磷定针	0.5g	氨甲环酸针	1.0g
复方氨基比林	2ml	25%葡萄糖	20ml

续表

药品名称	剂量	药品名称	剂量
5%碳酸氢钠针	250ml	生脉注射液	20ml
乳酸林格液	500ml	0.9%氯化钠	500ml
羟乙基淀粉	500ml	氯吡格雷（口服）	25mg/75mg
硝酸甘油气雾剂	—	沙丁胺醇气雾剂	—
复方羟考酮片	—		

注：以下两种药品按麻醉药品管理。吗啡针，10mg；哌替啶针，50mg。

2. 耗材可选配置　见表2-5。

表2-5　耗材选配表

名称	数量	名称	数量
口咽通气道	1套	头皮针	5个
鼻咽通气道	1套	血气针	1盒
喉罩	1套	输液贴	10个
喉管	1套	输液标签	10个
产包	1个	保温毯	2件
车载保温箱	1个	呕吐袋	3个

五、车辆

（一）概述

1. 救护车（ambulance）　是用于紧急医疗服务及突发性公共卫生事件医疗救援的机动车辆。具有驾驶室、医疗舱、双向无线通信装置，以及必要的基本的抢救、抢险、防疫或转运设备。

2. 整车整备质量（total mass of vehicle）　加满燃油、机油、冷却水及固定安装的医疗设备与用品的整车的质量。

3. 载质量（capacity tonnage）　车辆装载了驾驶员、乘载人员、药品、移动的医疗器械、消毒用品之后的最大总质量和救护车整备质量之间的差额。

（二）救护车标准

院前医疗急救救护车的标准规范管理及使用需满足医疗急救体系建设，同时便于市民识别、方便市民报警求助。根据《中华人民共和国卫生行业标准—救护车（WS/T292—2008）》（相关内容见表2-6）、《机动车运行安全技术条件（GB7258—2017）》等有关标准，结合各地区院前医疗急救的实际情况，制定本规定。

表2-6 《中华人民共和国卫生行业标准－救护车（WS/T 292—2008）》的相关内容

QC/T 484	汽车油漆涂层
GB 1589	道路车辆外廓尺寸、轴荷及质量限值
GB 7258	机动车运行安全技术条件
GB 8108	车用电子警报器性能要求及试验方法
GB 8410	汽车内饰材料的燃烧特性
GB 9969.1	工业产品使用说明书总则
GB 13094	客车结构安全要求
GB 13554	高效空气过滤器
GB 14166	汽车安全带性能要求和试验方法
GB/T 2819	交流工频移动电站通用技术条件
GB/T 4970	汽车平顺性随机输入行驶试验方法
GB/T 12539	汽车爬陡坡试验方法
GB/T 12543	汽车加速性能试验方法
GB/T 12544	汽车最高车速试验方法
GB/T 13594	机动车和挂车防抱制动性能和实验方法
GB/T 13954	特种车辆标志灯具
GB/T 18411	道路车辆产品标牌
GB/T 18697	声学汽车车内噪声测量方法
QC/T 252	专用汽车定型试验规程
QC/T 474	客车平顺性评价指标及限值
QC/T 476	客车防雨密封性限值
消毒技术规范	
消毒管理办法	
无线电管理条例（1993年版）	

（三）救护车分类

根据运载患者的不同病症对车辆型式进行分类。

（1）A型：普通型。为基础处理、观察和转运轻症患者而设计和装备的救护车。

（2）B型：抢救监护型。为救治、监护和转运急危重症患者而设计和装备的救护车。

（3）C型：防护监护型。为救治、监护和转运传染性患者装备的负压救护车。

（4）D型：特殊用途型。为特殊用途设计和装备的救护车。

第二节　信息与通信

一、指挥与调派

（1）在大型活动医疗保障工作中，医疗、安保、赛事或活动组织部门等将成立联合指挥部，对赛事或活动的顺利举办起到协调、指挥与调派的作用。

（2）在突发伤病时，往往多部门协同配合，高效运转，及时救治并将伤病者送往就近或指定的医疗机构。

二、信息的传递

（1）参与医疗保障人员多为各医疗单位临时抽调，往往缺乏专门的信息通信手段。与传统的手机联系相比，800M数字集群通信系统可提高信息传递的效率和准确性。需要参与保障的人员熟练掌握设备的正确使用方法。下面以800M无线通信设备为例进行介绍。

1）开、关机：按住屏幕上的初始键或电源键。

2）选择频道：一般会提前选定，并锁定。

3）音量调节：扬声器音量调节，常规位于手台右侧，上下调节即可。

4）通话：持续按住手台左侧PPT通话键后，听到"滴滴"声音后，即可通话。通话完毕后松开按键，进入收听模式。

5）紧急呼叫按钮：手台顶部的红色按钮为紧急呼叫按钮，使用时可紧急插入正在进行的对话,慎用!

6)注意事项:①通话时语言应简练、易懂;②呼叫时需要讲清点位,如"指挥部,我是观众医疗站";③呼叫结束,应有结束语,如"汇报完毕";④周围环境嘈杂时,建议使用耳机模式;⑤工作时妥善放置手台,切记不要因为长时间误压呼出键(PPT按键)造成通信中断。⑥在执行任务时,注意手台电量,尤其是寒冷天气,必要时准备备用电池。

(2)现在的5G技术具有高速率、低延时、大带宽的特性,可以很好地满足大型活动医疗急救保障场景下的实时生命体征传输、视频音频交流、远程专家会诊指导的需求,可大大提高信息传递的及时性和准确性。

第三节 医患沟通

一、调度员与呼救者的沟通

(一)概述

1.调度员工作的性质及特点 调度员是120电话的受理者,也是连接患者、急救车组及医院的纽带。调度工作具备时间紧、压力大、情况复杂多变、不可预见、不能面对面沟通等特点。这就要求在接警工作中,不仅要具备相应的医学知识、地理知识、打字能力、迅速判断处置的协调能力,还要具备良好的沟通能力。

2.调度语言沟通的特点 拨打120电话的呼救者身份不同,有本人呼叫、家属呼叫、同事朋友呼叫、110呼叫、122或119呼叫、路人呼叫、公共场所工作人员呼叫等。由于呼救者表达能力的不同,对语言服务的要求也不同。只闻其声,不见其人的沟通对于语言的要求更高,要在语音语调、语速、态度、准确性、礼貌用语、细心聆听、有必要的重述等多方面提高沟通语言的表达能力,才能更好地实现沟通的目的。

(二)应用

调度语言沟通技巧,第一印象,在接到120电话的时候,调度员需要首先整理自己的状态,从接起电话的那一刻起要保持平和冷静且亲切的语调,如"您好,120,请讲!"礼貌热情的问候可以给呼救者留下很好的第一印象。

1. 共情　平时我们所说的换位思考及同理心都可以理解为我们需要和患者共情，我们要理解呼救者的着急、焦虑、紧张、害怕等情绪，站在他们的角度考虑和感受，当我们表达接受了对方的情绪时，可以帮助我们快速获得对方信任，从而进一步进入引导回答的环节。

2. 引导　一个好的调度员要善于用语言引导呼救者。如果说医生面对患者需要耐心倾听，那么对于调度员来说，每个急救电话都需要争分夺秒，所以我们的沟通更需要的是有效引导，快速引导患者说出我们需要的急救信息。

3. 安抚　情绪激动的呼救者更需要的是在我们得到有效信息之后对其进行安抚，对呼救者的诉求进行明确的反馈可以让呼救者的情绪得到舒缓及安慰。

4. 结束语　结束语相当于整个服务环节的最后一步，当确认呼救者所有的话讲完后，才可以结束整个环节，不可自行打断或提前结束服务，提醒对方保持电话畅通等有助于让呼救者感受到整个沟通的完整性。

（三）调度员相关的医患危险因素

①120调度员接听电话不及时，服务态度差；②对患者病情、患者所在具体地点、联系方式、伤病者数量等信息询问不详细等导致延误患者救治；③地址记录不准确、患方的联系电话号码错误等导致的救护车不能及时到达救护地点，不能及时抢救患者，延误危重患者的抢救黄金时间。以上几点均容易引起患者及其家属不满，导致投诉，甚至引起纠纷。

（四）调度员医患关系防范措施

1. 耐心沟通　作为调度员就必须有足够的耐心，讲话温和礼貌，即便患者家属语言激烈，调度员也不能失态，要有"抗击打能力"，这是职业要求。

2. 提高专业技能　调度员需在调派完成后与出诊人员在途中、现场保持联系，在急救人员没有赶到现场前，有责任指导现场人员自救、互救。在受理、调派和指导中使用标准普通话，外宾互救时讲标准英语，防止因语言不通产生误会和纠纷。

二、现场救治中的医患纠纷问题

（一）现场救治中的医患危险因素

1.心理等待时间与实际等待时间的差距 由于起病突然，病情发展迅速，患者对突如其来的患病缺乏足够的心理准备，因而感到紧张，并因疾病的突发打乱了原来的生活规律而感到焦虑和恐惧。对医务人员过分依赖，期望过高，希望得到及时救治，容易产生实际等待时间与心理等待时间的差距，从而发生医患纠纷。应避免在保障范围内，因环境、路线不熟悉造成响应时间过长而引发的医患纠纷。

2.患者生命权受损害的危险因素 急救技术不熟练，动作慢，操作技术不过硬。例如，徒手心肺复苏术不熟练，导致抢救效果差；静脉穿刺数次不成功，直接影响院前抢救质量等。现场医务人员不能合理运用抢救器械，或所带抢救物资不齐全、不适用，均会导致因操作时间过长而影响病情与预后，为医患纠纷留下隐患。

3.不重视书写医疗文书 个别医务人员法制观念淡薄，自我保护意识不强，对患者及其家属交代病情不详细或未签字，转运前未向患者及其家属交代病情、处理措施及途中可能出现的危险，如途中可能出现窒息、休克、呼吸心搏骤停等，从而引起医患纠纷。抢救结束后不能及时、客观、准确、规范、全面地记录院前急救过程及患者病情变化，甚至对一些病情未加仔细观察就进行估计填写，为医患纠纷埋下隐患。

4.忽视患者及其家属（或队医）的知情同意权 知情权是指公民应该享有了解与自己利益相关情况的权利。在求医过程中，公民希望对自己的病情、检查用药、治疗等了解得一清二楚，一旦发现有未经同意的措施时就会投诉而引发纠纷。在医疗保障中，除实施紧急救命措施外，均应征得患者本人或队医的同意。

5.其他原因 转运途中对患者未做妥善固定，途中颠簸造成继发伤、意外伤或输液中断影响治疗等。途中监护不严，因责任心不强，对患者的观察不仔细、处理不及时导致病情恶化，甚至患者死亡时间不确切等，均可引发医患纠纷。

（二）防范的基本对策

1.医护人员要转变思想观念 医疗工作应开展法制化、人性化的服务。医护人员应转变思想观念，在与患者交谈时，医护人员态度要和蔼，要有高度的同情心，语言简练贴切，态度诚恳，举止沉着稳重，在患者及其家属面前树立起以人为本的高尚医德形象。

2.缩短心理等待时间与实际等待时间的差距　医护在赶往现场的途中保持与患者呼救人联络，必要时给予电话急救指导。快速到达呼叫地点。日常值守时强调时间观念，要求医护司必须随时待命，及时出诊；每日检查急救物品及车辆，确保随时处于完备状态，迅速出诊，以赢得时间。

3.加强医护专业技能训练考核　医护必须接受过专门严格的急救训练，掌握全面的专业急救知识，有过硬的技术，对病情具有判断能力，能熟练使用各种抢救仪器和设备。现场抢救环境大多复杂多变，很多检查治疗是执行口头医嘱，这就要求护士必须严格执行查对制度，与医生复核药物名称、剂量、浓度。并且用药的空安瓿应暂时保留，以便在空闲时再进行核对，避免出现用药差错。

4.及时完善各类医疗文书记录　执行口头医嘱后及时补充医嘱记录，认真记录院前急救病情告知书及院前院内交接单，对病情危重、拒绝救治、不配合检查治疗的患者，应及时要求患者或家属签字，拒绝签字者应在病历中注明，做到有据可查。急救病历应及时规范书写。

5.尊重患者及其家属的知情同意权　院前急救过程中，医护人员的一举一动都处于患者及其家属的监督之下，要真诚地向家属解释病情，尊重他们的知情权。对于危重患者，要向他们交代转运途中可能发生的情况及应对措施，并签署危重患者转运同意书。

6.运用语言沟通技巧　医护人员关心、柔和、安慰和鼓励的话语对患者及其家属可以起到安抚的作用，反之则会引起患者的不安和反感。医患矛盾的起因、患者的痛苦、家属的配合，无不与语言沟通技巧密切相关。

第三章

现场急救通用技术

第一节 院前评估

在医务人员进入现场前均应充分对现场进行评估，包括确认环境的安全、个人做好标准防护、伤（患）者具体数量、是否需要额外资源（装备、特种救援人员）及发病或受伤机制。

一、环境评估

在接到指挥部调派指令时，环境评估就已开始。在接近救援地点时，首要任务是评估现场是否安全。

（1）确认施救现场有无现有或潜在的风险（有毒物质/电击/创伤/醉酒者攻击/危险的动物等）。

（2）如施救现场存在火灾、建筑物倒塌、毒气泄漏等危险，患者应立即转移，可能需要调用特殊设备和消防、公安、救援等部门的支援。

（3）当驾驶急救车接近事发地点的时候，应该在车内用隔窗法开始评估现场的危险程度，以决定急救车停放的合理位置。如现场条件允许，车头尽量不要朝向现场停放，以便危险来临时能迅速驶离。根据现场情况，利用车体（救护车、事故车、其他车辆）作为屏障物，保障医疗人员、患者在施救、搬抬时的安全。

（4）在施救过程中，应持续评估环境的安全，必要时离开危险的环境。

二、患者评估

1.初步评估　快速寻找出危及患者生命的伤（病）情，及时给予有效干预措施并判断应优先立即送院的患者。

（1）总体印象：患者的年龄、性别、体位、体重等。若有可见活动性出血，助手应立即止血。如果出血无法控制，应停止评估，尽快控制出血。同时检查患者的意识水平，包括A（清醒）、V（对声音有反应）、P（对疼痛刺激有反应）、U（无反应）。

（2）气道：对于昏迷的患者，评估气道是否通畅尤其重要，如患者存在鼾声、呼噜声、杂音等气道阻塞的征象，要立刻尝试通过调整体位、清理口腔及吸引等方式开放、清理气道。

（3）呼吸：通过（5～10秒）观察患者胸腹部有无起伏判断有无呼吸，呼吸的频率和效率是否异常，决定是否需要辅助通气或氧疗支持。

（4）循环：通过触摸患者的体表动脉搏动（5～10秒）确定患者外周循环状态，如桡动脉、股动脉或颈动脉。如桡动脉搏动消失，可能存在休克的风险；如颈动脉搏动消失，应尽快进行高质量心肺复苏。

（5）全身查体或局部重点检查：对于发病或受伤机制不明确及神志不清的患者，无法提供明确的主诉时，应快速进行全身检查，必要时可调整顺序或同步进行。对于发病或受伤机制单一或症状明确时，可进行局部重点评估。尽快获取血压、血氧饱和度、呼气末二氧化碳分压等指标，并施行心电图或动态心电图、院前即时检验等检查。

2.持续评估　在转送医院途中持续观察患者总体印象、气道、呼吸、循环及查体阳性发现，及时发现病情的变化。对于危重症患者，应在离开现场后及时通信或通过APP、5G传输等方式与目标医院建立绿色通道，告知其患者目前的病情及特殊需求，以便接收医院做好相关准备。途中应利用SAMPLE方法获得患者资料：目前症状（S）、过敏史（A）、服药史（M）、既往病史（P）、最后一次饮食情况（L）、机制（E）。反复（危重患者每5分钟1次，稳定患者每15分钟1次）询问或检查患者症状或阳性体征，同时检查治疗措施是否持续有效。

第二节　个人防护

一、基本防护

（一）概念

1.标准预防　指针对院前所有患者和医务人员采取的一组预防感染措施。根据预期可能的暴露选用手套、隔离衣、口罩、护目镜、防护面屏及手卫生用具等；也包括穿戴合适的防护用品、处理患者环境中污染的物品与医疗器械，以及安全注射、被动免疫、主动免疫及环境清洁等。

2.标准防护　是指认为患者的血液、体液、分泌物、排泄物均具有传染性，不论是否有明显的血迹污染，是否接触非完整的皮肤与黏膜，接触上述物质者，必须采取预防措施。

3.个人防护　指日常急救中所有院前急救工作人员根据所执行任务类别、风险级别佩戴相应等级的防护装备。

4.个人防护用品　用于保护院前急救工作人员避免接触感染性物质的各种屏障用品。包括帽子、口罩、手套、护目镜、防护面罩、防水围裙、隔离衣、防护服等。

（二）医疗急救保障人员的防护要求

1.基本防护（一级防护）　医疗急救保障人员应遵守的基本措施。

（1）防护对象：从事急救诊疗活动的所有医、护、司人员（无论是否有传染病流行）。

（2）着装要求：工作服、工作帽、医用口罩、工作鞋。

2.加强防护（二级防护）　在基本防护的基础上，根据感染暴露的风险加强防护措施。

（1）防护对象：进行体液或可疑污染物操作和转运的疑似或临床诊断传染病的医护人员和司机。

（2）着装要求：在基本防护的基础上，可按危险程度使用以下防护用品。工作帽、医用防护口罩、护目镜、手套、工作服或刷手衣裤、隔离衣或防护服、长筒靴或工作鞋袜、鞋套等。

3.严密防护（三级防护）　由于感染风险特别严重，在加强防护的基础上，额外增加更为严密的措施。

（1）防护对象：现场为甲类传染病、新发再发传染病或原因不明的传染病患者进行如气管切开、气管插管、吸痰等近距离操作的急救人员。

（2）着装要求：在加强防护的基础上，增加使用全面型呼吸防护器、面罩、防水围裙等有效的防护用品。

（三）防护用品的使用规范及注意事项

1.使用规范

（1）帽子：医疗急救保障人员在诊疗、护理传染病患者时，可防止头发被微生物溅落污染，可保护自己不被传染。洁净环境前、进行无菌操作、进入污染区时应戴帽子。工作帽子的大小应适宜，头发应全部塞入帽子内，不得外露。分为布制帽子和一次性帽子。一次性帽子应一次性使用。被患者血液、体液污染时，应立即更换。布制帽子应保持清洁，每次或每天更换与清洁。

（2）口罩：医用口罩可为防止病原微生物、体液、颗粒物等的直接透过提供物理屏障。正确佩戴口罩是保证防护效果的前提。医疗急救保障人员应使用按照《医用防护口罩技术要求》（GB 19083—2010）、《YY 0469—2011医用外科口罩》和《YY/T 0969—2013一次性使用医用口罩》等标准生产的口罩。口罩应盖住口鼻，系带松紧适宜，不可用污染的手触及。口罩一旦潮湿，则病菌易于侵入，应及时更换。

1）一次性医用口罩（通常指普通医用口罩）：适用于一般诊疗操作时，如一般的药物注射或给不会产生血液、体液喷溅的伤口或手术部位换药等，阻隔操作者口腔和鼻腔喷出的污染物。

2）医用外科口罩：能阻止血液、体液和飞溅物导致的疾病传播，适于临床医务人员在日常急救工作中及进行有创操作时佩戴，护理免疫功能低下及经空气或飞沫传播呼吸道传染病的患者时，应给患者戴外科口罩。口罩潮湿及被患者血液、体液污染时，应及时更换。

3）医用防护口罩：能阻止经空气传播的直径≤5μm的感染因子或能防止近距离（＜1m）接触经飞沫传播的疾病而发生感染的口罩。其适用于经空气传播或近距离接触经飞沫传播的呼吸道传染病的职业防护。戴医用防护口罩应进行面部密合性试验。医用防护口罩持续使用时间一般不要超过6～8小时，遇到潮湿、口罩损坏、明显呼吸阻力增加、受到患者血液体液及其他感染性因子污染等情况时应及时更换。

4）N95口罩：适用于接触空气隔离、病原体传播途径不明的感染患者的隔离，以及进行引发气溶胶的操作时佩戴。

（3）手套：应根据不同诊疗操作的需要，选择合适种类和规格的手套。接触患者的血液、体液、分泌物、排泄物、呕吐物及污染物品时，佩戴一次性使用乳胶手套或丁腈手套，接触不同患者或破损时应及时消毒并更换。接触患者破损皮肤黏膜时，应戴无菌手套，手套破损或接触高浓度病原体的物品后必须更换。离开污染现场之前必须脱去手套，并做好手卫生。

（4）护目镜、防护面屏：防止患者的血液、体液等具有感染性的物质喷溅入眼部的防护用品。适用于进行诊疗、护理操作时可能发生患者血液、体液、分泌物等喷溅的情况，以及近距离接触经飞沫传播的传染病患者时。佩戴前应检查有无破损，佩戴装置有无松懈。每次使用后应清洁与消毒。防护面屏可替代眼罩或护目镜。

（5）隔离衣：适用于接触经接触传播的感染性疾病患者（如传染病患者）、对患者实行保护性隔离时、接触多重耐药菌感染患者等时情况，由于可能受到患者血液、体液、分泌物、排泄物喷溅，隔离衣保护患者和医务人员，避免互相传播，减少感染和交叉感染的发生。隔离衣应后开口，能遮盖全部衣服和外露的皮肤。一次性隔离衣不得重复使用。可重复使用的隔离衣使用后应按规定消毒，之后方可再用。

（6）防护服：适用于接触甲类或按甲类传染病管理传染病患者的防护人员，接触经空气传播或飞沫传播的传染病患者时，可能受到患者血液、体液、分泌物、排泄物喷溅，可在此时使用防护服。防护服应符合《医用一次性防护服技术要求》（GB19082—2009），防护服不得重复使用。

（7）鞋套：鞋套应具有良好的防水性能，并应一次性应用。发现破损应及时更换。

（8）防水围裙：分为重复使用的围裙和一次性使用的围裙。重复使用的围裙，每班使用后应及时清洗与消毒。遇有破损或渗透时，应及时更换。一次性使用围裙为一次性使用物品，受到明显污染时应及时更换。

（9）速干手卫生剂：急救工作人员在诊疗操作过程中可适时使用。

2.注意事项

（1）在进行任何一项诊疗、护理操作之前，院前急救工作人员应评估人体被血液、体液、分泌物、排泄物或感染性物质暴露的风险，根据评估结果选择适宜的个人防护用品，注意使用适合个体型号的个人防护用品。

（2）摘除个人防护用品时应避免污染工作服和皮肤，同时注意手卫生。

（3）如需戴手套和穿隔离衣，在不同患者诊疗操作间应更换手套和隔离衣。

（4）接诊疑似患者，防护服应在每个患者之间进行更换。

（四）不同传播途径疾病的防护

1.接触传播疾病的防护　接触经接触传播疾病如肠道感染、多重耐药菌感染、皮肤感染等的患者时，在标准预防的基础上，还应采用接触传播的防护。

（1）接触隔离患者的血液、体液、分泌物、排泄物等物质时，应戴手套；手上有伤口时应戴双层手套。

（2）从事可能污染工作服的操作时，应穿隔离衣。使用一次性隔离衣，用后按医疗废物管理要求进行处置。

（3）接触甲类传染病或乙类传染病甲类管理的患者，应按要求穿脱防护服，防护服按医疗废物管理要求进行处置。

2.空气传播疾病的防护　空气传播疾病指一些直径小于5μm的病原体（如结核分枝杆菌、炭疽杆菌和军团菌等）可漂浮在空气中，在易感者吸入了含病原体的空气时发生感染。在标准预防的基础上，还应采用空气传播的防护。

（1）应严格按照流程穿戴不同的防护用品。出诊任务结束后按要求摘脱，并正确处理使用后物品。

（2）接触经空气传播的疾病（如结核分枝杆菌、炭疽杆菌、军团菌等感染）的患者时，应戴帽子、医用防护口罩；进行可能产生喷溅的诊疗操作时，应戴护目镜或防护面罩。

（3）为患者进行吸痰、气管切开、气管插管等操作时，应戴防护面罩或全面型呼吸防护器。

3.飞沫传播疾病的防护　飞沫传播指当患者或者带菌者咳嗽、打喷嚏、交谈，或对患者进行支气管镜检查及呼吸道吸痰时，病原体（如流感、链球菌肺炎、流行性腮腺炎和百日咳等的病原体）通过飞沫溅到易感者的结膜、鼻腔或口腔上。在标准防护的基础上，还应采用飞沫传播的隔离预防。

（1）应严格按照穿脱流程穿戴不同的防护用品，离开时按照要求摘脱，并正确处理使用后的物品。

（2）接触此类患者时，应戴帽子、医用防护口罩。

（3）进行可能产生喷溅的诊疗操作时，应戴护目镜或防护面罩，穿防护服。

（4）当接触患者及其血液、体液、分泌物、排泄物等物质时应戴手套。

（五）防护用品穿脱方法及流程

1.洗手步骤

（1）内：取适量洗手液于掌心，掌心相对揉搓。

（2）外：手指交叉、掌心对手背揉搓。

（3）夹：手指交叉、掌心相对揉搓。

（4）弓：弯曲手指使关节在掌心中揉搓。

（5）大：拇指在掌中揉搓。

（6）立：指尖在掌心中揉搓。

（7）腕：螺旋式揉搓洗手腕。

2.戴外科口罩方法

（1）手卫生。

（2）口罩罩住鼻、口及下巴，将口罩下方系带系于颈后。

（3）将口罩上方系带系于头顶中部。

（4）将双手指尖放于鼻夹上，从中间位置开始，用手指向内按压，并逐步向两侧移动，根据鼻梁现状塑造鼻夹。

（5）调整系带松紧度，使其贴合面部。

3.脱外科口罩方法

（1）手卫生。

（2）从颈后将口罩下方系带解开。

（3）从颈后将口罩上方系带解开。

（4）用一只手将口罩系带捏紧摘下口罩，投入医疗垃圾桶，切记不可用手碰触口罩外面。

（5）手卫生。

4.戴防护口罩方法

（1）手卫生。

（2）口罩罩住鼻、口及下巴，将口罩下方松紧带系于颈后。

（3）上方松紧带系于头顶中部。

（4）将双手指尖放于鼻夹上，从中间位置开始，用手指向内按压，并逐步向两侧移动，根据鼻梁现状塑造鼻夹。

（5）进行自我密合性检查。

5.脱防护口罩方法

（1）手卫生。

（2）从颈后将口罩下方、上方松紧系带从头部摘掉。

（3）用一只手将口罩系带捏紧摘下口罩，投入医疗垃圾桶，切记不可用手碰触口罩外面。

（4）手卫生。

6.戴护目镜或防护面罩方法

（1）手卫生。

（2）用护目镜或防护面罩罩住眼睛或面部。

（3）将松紧带系于头后枕部。

（4）调整护目镜或防护面罩，使其贴合眼部及面部。

7.脱护目镜或防护面罩方法

（1）手卫生。

（2）从颈后将护目镜或防护面罩的松紧系带从头部摘掉。

（3）用一只手将护目镜或防护面罩系带捏紧摘下护目镜或防护面罩，投入医疗垃圾桶，切记不可用手碰触护目镜或防护面罩外面。

（4）手卫生。

8.穿戴防护用品流程

（1）穿戴防护用品：见图3-1。

（2）脱防护用品：见图3-2。

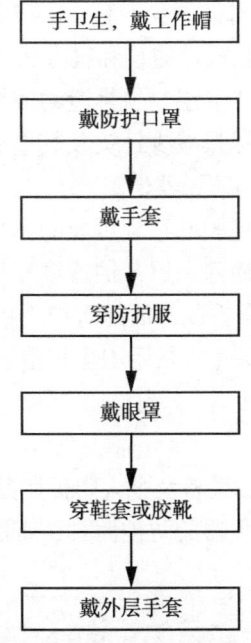

图3-1 穿戴防护用品流程图

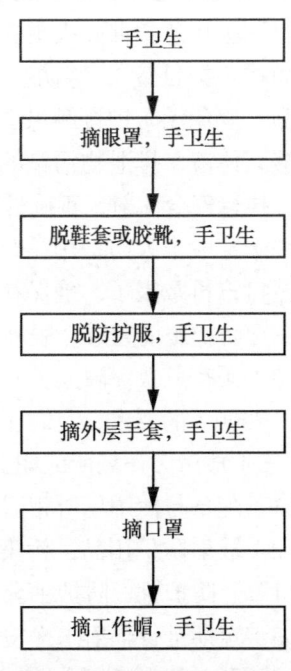

图3-2 脱防护用品流程图

二、特殊防护

(一)艾滋病病毒职业暴露防护

(1)医疗急救保障人员进行有可能接触患者血液、体液的诊疗和护理操作时必须戴手套,操作完毕,脱去手套后立即洗手,必要时进行手卫生。

(2)在诊疗、护理操作过程中,有可能发生血液、体液喷溅到医疗急救保障人员面部的情况时,应当戴手套、具有防渗透性能的口罩及防护眼镜;有可能发生血液、体液大面积喷溅或者有可能污染身体时,还应当穿戴具有防渗透性能的隔离衣或者围裙。

(3)医疗急救保障人员手部皮肤发生破损,在进行有可能接触患者血液、体液的诊疗和护理操作时必须戴双层手套。

(4)医疗急救保障人员在进行侵袭性诊疗、护理操作的过程中使用过的锐器应当直接放入耐刺、防渗漏的利器盒,或者利用针头处理设备进行安全处置,也可以使用具有安全性能的注射器、输液器等医用锐器,以防刺伤。

(二)埃博拉出血热职业暴露防护

(1)医疗急救保障人员在诊疗过程中应当戴乳胶手套、医用防护口罩、面罩(护目镜),穿防护服、防水靴或者密封的鞋和鞋套等个人防护用品,避免无防护接触患者的血液、体液、分泌物、排泄物或接触受其血液、体液、排泄物污染的物品及环境;尽量减少针头及其他锐器的使用,执行安全注射,正确处理锐器,严格预防锐器伤。

(2)穿脱个人防护用品时,为减少和避免脱卸过程可能的污染,建议先戴口罩再戴帽子,确保在脱卸时能最后摘除口罩;护目镜和防护面罩应在穿防护服前完成,脱卸时要先脱防护服再脱卸面部防护用品。

(3)医疗急救保障人员应当严格遵循《医务人员手卫生规范》(WS/T313—2009)的要求,及时正确地进行手卫生。

(三)放射工作场所的职业暴露防护

(1)配备与使用场所相适应的防护设施、设备及个人防护用品。

(2)放射防护用品:污染防护服、带呼吸器的防护面具、带滤膜的防护口罩、防护靴、防护手套等。

(3)定期进行辐射水平检测。

(4)开放型放射性同位素工作场所的医疗急救保障人员应当做好

个人防护，每次操作完离开时，应当进行个人体表及防护用品的污染检测，发现污染要立即处理，并做好记录存档。

（5）参加核事故医学应急救援的人员必须经过专业技术培训，并定期参加核事故医学应急演习。

（6）进入核事故现场的核事故应急响应人员必须服用稳定性碘制剂、佩戴个人剂量监测仪、穿着防护服装，尽可能地避免过量的照射。

（四）中毒事件的职业暴露防护

在处置突发中毒事件的过程中，医疗急救保障人员的防护分为A、B、C、D四个等级，各防护等级及个体防护装备配备要求见表3-1。

表3-1 防护等级及个体防护装备配备要求表

		院前急救工作人员防护等级			
		A级	B级	C级	D级
适用场合		●隔离区 ●同时存在高水平的呼吸和皮肤化学危害 ●存在化学危害的密闭或缺氧环境	●隔离区 ●存在高水平的呼吸危害 ●存在腐蚀性化学危害 ●存在化学危害的密闭或缺氧环境	●防护支援区 ●存在中、低水平的呼吸危害 ●非皮肤吸收气态有毒物，毒物种类和浓度已知	●安全支援区 ●无呼吸及皮肤危害（低于职业卫生容许限值）
个体防护装备	呼吸防护	正压式空气呼吸器（SCBA）	正压式空气呼吸器（SCBA）	全面罩过滤式防毒面具（APR）	无；或随弃式颗粒物防护口罩
	皮肤防护	气密式化学防护服 化学防护靴	非气密式化学防护服 化学防护手套 化学防护靴	非气密式化学防护服（C1）或透气式防毒服（C2） 化学防护手套 化学防护靴	一次性防护服或隔离服 乳胶手套
选配器材		安全帽 通信器材 制冷背心 便携式毒物检测仪	安全帽 通信器材 便携式毒物检测仪 制冷背心	安全帽 通信器材 动力送风式呼吸器（PAPR） 便携式毒物检测仪	安全帽 半面罩过滤式呼吸器 防护眼罩 化学防护手套

续表

	院前急救工作人员防护等级			
	A级	B级	C级	D级
主要限制	有限作业时间（一般约40分钟）严重的热和体力负荷	有限作业时间（一般约40分钟）严重的热和体力负荷	有限作业时间（一般约60分钟）较严重的热负荷	无明显限制

第三节 诊断技术

一、监护

监护是对患者的病情变化适时进行生命和器官功能监测，及时评估病情、提供生命和器官功能支持。现场急救多采用便携式监护仪（兼有除颤功能），它能在转运过程中连续监护患者的生理参数，包括心率、血压、呼吸、动脉血氧饱和度、呼气末二氧化碳分压等。

（一）心电监护

1. 概念　心电监护是结合心电监测技术与移动计算技术，对心电异常变化进行实时动态监测预警的辅助性诊断设备。

2. 适应证　所有急危重症，需要持续监测生命体征的患者。

3. 操作方法

（1）取得患者或家属同意，做好解释工作，患者一般取平卧位或半卧位。

（2）检查监护仪各导线连接是否正确，包括导联线、电源线等。

（3）开机，监护仪自检。

（4）清洁患者贴电极处的皮肤。

（5）选择正确导联键，手柄导联为P导联，连线导联为Ⅰ、Ⅱ、Ⅲ。

（6）贴电极片，连接心电导联线，正确安放电极，导联类型有3导联、4导联和5导联。

R/RA（右臂）电极——右锁骨中线锁骨下或右上肢连接躯干的部位。

L/LA（左臂）电极——左锁骨中线锁骨下或左上肢连接躯干的部位。

F/LL（左腿）电极——左锁骨中线第6、7肋间或左髋部。

F/RL（右腿）电极——右锁骨中线第6、7肋间或右髋部。

C/V（胸部）电极——胸骨左缘第4肋间。

4.注意事项

（1）心电监护仪的放置位置应易于医护人员使用及观察。

（2）电极片的粘贴部位应避开除颤仪电极板的安放位置，避开皮肤破溃、伤口及中心静脉插管、起搏器置入的位置。

（3）确保电极片与皮肤接触良好，接触不良时可用胶布固定电极片。

（4）选择清晰的导联（Ⅱ导联），如QRS波较低，可调高振幅高度。

（5）转运途中尽可能保证监护仪稳定。

（二）血压和呼吸

1.概念

（1）血压是血液在血管内流动时作用于血管壁的压力，是推动血液在血管内流动的动力，可以反映心排血量和外周血管总阻力，同时和血容量、血管壁弹性、血液黏度等因素有关，和组织器官的灌注、氧供平衡及微循环的关系密切。成人正常血压为140～90/60～90mmHg。现场急救采取无创监测。

（2）呼吸是指机体与外界环境之间气体交换的过程。人的呼吸过程包括三个环节：外呼吸（肺通气和肺换气）、气体在血液中的运输、内呼吸（组织细胞与血液间的气体交换）。正常成人安静时呼吸频率为12～20次/分，每次吸入和呼出的气体量约为500ml，称为潮气量。正常成人男子肺活量为3500～4000ml，女子为2500～3500ml。一个呼吸分为三个阶段：呼气、屏息、吸气。呼吸的监测指标包括频率、节律、深度和力度。

2.适应证　血压和呼吸是生命体征的基本参数，凡是病情需要，均应进行持续不间断的监测。

3.操作方法

（1）血压测量：患者取坐位或仰卧位，所测部位的手臂位置（肱动脉）与心脏在同一水平线上。坐位平第4肋，卧位平腋中线。被测肢体的肘臂伸直、掌心向上。平放血压计于上臂旁，驱尽袖内的空气，将袖带平整地缠于上臂中部。戴上听诊器，将听诊器放在肱动脉搏动最明显的位置，一手稍加固定。关闭输气球气门，打气至肱动脉搏动音消失，再升高20～30mmHg，边以每秒4mmHg左右的速度缓慢放气边听肱动脉搏动，在听诊器中听到第一声搏动时汞柱所指刻度即为收缩压。当搏动音突然变弱或消失时，汞柱所指刻度即为舒张压。

（2）呼吸测量：观察患者胸、腹部起伏运动的方法包括观察呼吸频率、节律、性质、声音、形式、深浅、有无特殊气味、呼吸运动是否对称等。一起一伏为1次呼吸，计数30秒，结果乘以2即得呼吸频率。

4.注意事项

（1）测血压前，先挤出袖带中所有的空气，确保软管不扭曲。

（2）袖带位置：袖带应缠绕在患者肘关节上2～3cm处，袖带导管放在肱动脉处，导管在中指的延长线上或参照、对准袖带上的指示箭头标志，松紧程度应以能放进1指为宜。

（3）测血压时袖带尽量与心脏在同一水平位置。

（4）尽量避免在输液/输血和有伤口的一侧肢体测量血压，偏瘫患者应测量健侧。

（5）不同的血压计开关方法不一样：汞柱式应打开水银槽开关、视线与汞柱的弯月面同一水平；指针式应确定指针归零；电子式应打开开关。

（6）呼吸测量时应确保患者在安静状态下，排除运动后、应激状态下的呼吸过快。

（三）动脉血氧饱和度

1.概念　动脉血氧饱和度（SaO_2）指动脉血氧与血红蛋白结合的程度，是单位血红蛋白含氧的百分数，参考值：95%～98%。它可作为判断机体是否缺氧的一个指标。血氧饱和度（SpO_2）是院前常监测的方法，利用指夹经手或足（趾）末端的毛细血管测量。

2.适应证　引起缺氧的呼吸系统、循环系统疾病，心肺复苏后，气管插管后呼吸机辅助呼吸的患者，以及创伤、多脏器损伤等患者，长距离转送及空中转运的患者。

3.操作方法

（1）打开监护仪或便携式血氧饱和度仪。

（2）将指夹夹在手指的甲床位置，红外线光源对准指甲。

4.注意事项

（1）血氧饱和度探头应避免在强光下使用。

（2）接触不良、色素沉着、灰指甲、涂抹指甲油、贫血、低血压、低体温等情况下可有误读。

（3）避免将探头置于绑有血压袖带的肢体上，以免袖带充气压迫手臂而影响SpO_2检测。

（四）呼气末二氧化碳分压

1. 概念　呼气末二氧化碳分压（$PetCO_2$）指呼气终末期呼出的混合肺泡气中二氧化碳分子运动所产生的张力，正常值为35～45mmHg。监测$PetCO_2$能够反映患者通气功能、肺血流情况，确定气管插管位置，评价患者循环情况、心肺复苏按压质量及心搏骤停后自主循环恢复监测。呼气末二氧化碳分压的检测仪常通过波形和量值显示。定量波形呼气末二氧化碳分析仪是确定气管导管位置的最有效方法，按传感器不同分主流型和旁流型两种，主流型仅用于气管插管后的患者。

2. 适应证

（1）进行气管内插管的患者。

（2）心肺复苏。

（3）严重休克。

（4）各类呼吸功能不全。

（5）心力衰竭和肺梗死。

3. 操作方法

（1）打开监护仪器，将$PetCO_2$测量设置为"开"。

（2）将$PetCO_2$测量窗传感器接头连接在接近人工气道侧的呼吸机管路上。

（3）将$PetCO_2$传感器按箭头所示方向安装在测量窗上。

（4）注意观察$PetCO_2$波形变化，以观察数值的准确性。

4. 注意事项

（1）通气或血流均会影响数值的准确性。

（2）影响因素有呼吸机管路漏气、发热、呼吸加快、低体温、低灌注、失血、肺栓塞。

（3）保证监测设备干燥、不含水分，尽量采用一次性采样管。

二、心电图

1. 概念　心电图（electrocardiogram，ECG）是利用心电图机（通

过导线与体表相连），记录心脏在每一个心动周期所产生的电活动。其由起搏点、心房、心室相继兴奋，伴随着生物电的变化，从体表引出多种形式的电位变化曲线图形，是心脏兴奋发生、传导及恢复过程的客观指标。心电图技术分析是冠心病诊断中最早、最常用和最基本的诊断方法。

2.适应证　心律失常、心肌梗死、死亡判别、危急重症、电解质紊乱（低血钾、高血钾）等。

3.操作方法

（1）取得患者或家属同意，做好解释工作，消除紧张心理。患者一般取平卧位，特殊情况下采取坐位、半坐位。

（2）检查心电图机各条线缆的连接是否正确，包括导联线、电源线等，导联线保持顺畅，勿缠绕。

（3）正确安放心电图电极。

1）肢体导联安放位置：在被检查者两手腕关节上方约3cm处及两侧内踝上部约7cm处涂抹导电介质，按照位置放置好电极片和连接导联线，RA（通常为红色导联线）连接右手手腕、LA（黄色导联）线连接左手手腕、RL（黑色导联线）连接右下足踝、LL（蓝色或绿色导联线）连接左下脚踝。

2）胸壁导联安放位置

V_1：在胸部第4肋间隙，紧靠胸骨右缘处。

V_2：在胸部第4肋间隙，紧靠胸骨左缘处。

V_3：在V_2与V_4两个电极间连线的中点处。

V_4：在左锁骨中线与第5肋间隙相交处。

V_5：与V_4电极同一水平，与左腋前线相交处。

V_6：与V_5电极同一水平，与左腋中线相交处。

V_7：与V_4电极同一水平，与左腋后线相交处。

V_8：与V_4电极同一水平，与左肩胛下角线相交处。

V_9：与V_4电极同一水平，与左脊柱旁线相交处。

V_{3R}：与V_3相对应的右侧胸壁处。

V_{4R}：与V_4相对应的右侧胸壁处。

V_{5R}：与V_5相对应的右侧胸壁处。

（4）打开心电图机电源，按启动键描记心电图。正常情况下，心电图机的标准灵敏度为10mm/mV，走纸速度为25mm/s。

（5）取下完成描记的心电图纸，标记患者姓名、性别、年龄等信息。

4.注意事项

（1）保持电池电量充足。冬季时注意保暖，应随车携带电源适配器备用。

（2）描记心电图时，尽量远离电线、关闭现场其他电器，减少波形干扰。

（3）注意保护患者隐私。

（4）怀疑急性冠脉综合征，应做18导联心电图。

（5）女性乳房下垂者，应将乳房托起，在乳房下缘胸壁上放置相应的电极片。

（6）心电图描记一式两份，一份用于院前病历留存，一份交于患者或送达医院的接诊医生。

三、生化检测

在采样现场快速取样及检测并获得结果的检验技术也称即时检验（POCT）、现场快速检验。其快速、简便的特点很好地契合了院前急救医疗工作的需求，为患者的现场诊断、治疗方案选择和预后判断都带来方便。根据POCT的产品分类和特性，在急救中可根据自身条件开展以下检测：血糖、心肌酶检测（肌红蛋白、心肌肌钙蛋白、肌酸激酶同工酶）、B型钠尿肽（BNP）、D-二聚体、电解质、血气分析等。

（一）血糖

1.概念　血中的葡萄糖称为血糖。维持体内各器官和组织的需要。空腹全血血糖：3.9～6.1mmol/L；餐后1小时：6.7～9.4mmol/L；餐后2小时：≤7.8mmol /L。

2.适应证　低血糖昏迷、糖尿病诊断、部分昏迷者进行病因诊断（高渗性昏迷、肿瘤性低血糖症）。

3.操作方法

（1）打开手持分析仪。

（2）扫描测试卡片外包装上的条形码（带有血糖项目的测试卡）。

（3）用注射器从采血管中取出一些样品或直接抽取新鲜动脉血液，

丢弃前面2滴血（不要将血液中的气泡注入测试卡片中）。

（4）撕开测试卡片外包装，注入混匀后的血液样品，轻缓加样到卡片指示箭头处。

（5）将测试卡片插入分析仪的底端插口，测试时手持分析仪应保持水平，直至2分钟后得到结果。

4.注意事项

（1）现场急救时建议使用快速血糖测量。

（2）测量指尖血时，建议丢弃前面2滴血，避免局部消毒液体稀释血液，造成误差。

（二）心肌酶检测

肌红蛋白（Mb）、心肌肌钙蛋白（cTn）、肌酸激酶同工酶（CK-MB）是反映心肌损伤的标志物。对于因胸痛就诊的患者，现场急救首先要排除心肌梗死，除了询问病史、胸痛特点、采用心电图检查以外，快速检测对于急性心肌梗死的辅助诊断很有帮助。

1.概念

（1）肌红蛋白：是目前公认的较好的早期心肌损伤标志物，在发病1~2小时即可出现异常增高。正常值为28~72ng/ml。

（2）心肌肌钙蛋白：在发病后2~4小时外周血中出现cTnI，10~24小时达到高峰。在严重急性心肌梗死出现后，血浆cTnI保持高水平，持续7~14天，<3.1ng/ml。

（3）肌酸激酶同工酶：在心肌损伤后2~4小时开始升高，48~72小时降至正常范围。在20世纪70年代被认为是诊断急性心肌梗死的金标准，CK-MB应作为心肌肌钙蛋白的替代。CK-MB的正常值为0.1~4.94ng/ml。

2.适应证　胸痛患者的鉴别、心肌损伤的判断，尤其是对急性心肌梗死的判断。

3.操作方法

（1）打开手持分析仪。

（2）必要时输入操作者、患者ID。

（3）扫描测试卡片外包装上的条形码（带有心肌酶或组合项目的测试卡）。

（4）用注射器从采血管中取出一些样品或直接抽取新鲜动脉血液，

丢弃前面2滴血。

（5）撕开测试卡片外包装，注入混匀后的血液样品，轻缓加样到卡片指示箭头处。

（6）将测试卡片插入分析仪的底端插口，测试时手持分析仪应保持水平，直至2分钟后得到结果。

4.注意事项

（1）单张卡片从冰箱中拿出后需复温5分钟才可使用，整盒卡片复温则需1小时，建议日常室温存放几张测试卡片备用。

（2）不要将血液中的气泡注入测试卡片中。

（3）加样过多或过少都有可能导致废卡。

（4）打印完毕后，仪器显示卡片退出提示图案后方可拔出测试卡，直接拔卡可能会导致仪器探针损坏。

（5）每张卡片中间含有定标液，使用过程中不要用力挤压卡片中央部位，以免卡片定标液破裂。卡片上方是电极片，使用过程中不要触摸电极片，以避免污染。

（三）B型钠尿肽

1.概念　B型钠尿肽又称脑钠肽（brain natriuretic peptide，BNP），是由心肌细胞合成的具有生物学活性的天然激素，在心脏中含量最高，可敏感和特异性地反映左心室功能的变化。一般为BNP＜100pg/ml。临床上NT-proBNP（氨基末端脑钠肽前体）的正常水平如下：＜75岁，0～300pg/ml；≥75岁，0～450pg/ml。＜75岁，＞300pg/ml；≥75岁，＞450 pg/ml提示该患者可能患充血性心力衰竭风险。

2.适应证　用于心源性哮喘的鉴别、患者危险程度分层，以及心肌缺血和组织功能受损的程度判断。

3.操作方法

（1）打开手持分析仪。

（2）必要时输入操作者、患者ID。

（3）扫描测试卡片外包装上的条形码（带有BNP或组合项目的测试卡）。

（4）用注射器从采血管中取出一些样品或直接抽取新鲜动脉血液，丢弃前面2滴血（不要将血液中的气泡注入测试卡片中）。

（5）撕开测试卡片外包装，注入混匀后的血液样品，轻缓加样到卡片指示箭头处。

（6）将测试卡片插入分析仪的底端插口，测试时手持分析仪应保持水平，直至2分钟后得到结果。

（7）结果自动打印。

4.注意事项

（1）同"心肌酶"的注意事项。

（2）检测BNP卡片需使用EDTA抗凝管，检测凝血卡片需使用不带抗凝剂的注射器即采即测。

（四）D-二聚体

1.概念　D-二聚体（D-dimer，DD）的含量变化可作为体内高凝状态和纤溶亢进的分子标志物之一。一般为<0.3mg/L或<0.5mg/L。

2.适应证　排除肺栓塞（PE）、深静脉血栓（DVT）、急性心肌梗死、脑梗死、主动脉夹层、弥散性血管内凝血（DIC）。

3.操作方法

（1）打开手持分析仪。

（2）必要时输入操作者、患者ID。

（3）扫描测试卡片外包装上的条形码（带有DD或组合项目的测试卡）。

（4）用注射器从采血管中取出一些样品或直接抽取新鲜动脉血液，丢弃前面2滴血（不要将血液中的气泡注入测试卡片中）。

（5）撕开测试卡片外包装，注入混匀后的血液样品，轻缓加样到卡片指示箭头处。

（6）将测试卡片插入分析仪的底端插口，测试时手持分析仪应保持水平，直至2分钟后得到结果。

4.注意事项

（1）同"心肌酶"的注意事项。

（2）种族、性别、年龄、生理等方面的差异多会造成统计结果的不同。

（五）电解质

1.概念　电解质对于人体内的平衡调节具有重要作用，推荐检测的指标包括血钾（3.5～5.5mmol/L）、血钙（2.1～2.6mmol/L）、血钠（135～145mmol/L）。

2.适应证

（1）血钾：心律失常，呕吐、腹泻等所致严重脱水，急慢性肾衰竭。

（2）血钙：手足抽搐、骨骼监测。

（3）血钠：高血压、水肿、低钠血症。

3.操作方法

（1）打开手持分析仪。

（2）必要时输入操作者、患者ID。

（3）扫描测试卡片外包装上的条形码（带有血生化或组合项目的测试卡）。

（4）用注射器从采血管中取出一些样品或直接抽取新鲜动脉血液，丢弃前面2滴血（不要将血液中的气泡注入测试卡片中）。

（5）撕开测试卡片外包装，注入混匀后的血液样品，轻缓加样到卡片指示箭头处。

（6）将测试卡片插入分析仪的底端插口，测试时手持分析仪应保持水平，直至2分钟后得到结果。

4.注意事项

（1）干扰：溶血标本严重影响血钾测定结果。

（2）必须有医务人员记录（包括报告时间、报告人、受试人姓名）。

（六）血气分析

1.概念　血气分析是指应用血气分析仪，通过测定人体血液的H^+浓度和溶解在血液中的气体，了解人体呼吸功能与酸碱平衡状态的一种手段，它能直接反映肺换气功能及其酸碱平衡状态。采用的标本常为动脉血。血气的主要指标：PO_2、PCO_2、CaO_2、SaO_2、TCO_2、P50。酸碱平衡的主要指标：pH、PCO_2、HCO_3^-、TCO_2、ABE、SBE及电解质（K^+、Na^+、Cl^-、AG）。

2.适应证　低氧血症和呼吸衰竭的诊断；呼吸困难的鉴别诊断；昏迷的鉴别诊断；手术适应证的选择；呼吸机的应用、调节、撤机；呼吸治疗的观察；酸碱失衡的诊断等。

3.操作方法

（1）打开手持分析仪。

（2）必要时输入操作者、患者ID。

（3）扫描测试卡片外包装上的条形码（带有血气或组合项目的测试卡）。

（4）用注射器从采血管中取出一些样品或直接抽取新鲜动脉血液，丢弃前面2滴血（不要将血液中的气泡注入测试卡片中）。

（5）撕开测试卡片外包装，注入混匀后的血液样品，轻缓加样到卡片指示箭头处。

（6）将测试卡片插入分析仪的底端插口，测试时手持分析仪应保持水平，直至2分钟后得到结果。

4.注意事项

（1）推荐检测血气的卡片使用动脉血，检测心肌、凝血的卡片使用静脉血。

（2）输入患者实时体温及吸氧量等信息，输入体温后结果自动计算患者当前体温下的血气结果，不输入则分析仪默认患者体温为37℃。

四、B型超声检查

1.概念　超声技术是院前急救医学不可缺少的诊断和鉴别诊断手段，不仅协助急救医生快速鉴别诊断，而且能在任何救治场景实施超声监测，包括在任何发病地点、灾害或战争场地、大型集会或活动场地，以及救护车或飞机上。作为影像技术，超声具有无创、便捷、实时等优势。

2.适应证

（1）症状和体征为导向的鉴别诊断：如呼吸困难、胸背痛、腹痛等。

（2）急救诊断：诊断急性心肌梗死、动脉夹层、张力性气胸、异位妊娠。

（3）指导急救穿刺：如心脏压塞、张力性气胸、大量胸腔积液及静脉穿刺等。

3.操作方法　线阵探头用于表浅部位的血管、骨骼肌肉、皮下软组织等；曲阵探头适用于胸及肺水肿、胸腔积液、气胸、腹部器官、妇产科检查；相控阵探头常用于心脏监测或肺和腹部的检查。

（1）打开电源开关。

（2）输入患者信息。

(3）操作者迅速进行扫描设定，判断视野深度的标尺。
(4）调节增益和分辨率，必要时进行增益补偿。
(5）测深度。
(6）通过对应位置和不同角度测量。
(7）调整视野增大和缩小。
(8）冻结和定格图像，便于分析、储存或打印。
下面以e-FAST为例展开叙述。
e-FAST是院前常用的方法，常选用心脏探头或腹部探头。
(1）肝肾隐窝的探查：在腹部右上象限，位于肝格利森被膜和右肾Gerota筋膜之间的潜在间隙。正常情况下，肝与肾间不存在液体。有创伤等疾病时，腹腔内积血或积液，可见肝和右肾之间出现低回声区。探头置于腋前线第7至第9肋间隙。探头标记朝向患者头侧。
(2）脾肾隐窝的超声探查：在腹部左上象限，位于脾和左肾Gerota筋膜之间的潜在间隙。正常情况下，脾和左肾之间为高回声线。当腹腔内积血或积液时，脾和左肾之间出现低回声区。探头置于腋后线第5至第7肋间隙，探头标记朝向患者头侧。
(3）直肠膀胱陷凹、直肠子宫陷凹的探查：是由直肠和男性膀胱之间的腹膜反射形成的袋状图像。超声显示直肠和男性膀胱或女性子宫之间不存在液体或低回声区。当腹腔内积血或积液时，可见直肠和男性膀胱或女性子宫之间出现低回声区。在耻骨联合处横置探头，探头标记朝向患者右侧，并向足侧倾斜。
(4）心包积液或积血的探查：正常情况下，心包和心脏之间为一高回声线。心包腔内积血或积液时，出现低回声区。在剑突下心脏4腔切面，探头长轴几乎平行于腹壁，探头标记朝向患者右侧且把探头向左肩倾斜。
(5）双侧肋膈角/胸腔积液的探查：双侧肋膈角是仰卧及坐位时胸腔的最低点。正常情况下，脏胸膜和壁胸膜之间为一高回声线。胸腔内积血或积液时，可见脏胸膜和壁胸膜之间出现低回声区。置于腋后线第7至第9肋间隙。探头标记朝向患者头侧。

4.注意事项
(1）检查心脏时，应休息片刻后再进行。
(2）探测易受消化道气体干扰的深部器官，需甄别。

（3）腹部B超检查前患者应饮大量的水，等到膀胱充足以后结果才会准确清晰，但这在院前不现实。

（4）超声检查不能干扰心肺复苏。

第四节　治疗技术

一、心肺复苏

（一）概念

心肺复苏（cardiopulmonary resuscitation，CPR）是针对心搏骤停患者所采取的一项急救措施，包括胸外按压和人工呼吸，其目的是尽最大可能恢复患者的自主循环和呼吸，从而挽救生命。

（二）适应证和禁忌证

1.适应证　各种原因造成的心搏骤停和呼吸骤停。

2.禁忌证

（1）胸壁巨大开放性损伤。

（2）肋骨骨折导致的胸部塌陷。

（三）操作方法

1.评估现场环境安全　确认现场环境安全，确保施救者及患者的安全。

2.评估意识、呼吸和脉搏　施救者拍打患者双肩，高声呼喊"喂，您怎么了？"如无反应，观察患者胸腹起伏，以识别有无呼吸或是否有濒死样呼吸，同时用示指和中指向施救者一侧滑移触摸患者颈动脉，判断颈动脉是否有脉搏，检查时间为5～10秒。

3.呼救、启动应急反应系统

4.胸外按压

（1）体位：患者仰卧在坚硬平面上，施救者位于患者一侧。

（2）按压部位：胸部中央，胸骨下半部。

（3）按压方法：两手掌根重叠，十指交扣，手指翘起离开胸壁，双臂绷直，以髋关节为轴，借助上半身的重力垂直向下按压。

（4）按压频率：100～120次/分，在15～18秒进行30次按压。

（5）按压深度：成人至少5cm，不超过6cm，儿童和婴儿至少为胸廓前后径的1/3，即儿童约5cm，婴儿约4cm。

（6）充分回弹：每次按压后应确保胸廓充分回弹，按压与放松的时间基本相等。

（7）按压通气比：成人按压通气比为30∶2，儿童和婴儿单人法为30∶2，双人法为15∶2。

（8）为确保按压质量，每2分钟或感到疲劳前更换按压者，尽量减少中断按压，中断时间不超过10秒，应确保复苏时心脏按压占用的时间与其他抢救措施所占时间的比值（chest compression fraction，CCF）至少达到60%。

（9）如现场心肺复苏不成功，需要转运至医院继续抢救，转送途中要持续心肺复苏，注意移动时复苏过程中施救者的安全，如有机械式按压设备，应给予使用。

5.开放气道

（1）去除口腔内异物：开放气道前如口腔内有异物或分泌物，及时取出。

（2）开放气道方法

1）仰头提颏法：施救者位于患者一侧，一只手按压患者的前额，使头部后仰，同时另一只手的示指及中指置于下颏骨性部分向上抬颏。

2）推举下颌法：颈椎损伤时适用，施救者位于患者头顶端，双手放置在患者头部两侧，用中指和环指放在下颌角处并向前上方推举，使舌骨、会厌上提，推举下颌角时，保持头颈位置在一条直线上。

（3）人工呼吸

1）口对口：施救者位于患者一侧，用按于前额的手的示指和拇指捏紧患者鼻孔，正常吸气后包住患者的口部，吹气（持续1秒）使患者胸廓抬起。

2）口对面罩：施救者位于患者一侧，将面罩扣在患者口鼻上，用靠近患者头顶手的拇指和示指压紧面罩边缘，另一只手压紧面罩下缘并提起下颌开放气道，正常吸气后通过面罩氧气入口吹气（持续1秒），使患者胸廓抬起。

3）球囊面罩：施救者位于患者头顶端，使患者头后仰。"E-C"手法固定面罩，一手的拇指和示指将面罩紧扣于患者口鼻部固定面罩，保持面罩不漏气。中指、环指和小指放在患者下颌角处，向前上托起下颌，保持气道通畅；另一手挤压气囊（通气量为400～600ml，即1L气囊的1/2），通气时间1秒，使胸廓抬起，通气时暂停按压。

4）建立高级气道：对所有心搏骤停的患者，若现场施救人员充足，建立高级气道可与其他抢救措施同时进行，以降低口腔和胃分泌物吸入肺的风险。使用喉罩、气管导管、喉管等进行高级气道管理，通气频率为10次/分，同时监测二氧化碳波形图，动态评估心肺复苏质量。

6.团队心肺复苏　　三人以上组成团队，实施团队CPR（图3-3）。

（1）第一名施救者位于患者右侧，评估患者，下达抢救指令，开始胸外按压。

（2）第二名施救者位于患者左侧，开启自动体外除颤器（AED）或除颤监护仪，除颤、建立静脉通路、给药和记录。

（3）第三名施救者跪在患者头侧，准备好球囊面罩，进行人工通气。

（4）每2分钟AED分析时或感到疲劳时，负责按压和通气的施救者

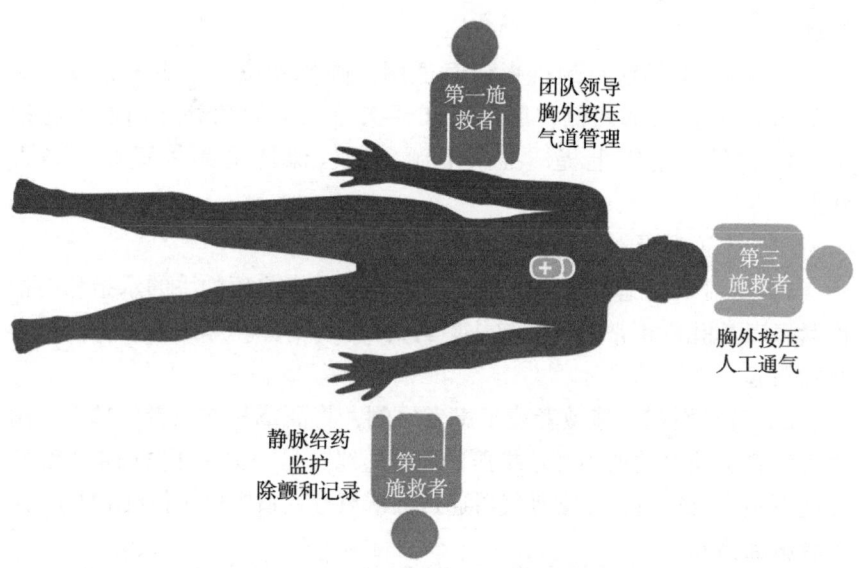

图3-3　团队复苏成员位置示意图

更换职责，避免因疲劳影响按压质量。

（5）当第一名施救者更换到头侧时，如有必要，可进行高级气道管理。

（6）每次更换，由第一名施救者观察呼吸、检查颈动脉搏动，评估复苏效果。

（四）注意事项

（1）快速识别反应、呼吸和循环，以免延误抢救时机，降低抢救成功率。

（2）实施高质量CPR应避免冲击式按压。

（3）人工呼吸时保持气道开放，避免吹气过快，吹气量切忌过度，吹气量过度可导致腹胀，引起膈肌上移，造成胸膜腔内压增加，导致心脏血液回流量减少，降低脑血流量，从而降低抢救成功率。

（4）成功建立高级气道后，施救者以每分钟100～120次的频率持续按压，另一施救者通气频率为10次/分。如建立高级气道失败，应立即面罩给氧，当末梢血氧饱和度达到94%以上再建立高级气道。

（5）以下情况可考虑终止复苏：①自主呼吸循环恢复（return of spontaneous circulation，ROSC）；②施救者处于危险环境；③患者无呼吸、无心跳，现场施救人员在常温环境下实施CPR持续30分钟以上，即确定患者死亡。

（6）对电击、溺水、药物、低温等原因导致的心搏骤停和孕妇发生的心搏骤停，应适当延长CPR时间。

（7）对溺水患者实施CPR应从开放气道、人工呼吸开始，同时注意保暖。

二、创伤四项技术

创伤是指机械性致伤因素作用于人体所造成的组织结构完整性的破坏和功能障碍。针对创伤现场如何进行有效的救治是十分重要的环节，不仅能避免二次损伤，也能挽救濒死的生命。现场医疗保障人员在对创伤者进行快速评估的基础上，常用到止血、包扎、固定、搬运四项技术，它们是院前技术中重要的一部分。

（一）止血

1.概念　止血技术一般在现场评估中进行，在有大量出血外伤的情况下，应将最初的ABC［气道（airway）、呼吸（breathing）、循环（circulation）］评估方法改为CABC，控制出血（control bleeding）成为首要步骤。评估循环指标包括出血止血、检查桡动脉状态（细弱、频率快慢、是否规律）、皮肤颜色、温湿度、毛细血管充盈时间等。根据损伤的血管类型将出血分为毛细血管出血、静脉出血、动脉出血。根据伤口类型可分为外出血和内出血。引起内出血的原因较为复杂，在这里主要讨论外出血的现场急救措施。

2. 止血物品

（1）敷料类：无菌纱布、绷带、三角巾、特殊止血绷带等。

（2）器具：充气式止血带、旋压式止血带、交界区止血带等。

3. 操作方法

（1）直接压迫止血法：此方法为最常用的止血方法，在外伤出血时应首先采用。施救者用手（有保护措施）直接压在伤口的出血部位上，直至出血停止或减少。

（2）指压动脉止血法：施救者用手指把出血部位近心端的动脉血管压在邻近的骨骼上，压迫血管阻断血流，此法适用于头面部、颌部及四肢的出血。常用的指压止血法如下。

1）头顶部、前额部、颞部出血：一只手固定头部，另一只手垂直压迫耳屏上方1～2cm处颞浅动脉搏动点。

2）前臂出血：将伤肢抬起外展外旋。另一手拇指向肱骨处压迫肱二头肌内侧肱动脉搏动点。

3）手部出血：双手拇指分别向尺桡骨方向压迫腕横纹上方两侧的尺桡动脉搏动点。

4）手指止血：拇指和示指压迫指根处两侧偏掌侧指动脉处。

5）下肢出血：施救者1抬高伤肢，施救者2双掌根部压迫股动脉搏动处。

6）足部出血：一拇指压迫足背中点近踝处足背动脉搏动点，另一拇指压迫内踝下凹陷处的胫后动脉搏动点。

（3）加压包扎止血法：适用于四肢、头颈、躯干等体表损伤的处理方法。可用无菌纱布或洁净敷料覆盖伤口，再用绷带加压包扎。力度以达到有效止血为宜（详见"包扎"部分内容）。

（4）填塞止血：适用于伤口较大较深或较大动静脉严重出血的情

况。用相对无菌的棉垫、纱布等填塞在伤口内，再用绷带或三角巾加压包扎。也可用于鼻腔出血时紧急止血（耳鼻漏禁用）。

（5）止血带止血法：适用于直接压迫和加压包扎方法不能奏效的四肢大血管出血或肢体离断伤。捆扎在距离伤口近心端5cm皮肤的完好部位，有利于最大限度地保存肢体的功能。捆扎时应避开关节部位。有旋压式止血带、充气式止血带、交界区止血带等，如无可选用宽布条、三角巾等替代。

1）充气式止血带止血法：可将血压表袖带绕于手臂处，充气即可。止血带的压力：上肢为250～300mmHg，下肢为400～500mmHg，不可过大，以刚达到远端动脉搏动消失、阻断动脉出血为度。优点：压迫面积大，受压迫组织损伤小且压力易控制。

2）旋压式止血带止血法：旋压式止血带结构一般包括主带、收紧带、自粘带、绞棒固定夹和绞棒。将主带套在需要结扎的部位（加衬垫），系好带子，旋转胶棒至远端动脉搏动消失或出血止住，用固定夹固定绞棒，然后将收紧带环绕绞棒并粘附于自粘带上。可以单手操作自救使用。如现场无旋压式止血带，可用绷带或宽布条等代替。

（6）药物止血法：严重出血无法靠压迫止血并且无法使用止血带（颈部、面部、头皮），可以使用止血药。止血药可以通过促进凝血块的形成减慢出血或止血。止血药的类型（敷料、粉末、纱布等）依产品类型的不同而异。应将止血药直接用于伤口出血点，这样才能将止血药的效价发挥到最佳。

4.注意事项

（1）若伤口表面有异物（如碎玻璃或泥沙等），可在出血止住后用清洁水冲洗，必要时清除异物，消毒皮肤后包扎；如异物为匕首等锐器，切勿试图拔除，可在异物两旁用敷料固定，防止其移动造成更大的伤害。

（2）指压动脉止血法是一种临时性的止血方法，避免长时间压迫。应及时根据情况换用其他止血方法。

（3）对颅脑开放性损伤、胸部开放性损伤、腹部开放性损伤，禁用填塞止血法。

（4）禁用铁丝、电线等物品代替止血带。

(5)止血带捆扎肢体时间过长会出现远端组织坏死,在室温下,肢体远端缺血时间超过4小时后可出现永久性损伤。2小时内不需要松解止血带,2~6小时可视出血情况换用其他止血方法止血,如果超过6小时不应松解止血带。

(二)包扎

1.概念 包扎是外伤现场应急处理的重要措施之一。及时正确的包扎可以达到压迫止血、减少感染、保护伤口、减少疼痛,以及固定敷料和夹板等目的;相反,错误的包扎可导致出血增加、加重感染、造成新的伤害、遗留后遗症等不良后果。

2.包扎的材料

(1)医疗绷带

1)非弹性非自粘绷带:如纱布绷带。

2)弹性非自粘绷带:更适合于现场外伤出血的急救处理,由于其有弹性,因此对于关节处、弯曲处的出血可随其弹性加压止血。

3)弹性自粘绷带:不仅适合于现场外伤出血,而且更加适合于现场外伤骨折的夹板固定,使夹板的固定更加牢固。

(2)三角巾。

(3)其他:可用床单、毛巾、围巾、领带等相对洁净的物品代替。

3.操作方法

(1)弹性绷带包扎

1)螺旋包扎:先环形包扎固定后,再斜向上(向近心端)依次缠绕,要求后一圈压住前一圈的2/3,留1/3,适用于上下肢受伤部位。

2)"8"字包扎:先在腕部做一圈环形缠绕以固定,然后斜向上拉到远端第一指(趾)关节处,缠绕一圈余下的四指(趾),覆盖住一部分敷料,而后再斜向下覆盖住另一部分敷料,依次缠绕。适用于手、足、背的轻微出血。

(2)三角巾包扎:三角巾可用于全身各部位损伤的包扎和固定。

1)头部帽式包扎:适用于头顶部、前额部外伤包扎;将三角巾底边折边齐眉,中点对鼻梁,顶角向后盖住头部,两底角经过耳廓上方往后压住顶角,在枕骨隆突下交叉反折向前,在前额打结;将后面顶角拉平,将多余部分整理后塞入交叉处。

2)拳击式包扎法:用于手掌严重出血及断肢残端;患者手中握一

厚敷料,将三角巾折成条状,一边平第二指关节,中心线置于中指及环指指缝处,两端在手腕处交叉,经手背两侧再返回原处,各压三指,绕过腕部在手背打结。

4.注意事项

(1)包扎动作要"轻、快、准、牢",避免碰触伤口,以免增加伤员疼痛、出血和感染。

(2)对充分暴露的伤口,尽可能先用无菌敷料覆盖伤口,再进行包扎。

(3)包扎的松紧度要适当,以防滑脱或压迫神经血管,影响远端血液循环和运动、感觉功能。

(4)打结位置应在肢体外侧,避免压迫伤口或内侧血管和神经。

(5)打结处放置衬垫,避免直接置于身体上。

(6)四肢包扎时,要露出指(趾)末端,以便随时观察肢端血液循环。

(三)固定

1.概念 限制受伤部位的活动度,避免再伤,便于转运,减轻在搬运与运送中伤者的痛苦。

2.评估

(1)首先评估和处理大出血、气道、呼吸、循环,抢救生命先于固定肢体。

(2)注意受伤的机制,以便于预测可能出现的骨折位置和并发症,如高处坠落足部落地引起的足部创伤常伴随脊柱损伤,患者坐位,任何膝部的损伤往往提示髋关节也有损伤。

(3)骨盆骨折、双下肢骨折,需要高度警惕休克的发生,并马上采取相应措施。

(4)快速创伤检查及进一步评估中的全面检查,寻找有无畸形、挫伤、擦伤、穿透伤、烧伤、软组织伤、撕裂伤、肿胀。探寻不稳定性骨折和骨擦音。若无明显的畸形和疼痛,检查关节是否有疼痛或反常活动。记录并检查PMS(pulse,末梢循环;motor function,运动功能;sensory,感觉功能)。

3.固定的材料

(1)各种材质夹板:硬质材料的有木质夹板、铝制夹板等,以及三角巾、充气夹板等。

（2）特殊设备：颈托、解救套、头部固定器、骨盆固定器、牵引夹板等。

（3）非医疗器材：可用木棍、树枝等固定，伤者躯干或健肢也可当作夹板使用。

4.操作方法

（1）颈托：颈托可分为不可调性一体颈托、不可调性分体颈托、可调性颈托等。

1）适应证：有高能量损伤（如车祸、高处坠落伤）的受伤机制，怀疑颈椎损伤或不排除颈椎损伤时使用。

2）操作方法（以可调式颈托为例）：术者将一手四指并拢，拇指向掌心张开、与并拢的四指呈90°；固定患者呈自然中立位，将拇指抵在伤者下颏下方，四指并拢，观察伤者肩部斜方肌最高点与哪个手指相对应，此手指与患者下颌骨间的高度即为伤者颈部长度，注意测量时宁短勿长；将颈托双侧的固定卡扣打开，按测量的长度调整卡扣；将颈托向内卷曲塑形，以适应颈部弧度；将颈托的中间部位对准伤者肩部斜方肌最高点；将颈托呈"V"字形贴紧伤者下颌及颈部，贴好粘带。注意松紧要适度，颈托中点与胸骨成一直线。

（2）铝制夹板

1）适应证：肢体骨折、损伤的支撑、固定和保护。

2）禁忌证：注意固定过紧会导致组织损伤。

3）操作方法：以铝质夹板固定足踝扭伤固定为例，首先测量所需夹板长度。其次塑形，将铝制夹板塑成"U"形，然后从足心兜过，两侧固定在小腿两侧，用毛巾等物做固定前的衬垫，最后用三角巾或绷带固定夹板。

（3）真空夹板

1）适应证：四肢骨折的临时固定。

2）结构与特点：真空夹板是一种筒状双层塑料膜。需要用气筒抽气后固定肢体。

3）操作方法：以上肢固定为例，先将塑料膜套在需要固定的肢体外，摆好肢体的功能位（下肢伸直，上肢屈曲）；然后用气筒向进气阀抽气，抽气后夹板变硬而起到固定的作用；抬高伤肢。

（4）骨盆固定带

1）适应证：骨盆骨折。

2）操作方法：根据患者的臀围选择合适型号的骨盆固定带；伤者平卧在地上，救护员将骨盆固定带内面朝上放在患者骨盆的正下方，使骨盆固定带的长轴处于股骨大转子的平行正下方（收缩力应用在股骨大转子水平处）；将骨盆固定带一侧的黑色带子穿过卡扣；两名操作者分别平行牵拉固定带的两端，慢慢增加压力，直到听到卡扣发出"咔嗒"声后粘紧带子；双下肢屈曲，在双膝下及双膝之间放置软垫，将踝部和膝部用宽带捆扎固定，无骨盆固定带时可用床单等替代。

（5）上肢固定

1）大手挂：将伤肢屈曲呈80°～85°，三角巾展开于臂与胸之间，顶角与肘部方向一致。上端底角从未受伤的肩部绕过颈后，至伤肢的肩前，将另一端底角向上覆盖手和前臂，然后在锁骨上的凹陷处打结。顶角收口塞入三角巾内。用于手腕、手臂、肘部上肢中间部分的悬吊。

2）小手挂：将伤肢屈曲呈30°（手指向肩）角斜放于胸前，将三角巾全幅张开，覆盖臂胸。顶角与肘部方向一致，先将顶角塞入肘后夹紧，再将底边从手部起塞入臂内，下端绕过背部肩胛骨下角处在健侧锁骨上窝处打结，挂住手臂。用于手及肩部上肢两头部分的悬吊。

（6）下肢固定

1）让伤者平躺，将骨折处用敷料或纱布覆盖保护，将三条三角巾或绷带折成宽带、一条三角巾折成窄带形式，依次从踝、膝下穿过，并将带子放置于踝下、骨折上端、骨折下端、膝关节处。用棉垫等柔软物品填塞两腿之间的空隙。用牵拉法将两腿并拢，用"8"字包扎法先绑紧足踝窄带，然后再绑紧膝部和骨折上、下的宽带。在未受伤的一侧打结。

2）器具固定：根据跨关节原则，将伤肢用夹板固定。牵引夹板适用于股骨中段骨折，可对抗大腿肌肉痉挛收缩。使用时也应加衬垫，防止骨盆周围软组织受压。

5.注意事项

（1）如骨折伴有出血，应先止血、包扎，然后固定。

（2）怀疑脊椎骨折、骨盆骨折、下肢骨折者，应尽可能就地固定。

（3）现场尽量不要进行复位，以防止损伤扩大；但如有肢体缺血或运动、感觉异常，可施加轻微合适的力量牵引复位，以便恢复远端血供。如能很快到达医院，最好原位固定。

（4）应用固定器材固定时勿要直接与皮肤接触，一定要用软垫等物品衬垫好或填充，尤其是突出部分。

（5）固定前后应检查肢体远端循环及运动、感觉情况，防止因固定、填充物阻断或影响血流。如受到影响，要松解重新固定。

（6）开放性骨折尽量不要将外露的骨折端复回到体内，转运途中用湿润的无菌纱布覆盖断端。

（7）外固定材料的选用原则：硬、直、跨关节（长度应超过需要固定肢体两端的上下2个关节，或受伤关节两端的上下长骨。大腿受伤需要固定时应超过3个关节，夹板长度至腋下）。

（8）对可疑骨折也需夹板固定；关节的脱位、扭伤、拉伤按骨折固定处理。

（9）紧急情况下，对于可以迅速转运的患者，肢体的骨折可用长脊板予以临时固定，转运途中再固定肢体；若患者病情稳定，可在转运之前处理。

（10）固定操作中或结束后，要检查并记录PMS。

（四）搬运

1.概念　搬运是使伤者迅速脱离危险区，以尽快获得专业治疗、防止损伤加重、减轻伤残的一项重要院前急救技术。把患者从现场转移到担架、救护车、医疗机构的全过程都需要正确的搬运技能。

2.评估要点

（1）在搬运前依照评估流程对创伤者进行评估，根据检查出的伤情选择适宜的搬运技术。

（2）对于有脊髓受伤机制或者昏迷的创伤者，在搬运前需对其脊髓功能进行评估。

（3）所有昏迷的创伤者如果怀疑脊髓损伤，都应妥善固定。对于有意识、能够合作的患者，可通过询问新出现的疼痛、麻木、感觉异常等症状，以及活动能力来评估潜在的脊髓损伤。脊髓损伤需要特定的固定和搬运技术。

（4）一般分为紧急搬运和非紧急搬运。具体采用何种方法，要根据现场环境、伤者的伤势及状况决定，还要考虑现场可供使用的人手和物质、运送的距离及沿途情况。如现场有潜在危险，或环境不适合及时施救，急救人员须尽快将伤者转移至安全地方施救，此种情况下就称为"紧急搬运"；经急救后将伤者搬至救护车与医院等地，则称为"非紧急搬运"。

（5）非紧急搬运时，昏迷、可能有脊柱伤或是有脊柱损伤机制的患者需要多名救援人员，需要翻转时保持头、颈椎、肩和骨盆在一条直线上。搬运时保持患者身体纵轴移动，最大程度地减少脊柱的活动。将患者中立位固定在脊柱固定板上是脊柱运动限制的最佳方式，如有必要，需要上颈托。

（6）保持长脊板上患者的气道通畅。呕吐或气道不畅时，将患者和长脊板翻向一侧。

（7）长脊板主要作为一种将患者从现场转移到担架床和救护车上的解救装置，上救护车后，若转送时间＞20分钟，为避免压疮的产生和患者的不适，可考虑移除。

3.操作方法　分为徒手搬运和器械搬运。

（1）徒手搬运：适用于紧急抢救或短距离运送，不适用于怀疑脊柱受伤的伤者。

1）单人搬运法：扶行法适用于清醒且能够步行的伤者；背负法适用于清醒及可站立，但不能行走、体重较轻的伤者；手抱法适用于体重较轻的伤者；爬行法、毯拖法、拖运法适用于施救者无足够能力将伤者搬抬时。

2）双人搬运法：双人扶腋法适用于清醒、上肢没有受伤的伤者；扶持法适用于没有骨折的伤者，无论清醒程度。

3）水平搬抬法：至少需要3～4人，一人用手托住患者的头部、肩部，两人用手托住腰部、臀部、膝部、腿部，三人同时将伤者抬起，轻轻放在担架上或从担架移到病床上。

（2）器械搬运：适用于长距离运送，对意识不清、脊柱受伤或肢体骨折的伤者尤为重要。

1）医用轮椅：适用于非脊柱、下肢骨折、意识清醒的伤者。

2）可折叠楼梯轮椅：适用于楼梯、山坡、隧道等情况下的伤者转运。

3）铲式担架：适用于骨盆骨折、双下肢骨折等危重患者、不宜翻动的创伤伤者。

4）脊柱板：用于脊柱损伤者的现场搬运，配有颈托、基板、头部固定器、头部约束带、肢体约束带等。

5）其他器械搬运还包括急救搬运毯、负压真空担架和吊篮担架。

（3）脊柱损伤的搬运方法

1）颈椎保护，上颈托。

2）施救者1用头锁限制头颈部运动，使其保持自然中立位。

3）施救者2和施救者1先后用头胸锁、头肩锁稳定伤者，然后施救者2和施救者3抓住伤者肩、髋、腰、膝，由施救者1发令，三人将伤者向健侧翻转，使其与地面呈90°。

4）将脊柱板放置在伤者身体下，三人同时翻转伤者置于脊柱板上；头肩锁、头胸锁、双肩锁、头锁依次交换后，为患者上头部固定器和约束带。

5）四人站、跪在四边，准备抬起脊柱板搬运伤员。

6）抬担架的人脚步协调，行动一致，平稳前进。

【附】颈椎及脊柱损伤的七种徒手脊柱运动限制手法。

头锁：适用于仰卧位时头颈部运动限制。

头背锁：适用于俯卧位时头颈部运动限制。

头肩锁：适用于身体翻转手法。

头胸锁：适用于仰卧位时换锁时的过渡手法。

双肩锁：适用于仰卧位时身体上下左右平移手法。

胸背锁：适用于坐位固定头部及侧位时换锁的过渡手法。

变更头锁：适用于狭小空间或特殊体位的头部运动限制。

4.注意事项

（1）现场评估和判断伤情，做好伤者现场的救护，先救命后治伤；先急救，妥善处理后才能搬动。

（2）在人员、器材未准备完好前，切忌随意搬动伤者。

（3）脊柱运动限制原则

1）脊柱运动限制只应用于有临床指征，或在评估后可能有脊柱损伤和具有高风险损伤机制的患者。

2）固定脊柱必须将患者置于（解剖）中立位，可根据需要使用衬垫来保持。

3）固定带应固定在稳定的骨骼上。避免约束在颈部、肚脐和膝盖等位置。

4）患者处于脊柱运动限制下，有气道损害的风险，需要急救人员在旁监护。

5）对于置于长脊板上的婴儿，应用衬垫抬高其肩部；对于老年人，在头颈部下放置衬垫；对于孕龄20周以上的孕妇，应将长脊板向患者左侧倾斜20°～30°，以减轻子宫对下腔静脉的压迫。

（4）注意伤情变化，并及时处理，防止搬运途中发生坠落、摔伤等意外。

（5）搬运者动作协调一致，由一人统一发号施令。

三、建立输液通路

(一) 静脉通路

1.概念　静脉输液是利用大气压和液体静压原理将大量无菌溶液、电解质、药物由静脉输入人体内的方法。

2.现场急救常用静脉输液部位

（1）周围浅静脉：分布于皮下的肢体末端。上肢常用的浅静脉有肘正中静脉、头静脉、贵要静脉、手背静脉网。手背静脉网是成人患者输液时的首选部位。下肢常用的浅静脉有大隐静脉、小隐静脉和足背静脉网，但下肢的浅静脉不作为静脉输液时的首选部位，因为下肢静脉有静脉瓣，容易形成血栓。小儿常用足背静脉，但成人不主张用足背静脉，因其容易引起血栓性静脉炎。

（2）头皮静脉：由于头皮静脉分布较多，互相沟通，交错成网，且表浅易见，不易滑动，便于固定，因此常用于小儿的静脉输液。较大的头皮静脉有颞浅静脉、额静脉、枕静脉和耳后静脉。

在选择穿刺部位时要注意以下几个问题：第一，因为老年人和儿童的血管脆性较大，应尽量避开易活动或凸起的静脉。第二，穿刺部位应避开皮肤表面有感染渗出的部位，以免将皮肤表面的细菌带入血管。第三，禁止使用血管透析的端口或瘘管的端口进行输液。

3.操作方法

（1）密闭式输液法（表3-2）

表3-2 密闭式输液法

步骤	要点
1）手卫生、备齐用物、核对检查药品	严格执行无菌操作和查对制度
2）检查并打开输液器，将输液管针头插入瓶塞直至针头根部，关闭调节器	
3）再次查对无误，将输液瓶挂于输液架上，准备胶布	
4）排气：反折并提高滴管下端输液管，挤压滴管，使溶液流入滴管至体积的1/3～1/2，同时缓慢放低滴管下端输液管，稍松调节器，使液体顺输液管缓慢下降，直至排尽导管和穿刺针头内的空气，关闭调节器备用	防止发生空气栓塞，折叠滴管下端，可防止气泡进入滴管下端输液管内造成排气困难。如下端输液管内有小气泡不易排出，可轻弹气泡下端输液管，将气泡弹至滴管内
5）选择静脉，在穿刺点上方约6cm处扎止血带，常规消毒皮肤（直径6～8cm）。再次排气及核对，嘱患者握拳，取下护针帽，行静脉穿刺，见回血后将针头再平行送入少许。固定针柄，松止血带，嘱患者松拳松调节器，待液体滴入通畅，患者无不适后，用胶布或敷贴固定，调节输液速度	选择静脉时应避开关节和静脉瓣
6）输液完毕，关闭调节器，用干棉签或小纱布轻压在穿刺点上方，快速拔针后按压片刻至无出血	

（2）静脉留置针输液法（表3-3）

表3-3 静脉留置针输液法

步骤	要点
1）手卫生、备齐用物、核对检查药品	严格执行无菌操作和查对制度
2）检查并打开留置针、敷贴	
3）在穿刺点上方约10cm处扎止血带，常规消毒皮肤（直径6～8cm）	
4）将输液器上的头皮针插入留置针的肝素帽内至针头根部，取下留置针枕套，旋转针芯，松动外套管，调整针头斜面，排尽套管内空气	检查针芯无倒钩、边缘无毛刺方可使用

续表

步骤	要点
5）嘱患者握拳，绷紧皮肤，针尖斜面向上，与皮肤呈15°～30°进针，见回血后，降低穿刺角度，顺静脉走向将穿刺针推进0.2cm，固定留置针后撤针芯0.5cm，将外套管送入静脉，再撤出全部针芯，松止血带，嘱患者松拳，打开调节器，用无菌敷贴密闭式固定外套管，并记录时间，用胶布固定延长管，调节输液速度	确保外套管在静脉内、避免针芯刺破血管、避免穿刺点及周围被污染
6）停止输液时，去除胶布和敷贴，关闭调节器，将干棉签或小纱布轻压在穿刺点上方，迅速拔出套管针，按压片刻至无出血	

（二）骨髓腔内通路

骨髓腔内输液系统是一种可以快速建立骨髓腔内血管通路的装置。它通过电动驱动器或者手动驱动器将带有针芯的穿刺针钻入长骨骨髓腔内或将针芯取出，接上连通器，再接上输液装置，将液体源源不断地输入体内。这是一条快速、安全、有效的输注药物、液体和血液的途径。这项技术也是儿科高级生命支持、美国心脏协会（AHA）、欧洲复苏委员会（ERC）指南、美国急诊医师委员会（NAEMSP）、国际创伤生命支持课程（ITLS）的推荐方法。

1. 适应证　骨髓腔内输液系统适用于紧急情况下，患者建立血管通路困难时。主要适用人群：心搏骤停，且不能马上建立外周静脉通路的儿童或成人；低血容量性休克难以建立静脉通路的患者；对于任何需要在5分钟内获得药物或液体的急诊患者，外周静脉穿刺2次失败或超过90秒未建立外周静脉通路。最长使用时间为24小时。

2. 禁忌证

（1）穿刺部位感染。

（2）目标骨骨折。

（3）穿刺部位接受过重大整形外科手术，安装义肢或人工关节。

（4）24小时内已做过骨髓腔内穿刺的部位。

（5）皮下组织过厚（如严重肥胖）和（或）缺少足够的解剖学标志。

3. 穿刺部位的选择

（1）胫骨近端，胫骨粗隆内侧1指宽度。

（2）胫骨远端，胫骨内踝上方，2指的宽度。

（3）肱骨大结节，肩部侧面的一个突出。

（4）股骨远端（仅适用于儿童）。

4.潜在并发症

（1）外渗。

（2）筋膜室综合征。

（3）针头脱落。

（4）骨折。

（5）故障（设备原因或操作者原因）。

（6）疼痛。

（7）感染。

5.操作方法

（1）器材准备：电驱动器、穿刺针套件、碘伏棉签、连通器、2个10ml注射器、生理盐水、加压输液袋或输液泵、2%利多卡因。

（2）穿刺步骤

1）穿戴消毒隔离服。

2）选择合适的穿刺针套件。

3）确定适应证，排除禁忌证。

4）选择适当的穿刺点。

5）局部消毒穿刺点，然后晾干。

6）准备驱动器和适当的穿刺针套件。

A. 15mm 适用于体重 3～39kg 的患者。

B. 25mm 适用于体重 40kg 或以上的患者。

C. 45mm 适用于体重 40kg 以上，且局部软组织过多的患者。

7）用驱动器将穿刺针套件从塑料容器中吸出。

8）取下针帽，将穿刺针针头插入穿刺部位。注意：手和手指不能接触穿刺针，在穿刺时驱动器上的穿刺针与骨平面的角度为90°。

9）轻轻刺破皮肤，直到针尖接触到骨膜，查看是否能够看到穿刺针上的5mm标志线（黑色）。开启驱动器的开关，使针头钻入皮质层，轻柔、持续、稳定地向下压，不要用力过大。

10）当针尖进入骨髓腔，有"落空感"后或达到希望的深度时，松开驱动器电钻开关，停止穿刺。

11）稳住针座，从穿刺针上取下驱动器。

12）按逆时针方向取出针芯，立即将其放入相应的利器收集盒中。

13）将预充好的连通器连接到针座的外鲁尔接头上，将装有生理盐水的注射器与连通器连接，快速将生理盐水（成人10ml、儿童5ml）注入骨髓腔内（闪冲）。请牢记：如果不闪冲的话，液体流速将非常慢甚至不流动。

14）如果患者意识清楚，在闪冲前需要往骨髓腔内缓慢（30～60秒）注射利多卡因（2%）进行骨髓腔内麻醉镇痛［利多卡因成人用量2～4ml（20～40mg）；利多卡因儿童用量0.5mg/kg（0.025ml/kg）］。

15）开始输液。利用300mmHg的压力（加压袋或输液泵）连续输液。

16）处理穿刺点，固定管路，在腕带上记录日期和时间。

17）检测穿刺点和患者的情况。

18）拔针，固定患者的肢体。同时将有鲁尔接头的无菌注射器与针座连接，握住注射器，不断地顺时针缓慢地拔出穿刺针。立即将拔出的穿刺针放置在适当的容器中。

6.注意事项

（1）穿刺针的留置时间不能超过24小时。

（2）如果发生渗漏，不要重复使用相同的骨骼。

（3）如果穿刺针针芯从针柄上脱落，可用止血钳或者其他器械迅速夹住针芯，边旋转导管边向外拉。

四、气道管理

（一）气道开放术

1.影响气道通畅的常见原因

（1）分泌物、出血和异物。

（2）舌后坠。

（3）喉痉挛。

（4）支气管痉挛。

（5）药物残余作用所致通气障碍。

2.操作方法

（1）徒手开放气道

1）仰头提颏法：如无颈椎损伤，可首选此法。患者取仰卧位，操作者站立或跪在患者身体一侧，将一手小鱼际放在患者前额，同时另一手示指、中指并拢，放在颏部的骨性部分向上提起，使得颏部及下颌向上抬起、头部后仰，气道即可开放。

2）创伤推颌法：适用于已发生或怀疑存在颈椎损伤的患者。患者取仰卧位，操作者站立或跪在患者头顶端，双手拇指固定住两侧颧骨，示指或中指置于患者下颌角的后支，向前、上方推举下颌，气道即可开放。

（2）口咽、鼻咽通气道：咽通气道是用特殊管道插入咽部，使舌根前移，达到解除呼吸道梗阻的目的，可避免人工长时间托下颌的疲劳，同时便于清除口腔和气道内的分泌物。按管道插入途径分为口咽通气道和鼻咽通气道。

1）口咽通气管

A.适应证：意识不清、仅有上气道的梗阻可给予口咽管。

B.禁忌证：清醒、半清醒、张口困难、口腔创伤、下颌骨骨折、口腔感染、全口义齿、无牙颌昏迷及癫痫患者。

C.方法：选择合适的型号，长度约为耳垂到口角的距离，使用压舌板将舌向下向前推开，口咽通气管弓背向下插入；或者口咽通气管倒转（弓背向上）插入口中，当通气管顶端触及硬腭的后方时，将口咽管转180°后向下插入，使其顶端位于舌根与喉的后方，双翼置于双唇间。

2）鼻咽通气管

A.适应证：如张口困难、口腔创伤、下颌骨骨折、口腔感染、全口义齿、无牙颌昏迷及癫痫者或半清醒的患者可用鼻咽通气管。

B.禁忌证：颅底骨折、脑脊液漏、鼻息肉、严重阻塞性鼻炎、鼻中隔偏移、凝血功能障碍等。

C.方法：选择合适的型号，长度约为鼻外孔到下颌角的距离，用水溶性润滑剂润滑鼻咽管，将鼻咽管弓背向下对着硬腭插入，顺着腭骨平面向下推送至硬腭部，过咽喉壁后，旋转回原位，并推送至合适深度。

3.注意事项

（1）昏迷和半昏迷患者放置咽通气管可能会因刺激导致呕吐或喉痉挛。

（2）不正确的插入可将舌推向咽部而导致进一步的气道阻塞。

（3）管子太小会将舌头推向口咽部而致梗阻，太大则会阻塞气管。

（4）放置前需清除口咽部异物。

（5）呕吐反射恢复后应立即拔管，以免误吸及呕吐。

（二）吸痰术

吸痰术指的是通过口腔、鼻腔或人工气道，把呼吸道里的分泌物吸出来，这样能够保证患者呼吸畅通，避免吸入性肺炎，预防患者出现呼吸窘迫，甚至出现窒息的情况。

1.适应证　吸痰术适用于危重、老年、昏迷及麻醉后的患者，他们因咳嗽无力、咳嗽反射迟钝或会厌功能不全，不能自行清除呼吸道分泌物或误吸呕吐物而出现呼吸困难，在患者窒息的紧急情况下，更应立即采用吸痰术。

2.操作方法

（1）检查吸引器各部连接是否完善，有无漏气。接通电源，打开开关，检查吸引器性能，调节负压。一般成人吸痰负压为40～50kPa，小儿吸痰负压为13～30kPa，将吸痰管置于水中，试验吸引力，并冲洗皮管。

（2）操作者戴手套，将患者头部转向操作者。

3.插入吸痰管　其顺序是由口腔前庭→颊部→咽部，将各部位的痰吸尽。如口腔吸痰有困难时，可由鼻腔插入（颅底骨折患者禁用），其顺序为鼻腔前庭→下鼻道→鼻后孔→咽部→气管（20～25cm），将分泌物逐段吸尽，插入一定深度时，立即放开导管折叠处，进行吸痰。若有气管插管或气管切开时，可由插管或套管内插入，将痰液吸出。对于昏迷患者，可用压舌板或开口器先将口启开，再行吸引。每次插入吸痰时间不超过15秒，以免缺氧，导管退出后，应用生理盐水抽吸冲洗，防止导管被痰液阻塞。

（三）球囊面罩通气术

氧气进入球形气囊和贮气袋，通过人工指压气囊打开前方活瓣，将氧气压入与患者口鼻贴紧的面罩内或气管导管内，以达到人工通气的目的。

1.适应证　无自主呼吸或者呼吸弱且不规则，如急性呼吸衰竭、呼吸停止等。

2.禁忌证　严重面部外伤，中等以上活动性咯血、大量胸腔积液等。

3. 操作方法

（1）连接面罩、呼吸囊及氧气，调节氧气流量10～15L/min，使贮气袋充盈。

（2）将面罩罩住患者口鼻，贴紧不漏气。

（3）双手挤压呼吸囊的方法：两手捏住呼吸囊中间部分，两拇指相对朝内，四指并拢或略分开，两手用力均匀挤压呼吸囊，待呼吸囊重新膨起后开始下一次挤压，应在患者吸气时挤压呼吸囊。

4. 注意事项

（1）使用面罩容易发生的问题：由于活瓣漏气，使患者得不到有效通气，所以要定时检查、测试、维修和保养。

（2）挤压呼吸囊时，压力不可过大，挤压呼吸囊的1/4～1/3为宜，400～600ml，以可见到胸廓起伏为有效标志，亦不可时大时小、时快时慢，以免损伤肺组织，造成呼吸中枢紊乱，影响呼吸功能恢复。

（3）发现患者有自主呼吸时，应按患者的呼吸动作加以辅助，以免影响患者的自主呼吸。

（4）对清醒患者做好心理护理，解释应用简易呼吸器的目的和意义，缓解紧张情绪，使其主动配合。

（5）呼吸器使用后，将呼吸器从"O"形接口处取下，拆开面罩，用清水冲洗干净，再用500mg/L含氯消毒剂浸泡30分钟，用清水冲净，晾干，装配好备用。

（四）气管插管术

气管插管是将人工气道与解剖气道连接的最可靠方法。在院前急救时，经口气管插管是首选。

1. 适应证和禁忌证

（1）患者丧失维持气道开放和保护气道的能力。

（2）因各种原因需要进行机械通气、心肺复苏的患者。

（3）作为挽救生命的急诊操作，没有绝对禁忌证。

2. 插管前准备

（1）评估

1）观察：患者的外部特征，舌体大、颈部短粗、肥胖等均提示困难插管。

2）评估：3:3:2法则，以患者的手指为标准。张口时上下门齿间可容纳三指以上；下颌至舌骨的距离为三指，小于或大于三指均提示困难插管；甲状软骨到舌骨的距离为两指以上。

3）Mallampati 分级：如果患者可以配合，嘱其站位或坐位，张嘴，伸出舌头，发"啊"的音，根据咽部结构的可见度分为 1～4 级。1～2 级插管较容易，3 级属中等难度，4 级则难度较大。

4）气道梗阻：口腔内异物、大量分泌物、软组织肿胀均会导致困难插管。

5）颈部活动度：颈部活动受限（无论是患者本身颈部活动受限还是因为需要颈部制动）影响气道的充分开放，增加插管难度。

（2）物品：喉镜、导管、导丝、注射器、牙垫、胶布、听诊器、球囊-面罩、润滑凝胶或生理盐水、吸引装置。

3. 操作方法

（1）摆放体位：患者取仰卧位，用压额提颏法，以寰枕关节为转折点使头部尽量后仰，以便使镜片和气管在一条直线上。

（2）加压去氮给氧：使用球囊-面罩加压给氧，交予助手，给患者吸纯氧 2～3 分钟，使血氧饱和度保持在 95% 以上，插管时暂停通气。

（3）准备导管：选择相应规格的气管导管［成人一般选择内径 6.5～7.5mm 导管；2 岁以上儿童导管内径为（年龄÷4+4）mm］，用注射器检查充气套囊是否漏气，在导管内放入导丝并塑形，将气管导管前端和套囊涂好润滑剂备用。

（4）准备喉镜：气管导管准备好后，选择合适形状和大小的喉镜镜片，检查光源后关闭，放置备用。

（5）准备固定胶布（或制式固定装置）和听诊器。

（6）暴露声门：打开喉镜，操作者用右手拇指、示指拨开患者上下齿及口唇，左手紧握喉镜柄，把镜片送入患者口腔的右侧，向左推开舌体，以避免舌体阻挡视线，切勿把口唇压在镜片与牙齿之间，以免造成损伤。然后，缓慢地把镜片沿中线向前推进，暴露患者的口、悬雍垂、咽和会厌，镜片可在会厌和舌根之间，挑起会厌，暴露声门。

（7）插入气管导管：操作者用右手从患者右口角将气管导管沿着镜片插入口腔，并对准声门送入气管内，请助手帮助将导丝拔除，继续将导管向前送入一定深度，插管时导管尖端距门齿的距离常在 21～23cm。注意气管导管不可送入过深，以防止进入单侧主支气管而造成单侧通气。操作过程中如声门暴露不满意，可请助手从颈部向后轻压喉结，或向某一侧轻推，以取得最佳视野。

（8）确认导管位置：给导管气囊充气后，立即请助手用球囊-面罩通气，在通气时观察双侧胸廓有无对称起伏，并用听诊器，听诊胃底部有无气过水声听诊双肺尖，以双肺呼吸音对称与否判断气管导管的位置是否正确。

（9）固定导管：放置牙垫后将喉镜取出，用胶布以"八字法"将牙垫与气管导管固定于面颊。

4. 注意事项

（1）暴露声门时，必须根据解剖标志推进喉镜，防止过深或过浅。

（2）插管时始终将喉镜着力点放在镜片顶端，严禁以上门齿为支点撬动。

（3）导管通过声门时须轻柔，入声门后如有阻力，可能为声门下狭窄或导管过粗所致，应更换导管。

（4）插管完毕，须通过听诊等手段核实导管在气管内的位置。有条件者可连接$ETCO_2$，确认导管的位置，该方法被认为最可靠，且可持续监测。

5. 并发症及护理

（1）牙齿损伤或脱落，口腔、咽喉部的黏膜损伤引起出血，颞下颌关节脱位。

（2）插管刺激引起支气管痉挛、心率加快及血压剧烈波动。另外，严重的迷走神经反射可导致心动过缓，甚至心搏骤停。

（3）气管导管内径过小，可使呼吸阻力增加；导管内径过大或质地过硬都容易损伤呼吸道黏膜，甚至引起急性喉头水肿。导管过软容易变形，或压迫、扭折而引起呼吸道梗阻。

（4）导管插入过深可误入一侧支气管内，从而引起通气不足、缺氧或一侧肺不张。

（5）导管插入食管，患者通气、氧合不能改善，误吸风险高。

（五）环甲膜穿刺

环甲膜穿刺是临床上对于有呼吸道梗阻、严重呼吸困难的患者采用的急救方法之一。具有操作简便、快捷、损伤小、易掌握等特点，是急救人员必须掌握的抢救技术之一。

1.适应证

(1)急性喉梗阻:尤其是声门区阻塞导致严重呼吸困难时。

(2)喉源性呼吸困难:如白喉、喉头水肿等。

(3)气管插管有禁忌或病情紧急而需快速开放气道时。

2.操作方法

(1)尽量选用大口径的静脉套管针或金属针头。

(2)患者仰卧位,头后仰,局部消毒后,术者用示指、中指固定环状软骨两侧。部位:甲状软骨与环状软骨之间凹陷处,男性可定位于喉结向下,女性可定位于胸锁关节向上第一个突起上方凹陷处。

(3)穿刺时针体与患者皮肤垂直,当感觉到明显落空感、回抽有空气时,表明针尖进入气管,穿刺针向下倾斜45°,拔针芯,慢慢送套管将套管针留在气管内。

3.注意事项

(1)该方法只能作为困难气道的紧急处理措施,应同时准备和尽快施行常规气管切开或气管内插管。

(2)应避开甲状腺,以免穿刺点出血。

(3)避免针刺过深,否则可刺伤食管,也可出现纵隔和皮下气肿。

(4)不允许直接吸引分泌物。

(5)确认梗阻部位高于环甲膜。

五、除颤与复律

(一)除颤

电除颤是终止心室纤颤的最有效方法。

1.适应证 心室纤颤(ventricular fibrillation, VF)、无脉性室性心动过速(pulseless ventricular tachycardia, pVT)。

2.体位 患者仰卧于坚硬的平面上,裸露胸前皮肤,施救者位于患者一侧。

3.除颤器 包括自动体外除颤器(automated external defibrillator, AED)和除颤监护仪,一旦除颤器到达,应优先使用。

4.操作方法

(1)AED操作步骤

1)开机:根据患者年龄选择成人/儿童除颤模式。

2）贴电极片：解开患者胸部衣服，并保证患者胸部干燥，成人电极片分别贴在患者胸骨右缘、锁骨正下方和左乳头外侧位置，建议1岁以上、8岁以下的患者选用儿童电极片，儿童电极片应贴在胸部的中间和后背的中间位置。

3）除颤：按照语音提示操作，等待AED分析心律（分析心律时应避免接触患者），分析完毕后，AED将会发出是否进行除颤的建议，提醒并确认所有人均没有接触患者后，按下"放电"键，进行除颤，除颤完成立即进行胸外按压和人工呼吸，2分钟后，再检查评估，必要时再次除颤。此外，复苏期间可以考虑给药，如肾上腺素、胺碘酮等。

（2）除颤监护仪：①打开除颤监护仪，拿下除颤手柄，或连接除颤电极片；②给电极板涂抹导电膏，放置于患者胸骨右缘、锁骨正下方和左乳头外侧位置；③选择能量，采用双向波首次电击可选择150～200J，然后逐渐递增；④除颤器充电；⑤确定两电极正确安放在胸部，确定无周围人员直接或间接和患者接触；⑥同时按压两个放电按钮进行电击。

5.注意事项

（1）如果一次除颤后没有终止心室颤动，应立即进行心肺复苏，约2分钟复苏后再次检查心律，如必要，给予电击，而不应连续多次电击尝试除颤。

（2）涂擦导电膏时，禁止两个电极板相互涂擦，涂擦应均匀，防止灼伤皮肤。

（3）保持皮肤清洁干燥，避免皮肤表面形成开放电通路，避免灼伤皮肤。

（4）安有永久性心脏起搏器或ICD的患者，电极板应避开，不应放在其正上方，以免影响电击效果。

（5）除颤时，操作者与周围人员不要接触患者或与患者连接的物品，尤其是金属物品。

（6）除颤仪用后应保持清洁，擦净电极板上的导电膏，防止生锈影响导电功能。

（7）保持除颤仪处于完好备用状态，定点放置，定期检查其性能，及时充电。

（二）电复律

电复律是指在严重快速型心律失常时，使外界较强的脉冲电流通过心肌，使心肌各部分在瞬间同时除极，以终止异位心律，使之转变为窦性心律的一种治疗方法，属于心脏电治疗的范畴。电复律分为同步电复律和非同步电复律，这里只叙述同步电复律。

1.适应证 以下心律失常并伴有血流动力学不稳定时使用电复律终止。

（1）持续性心房颤动。

（2）心房扑动。

（3）除心室颤动（扑动）以外的急性快速异位心律失常。

2.禁忌证

（1）洋地黄中毒或低血钾导致的心律失常。

（2）病情危急且不稳定，如严重心功能不全或风湿活动，严重电解质紊乱和酸碱失衡。

（3）室上性心律失常伴高度或完全性房室传导阻滞，即使转为窦性心律，也不能改善血流动力学状态。

（4）心房颤动反复发作并且不能耐受长期抗心律失常药物（如奎尼丁或胺碘酮）者。

（5）病态窦房结伴发的慢快综合征。

（6）引起心律失常的直接病因，如甲状腺功能亢进等未控制者，心房颤动时间＞1年，心脏（尤其左心房）显著扩大，或曾经发生过体循环栓塞者。

3.操作方法

（1）准备：交代病情，对神志清楚的患者做好镇静准备，并备好相关抢救设备。

（2）体位：患者仰卧位，充分暴露胸部，移走其他异物尤其是金属（如项链）等。

（3）镇静：除非患者已处于意识不清的状态，一般均需快速、安全和有效的镇静。目前最常使用的是地西泮10mg缓慢静脉注射，观察患者的反应，在意识模糊阶段停止注射，实施电复律。

（4）电极准备及放置：可使用自粘式电极片或电极板，电极板需使用导电膏涂抹均匀，分别置于胸骨右缘、右锁骨的正下方，以及心尖部外下方，位于第5肋间左锁骨中线与腋前线之间。两个电极板距离不小于10cm。

（5）能量选择：主要依据心律失常的类型。

1）心房颤动：120～200J。

2）心房扑动：50～100J。

3）室上性心动过速：50～100J。

4）室性心动过速：100J。

（6）具体步骤：①调至除颤挡位，并按下同步键；②选择适宜能量并充电；③充电完成时仪器发出连续蜂鸣音，双手同时按下两个电极上的放电按钮，完成电复律。

4.注意事项

（1）电复律后密切观察患者生命体征直至患者完全清醒，心律稳定。

（2）依据患者情况酌情选用抗心律失常药物，以防止快速心律失常复发。

（3）密切观察并积极处理可能出现的并发症。

（4）电极板要紧贴皮肤，并有一定压力。

（5）注意安全，准备放电时，操作人员及其他人员不应再接触患者。

六、经皮起搏

1.概念　经皮起搏是通过人工心脏起搏器发放的脉冲电流刺激心脏，代替心脏的起搏点，引起心脏搏动的一种治疗和诊断方法。

2.适应证　各种原因引起的房室传导阻滞、严重的窦性心动过缓、心室停搏、阿-斯综合征发作等。

3.操作方法

（1）脱去患者上衣，如有必要，擦干患者胸部皮肤。

（2）粘贴电极片，确保所有的电极片与患者皮肤有良好的接触，并不能覆盖任何电极片。

（3）将多功能电极片连接到多参数心电监护仪上。

（4）选择起搏功能，将旋钮扭至起搏挡。

（5）设置起搏频率：将起搏频率设置为比患者基础心率高10～20次/分，如果没有基础心率，使用60次/分。

（6）设置起搏输出电流：起搏输出电流起始设置为0mA，然后逐渐增加起搏输出电流功率，直至每个起搏钉均有QRS波，在此基础上增加电流10%，确保起搏稳定有效。

（7）理想的输出电流是能够保持捕捉状态的最小值。典型的电流阈值为40～80mA。

4.注意事项

(1)起搏后应密切注意心电图,若有心律失常,要及时处理。

(2)注意可以干扰人工起搏器功能的各种因素,应将这些因素向家属详细交代,以防起搏功能异常。

(3)经皮起搏为临时使用,常小于24小时。

七、胸腔穿刺术

胸腔穿刺术,是指对有胸腔积液(或气胸)的患者,为了诊断和治疗疾病的需要而通过胸腔穿刺抽取积液或气体的一种技术。

(一)适应证

适用于张力性气胸引起以下症状或表现之一时,通过穿刺减压缓解症状。

(1)患者出现呼吸衰竭或发绀。

(2)桡动脉搏动消失。

(3)意识水平下降。

(二)禁忌证

无绝对禁忌证。穿刺部位有炎症、肿瘤,严重肺结核、大咯血为相对禁忌证;有出血倾向者慎用。

(三)操作方法

(1)高流量氧疗:在准备紧急胸腔穿刺时,需要给予患者高流量吸氧或简易呼吸器辅助通气。

(2)选择穿刺点:张力性气胸针刺减压穿刺点选择患侧锁骨中线第2~3肋间(前入路)或腋前线第4肋间(侧入路)。患者仰卧位,气体聚集在前方,建议选取前入路,利于气体排出。

(3)局部消毒:严格无菌操作,在紧急或不具备消毒条件时可实施紧急穿刺,解除威胁生命的情况。

(4)垂直进针:取10ml注射器连接14号穿刺针,取下针帽,从第3肋上缘垂直刺入肋间以避免损伤血管神经束,当有突破感或有气体排出时,停止穿刺并拔出针芯,继续将留置导管置于合适位置。

(5)用制式胸贴固定。

(四)注意事项

(1)操作前向患者说明穿刺目的,消除其顾虑。

（2）张力性气胸针刺减压时，注意排气针头的固定。
（3）注意安全，避免针刺伤害。

八、氧疗

（一）适应证

（1）呼吸困难、发绀、缺氧、心力衰竭、昏迷、休克及其他危急症患者。

（2）根据不同疾病选择合理的氧疗目标。有CO_2潴留风险的患者，SpO_2推荐目标为88%～93%，对于无CO_2潴留风险的患者，SpO_2推荐目标为94%～98%。

（二）用品

车载氧气筒或氧气袋、面罩、氧气导管、胶布。

（三）操作方法

1.鼻导管法　将氧气管前端涂上液状石蜡或润滑油，然后插入鼻孔，深度相当于鼻孔至咽部的距离，将氧气导管用胶布固定于鼻孔外。鼻导管是临床常用的吸氧装置，鼻导管吸入氧的体积分数与氧流量有关。但鼻导管吸氧无法充分湿化，超过5L/min的流速时患者难以耐受。

2.鼻塞法　适用于较长时间用氧者，患者舒适。拭净鼻腔，将鼻塞塞入一侧或两侧鼻孔，鼻塞大小以恰能塞严鼻孔为宜。

3.面罩法

（1）普通面罩：使用时面罩需紧贴口鼻周围，由弹力带固定于枕部。小于5 L/min的氧气流速时，面罩内的CO_2将难以被完全冲刷，导致CO_2复吸，因此普通面罩吸氧流速不应低于5L/min，可提供40%～60%的吸入氧体积分数，适用于低氧血症且不伴有高碳酸血症风险的患者。

（2）储氧面罩：储氧面罩在普通面罩下附加体积600～1000ml的储气囊，当储气囊充满时，吸氧体积分数可以达到60%以上。部分重复呼吸面罩在面罩与储气囊之间无单向阀，氧流量为6～10 L/min时，吸入氧体积分数可达35%～60%。无重复呼吸面罩在面罩与储气囊之间有单向阀，避免吸气时重复吸入呼出气。氧流量至少要达到6L/min，使面罩内的呼出气体能够被冲刷出去。储氧面罩给氧体积分数高于普通面罩，同样不适用于有CO_2潴留风险的COPD患者。

(3)文丘里面罩（Venturi 面罩）：使用文丘里面罩时，首先设定患者的吸入氧体积分数，然后根据患者的呼吸情况决定面罩提供的气体流量，最后调节氧源的给氧流量。其是可调节的高流量精确给氧装置。作用原理为氧气经狭窄的孔道进入面罩，产生喷射气流，使面罩周围产生负压，与大气的压力差促使一定量的空气流入面罩。吸氧体积分数恒定，无重复呼吸。文丘里面罩可提供24%、28%、31%、35%、40%和60%浓度的氧气，可以实现高流量低浓度给氧，适合伴高碳酸血症的低氧患者。

（四）注意事项

（1）加强监护：随时监测患者的病情改变，特别注意给氧前后SpO_2指标的变化，及时调整氧流量，达到合理氧疗，防止二氧化碳潴留加重。

（2）保持呼吸道通畅，加强氧气湿化。

（3）筒内氧气切勿用尽，以防杂质进入，每日定时检查救护车上的氧气筒是否漏气，以免发生意外。

九、机械通气技术

经过多年来医学理论的发展及呼吸机技术的进步，机械通气已经成为涉及气体交换、呼吸做功、肺损伤、胸腔内器官压力及容积环境、循环功能等可产生多方面影响的重要干预措施，并主要通过提高氧输送、肺脏保护、改善内环境等途径成为重要治疗手段。机械通气可纠正急性呼吸性酸中毒、低氧血症，缓解呼吸肌疲劳，防止肺不张，稳定胸壁，为使用镇静药和肌松剂保驾护航。机械通气可以根据是否建立人工气道分为"有创"或"无创"，呼吸机具有的不同呼吸模式使通气有众多的选择，不同的疾病对机械通气提出了具有特异性的要求。使用前，要先确认患者有机械通气的指征，判断是否有机械通气的相对禁忌证。检查呼吸机是否处于功能状态。

（一）适应证

1.预防性通气治疗　能减少呼吸功和氧耗量，从而减轻心肺功能负荷。指征如下所示。

（1）有发生呼吸衰竭高度危险性的患者：①长时间休克；②严重的颅外伤；③严重的COPD患者腹部手术后；④术后严重的败血症；⑤重

大创伤后发生严重衰竭的患者。

（2）减轻心血管系统负荷：①心脏术后；②心脏功能降低或冠状动脉供血不足者进行大手术后。

2.治疗性通气治疗　出现呼吸衰竭表现，如呼吸困难、呼吸浅速、发绀、咳痰无力、呼吸将停止或已停止、意识障碍、循环功能不全时；不能维持有效的自主呼吸；近期内也不能恢复有效的自主呼吸，呼吸功能已受严重影响，可应用机械通气。

（1）呼吸道疾病所致的呼吸衰竭

1）慢性阻塞性肺疾病（chronic obstructive pulmonary disease，COPD）急性恶化所致呼吸衰竭有缺氧和CO_2潴留症状，如发绀、烦躁不安、神志恍惚和嗜睡等。但这类患者常能耐受缺氧和CO_2潴留，一般先保守治疗，如控制感染、改善通气。不急于机械通气治疗。如保守治疗无效，呼吸衰竭加重，pH＜7.2～7.25；呼吸频率＞30～40次/分，$PaCO_2$上升快，PaO_2＜45mmHg，出现呼吸抑制、严重神志障碍时可应用机械通气（无创通气或常规机械通气）。

2）继发于严重创伤、休克、严重感染、中毒等之后出现的急性呼吸窘迫综合征。呼吸衰竭早期表现为低氧血症。如FiO_2为0.6时，PaO_2＜60mmHg，可考虑机械通气治疗。

3）严重胸部外伤后合并呼吸衰竭，肺部手术后出现急性呼吸功能不全时。

4）急性肺充血或肺水肿经保守治疗无效者，可试用机械通气治疗。如急性心肌梗死或充血性心力衰竭合并呼吸衰竭，此类呼吸衰竭主要为低氧血症，可应用机械通气促进氧合作用，并减少肺水肿。采用自主呼吸支持模式（PSV），以减轻对循环系统的影响。

（2）肺外原因所致的呼吸衰竭

1）中枢神经系统疾病引起呼吸中枢功能不全，进而导致急性呼吸衰竭，如颅内高压、脑炎、脑外伤、脑血管意外、药物中毒、镇静剂或麻醉剂过量等。

2）神经肌肉疾患所致呼吸衰竭：如重症肌无力、吉兰-巴雷综合征等，由于神经传导功能受损，从而影响了呼吸肌的活动，导致通气不足、缺氧和CO_2潴留。当最大吸气压力＜24cmH_2O或肺活量＜15ml/kg，呼吸频率＞30～40次/分时，可行机械通气。

3）心搏骤停复苏后，为预防发生呼吸功能障碍，可短期应用呼吸机。

（二）禁忌证

随着通气技术的进展，以往为禁忌证的一些疾病，如急性心肌梗死，也可在监护下采用适当的通气模式进行机械通气。但以下情况时应禁忌。

（1）巨大肺大疱或肺囊肿，若行机械通气治疗，可使肺大疱或肺囊肿内压力升高，有发生破裂及发生气胸的可能。

（2）张力性气胸伴有或不伴有纵隔气肿，没有进行适当引流时。

（3）大咯血发生窒息及呼吸衰竭，因气道被血块堵塞，正压通气可把血块压入小气道。此时应先吸净气管内的血块，使气道通畅后再行机械通气治疗。

（4）活动性肺结核出现播散时。

（三）操作方法

1. 准备工作

（1）检查呼吸机性能是否正常，电源电压与呼吸机电压是否一致，确保附件完全，电量充足，电源线完好。

（2）检查车载氧气瓶压力是否足够。

（3）备好心电监护仪、简易呼吸器及吸痰器。

2. 操作过程

（1）了解病情，向患者家属交代转院途中有可能发生的各种意外，家属理解后签字。

（2）连接呼吸机管道及膜肺，有自检系统的呼吸机进行自检。

（3）选择合适的呼吸模式。常用的有以下几种。

1）辅助/控制通气（assist/control mode，A/C）：适用于无自主呼吸或自主呼吸微弱的患者。

2）同步间歇指令通气（synchronized intermittent mandatory ventilation，SIMV）：主要作为气道早期萎陷及撤离呼吸机的过渡措施。

3）持续气道正压通气（continue positive airway pressure，CPAP）：用于肺不张及睡眠呼吸暂停综合征。

4）SPONT自主呼吸通气：患者呼吸时的潮气量、呼吸频率、呼吸比均由患者自己控制。用于呼吸驱动力不稳定的患者安全通气。

注：Sigh叹息模式。在A/C期间每隔100次，供给一次至少1.5倍的潮气量；适用于长期需要机械通气的患者。P为压力控制模式。V为容量控制模式。

（4）常用参数

1）呼吸频率：12～20次/分。

2）潮气量：成人一般5～15ml/kg；儿童8～12ml/kg，是最常用的范围。

3）吸呼比：存在自主呼吸的患者，一般设置为1:（1.5～2）。无自主呼吸的患者可适当延长吸气时间。

4）给氧浓度（FiO_2）：一般要求吸入氧浓度低于50%～60%；但对于氧合严重障碍的患者，可适当提高氧浓度，使动脉血氧饱和度>90%。

5）呼气末正压（positive end expiratory pressure，PEEP）：用于急性呼吸窘迫综合征及肺水肿。从低水平3～5cmH_2O开始应用，逐渐增加至合适水平。常用的PEEP值为5～15cmH_2O。

（5）常用报警参数选择：报警设置与患者实际值太接近，就会造成呼吸机经常性报警；而报警范围设置太大，就会失去报警的意义。因呼吸机机型不同，报警的设置也不一样，但一般都应有以下几种设置。

1）气道压力上下限报警：高（低）于平均气道压5～10cmH_2O。

2）潮气量上下限报警：高（低）于设定或目标潮气量10%～15%。

3）呼吸暂停间隔时间报警：一般为0～0.6秒，不大于1秒。

4）呼吸频率上下限报警：上限根据患者实际情况，下限为12次/分。

5）分钟通气量上下限报警：高（低）于设定或目标分钟通气量10%～15%。

（6）调试呼吸机的送气是否正常，确定无漏气，然后将呼吸机送气管道末端与患者面罩或气管导管紧密连接好，呼吸机开始工作。

（7）持续监测患者生命体征，根据具体情况适当调整呼吸机参数。

1）观察要点

A.患者病情、意识、生命体征、呼吸道通畅程度、排痰情况及血氧饱和度。

B.设备仪器运行情况。

C. 人机同步性及患者合作程度等。

2）指导要点

A. 告知患者或家属使用车载呼吸机的目的、方法，可能出现的不适及注意事项，取得患者和家属的配合。

B. 指导患者正确使用肢体语言进行交流。

C. 指导患者进行呼吸功能锻炼及有效排痰。

（四）注意事项

（1）院前救治因患者在现场、途中停留时间较短，故应用车载呼吸机的主要目的是保证急危重症患者生命体征平稳，而并非呼吸机治疗。

（2）转院前应检查呼吸机管路连接情况，避免破损、漏气，保持呼气口通畅，使用过程中检查呼吸机管道及接头是否漏气。

（3）如突然出现呼吸机报警，应首先观察患者情况，如神志、面色、监护心率、血压、血氧饱和度等，其次再寻找报警原因，解决故障。例如，气道低压报警提示管路漏气、脱连接；气道高压报警提示患者痰堵、气道痉挛、管路折叠堵塞等；内置电池电量不足提示是否需要外接电源等。

（4）当发生呼吸机报警时，如果不能立即明确报警原因或虽已明确报警原因却难以一时排除时，均应立即使患者脱离呼吸机，进行气囊给氧，气囊尾部应通过导管与氧气瓶相连，以保证人工通气氧浓度。

（五）转运传染病患者时的呼吸机使用注意事项

传染病患者进行呼吸机转运时，需注意患者与患者间、患者与医务工作者间的交叉感染问题。

1. 机型选择　传染病患者特别是高危传染病患者，由于疾病的高度传染性，建议使用气动电控型呼吸机完成患者转运。

（1）气动电控型呼吸机的设备构造，在纯氧（$FiO_2=100\%$）通气时，设备输出的气体全部来源于氧气瓶内或墙壁氧带内的压缩氧气，无空气混入，有效地将可能漂浮于诊室、救护车、机舱等密闭空间内的污染空气隔绝于设备之外，保障患者所接纳的气体为洁净的气体。

（2）电动电控（涡轮或微型空压机）型呼吸机，采用低压氧源配合涡轮空气增压进行供气的呼吸机，在设备进气口会产生负压，将污染气体吸入设备，造成设备污染，最终可能导致交叉感染的发生；采用高压氧源（氧气瓶等）供气的涡轮机，当调节部分参数如呼气末正压

（PEEP）时，也可能会导致设备污染，进而造成交叉感染。

由于气动电控型呼吸机的整机气密性要优于电动电控型呼吸机，等量氧气下，气动电控型呼吸机的使用时间更长，其可有效避免医务工作者频繁更换氧气瓶。

所以综上所述，建议以气动电控型呼吸机为主完成患者转运。

2.专业认证　由于医疗转运环境的特殊性，洗消过程中，设备的表面用消毒液体喷淋擦拭，建议选择有专业认证的转运呼吸机而非普通家用或床旁医用呼吸机完成患者转运。

专业认证名称及认证方向。MIL-STD-810G：环境工程考察和实验室测试认证；IP54：防尘防水级别认证；EN 1789：医疗车辆及其设备-道路救护车（车载设备碰撞跌落测试）认证。

3.氧源选择　由于设备使用时间为氧气总量与呼吸机分钟通气量的比值，建议优先选择满瓶（氧源压力≥100bar或10MPa）氧气瓶使用，进而避免因氧气瓶初始压力不足造成设备使用时间的减少和增加医务人员更换氧气瓶的次数。

4.呼吸管路（患者呼气相）隔离　由于患者呼出气体需要经由管路（呼气阀）排出，为避免污染气体直接排入环境中而造成交叉感染，建议在患者呼出端放置细菌过滤装置，污染物滤过率要尽可能高（滤过率为99.99%）。一般情况下，飞沫传播的范围为以患者为中心的1m之内，而机械通气过程中，由于管路内高速高压气流的存在，此范围会相应地扩大，所以置入细菌过滤器装置以避免交叉感染的发生尤为重要。

5.呼吸机进气口隔离　目前较为高端的设备可选择安装进气口过滤器，如果医疗机构条件允许，优先建议使用此类能够安装细菌过滤器的高端转运呼吸机；如果条件不允许，也建议任意时刻不要开启设备空氧混合功能，即氧浓度$FiO_2 < 100\%$，以避免空气中的污染物进入设备内部。

6.耗材/洗消　优先建议对高危患者使用一次性呼吸管路。使用可循环使用的管路，需依据相关洗消要求对管路进行洗消。

第四章

突发症状急救

第一节 发 热

一、概述

(一)概念

机体在致热源作用下或体温调节中枢功能障碍时,导致产热增加或散热减少,使体温升高超出正常范围称为发热。

(二)发病机制

引起发热的病因很多,主要与致热源有关,可分为感染性和非感染性两大类,前者多见。感染性发热是由病原体的代谢产物或其毒素(外源性致热源)作用于白细胞产生白介素1(一种内致热源),继而作用于皮质-丘脑体温调节中枢,致机体产热增多而散热减少,导致体温增高。非感染性发热则由病变损害直接产生内致热源,以同一途径引起体温升高。高热属于危重症范畴,高热为39.1~41℃,超高热则为41℃以上。

二、评估

(一)基础评估

(1)测量体温。

(2)检查意识、气道、呼吸、循环。

(二)辅助检查

(1)测量血糖。

(2)心电图检查。

(三)鉴别诊断

1.伪病 对有高体温记录而无相应的发热体征如心动过速、皮温升高或体温波动无规律性者，监督试表或测肛温。

2. 生理性发热

三、处置

（一）基本措施

（1）多参数心电监护（心律、心率、血压、血氧饱和度）。

（2）吸氧（必要时）。

（二）对症处理

1. 物理方法降温　如冷敷，酒精擦浴（儿童不推荐），中暑或超高温者可用冰水灌肠、冰水浴或冬眠疗法。

2. 药物降温治疗　常用退热剂有水杨酸类、非甾体抗炎药、肾上腺皮质激素等。现场可建立静脉通路，用0.9%氯化钠溶液250ml静脉滴注。

3. 高温合并抽搐、休克、昏迷等症状　按相应原则处理。

（三）注意事项

（1）必要时给予呼吸、循环支持。

（2）转运途中尽量保持车内温度在25℃左右。

第二节　头晕、眩晕

一、概述

（一）概念与分类

1. 概念

（1）头晕：是一种常见的脑部功能性障碍，是临床上很常见的主诉，表现为虚弱、头昏、头胀、头重脚轻、站立不稳、眼花等。

（2）眩晕：主要由前庭神经损害引起，是机体对空间位置关系的定向障碍，表现为视物旋转或自身旋转感，轻者仅有摇晃感或不稳感，常伴恶心、呕吐、耳鸣、平衡失调、面色苍白、出汗及眼球震颤等症状。一般无意识障碍。

2. 分类　患者所述的"头晕"常分为眩晕、晕厥前兆、平衡失调感和非特异头晕感四类。临床上将眩晕分为以下几种。

（1）前庭系统性眩晕：亦称真性眩晕，由前庭神经系统功能障碍引起，表现为旋转感、摇晃感、移动感等。

（2）非前庭系统性眩晕：亦称一般性眩晕，多由全身性疾病引起，表现为头晕、头胀、头重脚轻、眼花等，有时似觉颅内在转动但并无外境或自身旋转的感觉。

（二）病理生理机制、解剖要点

人体通过视觉、本体觉和前庭器官分别将躯体位置的信息经感觉神经传入中枢神经系统，整合后做出位置的判断，并通过运动神经传出，调整位置，维持平衡。其中任何传入环节功能异常都会出现判断错误，产生眩晕。

二、评估

（一）基础评估

（1）有无危及生命的问题、血流动力学紊乱、缺血缺氧、意识障碍、低血糖等。

（2）测量体温、脉搏、呼吸、血压。

（二）症状评估

1.临床表现　一部分患者表现为真性眩晕，其余表现为一般性眩晕。

（1）周围性眩晕

1）梅尼埃病：以发作性眩晕伴耳鸣、听力减退及眼球震颤为主要特点，严重时可伴有恶心、呕吐、面色苍白和出汗，发作多短暂。具有复发性特点。

2）迷路炎：多由于中耳炎并发，症状同上，检查若发现鼓膜穿孔，有助于诊断。

3）内耳药物中毒：常由链霉素、庆大霉素及其同类药物中毒性损害所致。多为渐进性眩晕伴耳鸣、听力减退，常先有口周及四肢发麻等。水杨酸制剂、奎宁、某些镇静催眠药（氯丙嗪、哌替啶等）亦可引起眩晕。

4）前庭神经元炎：多在发热或上呼吸道感染后突然出现眩晕，伴恶心、呕吐，一般无耳鸣及听力减退。持续时间较长，可达6周，痊愈后很少复发。

5）晕动病：见于晕船、晕车等，常伴恶心、呕吐、面色苍白、出冷汗等症状。

（2）中枢性眩晕

1）颅内血管性疾病：多有眩晕、头痛、耳鸣等症状，高血压脑病可有恶心呕吐，重者抽搐或昏迷。小脑或脑干出血常以眩晕、头痛、呕吐起病，重者很快昏迷。

2）颅内占位性病变：听神经瘤、小脑肿瘤除有眩晕外，常有进行性耳鸣和听力下降，还有头痛、复视、构音不清等。其他肿瘤因部位不同表现也各不相同。

3）颅内感染性疾病：除神经系统临床表现外，尚有感染症状。

（3）全身疾病性眩晕

1）心血管疾病：出现血压、心率、心律变化的同时伴有眩晕，不同疾病有其相应的临床表现。

2）血液病：眩晕是其中一个症状，还有贫血、出血等一些其他表现。

3）中毒性疾病：每种疾病均有其特征性的临床表现，眩晕只是一个伴随症状。

（4）眼源性眩晕：表现为视力减退、屈光不正、眼肌麻痹等，眩晕是其症状之一。

（5）神经精神性眩晕：可出现头晕、头痛、失眠多梦、胸闷、心悸、气短、食欲缺乏、乏力、情绪低落、自卑、无自信心、思维缓慢等临床表现。

2.伴随症状

（1）伴耳鸣、听力下降：见于前庭器官疾病、第Ⅷ对脑神经病及肿瘤等。

（2）伴恶心、呕吐：见于梅尼埃病、晕动病等。

（3）伴共济失调：见于小脑、颅后窝或脑干病变等。

（4）伴眼球震颤：见于脑干病变、梅尼埃病等。

（5）伴听力下降：见于药物中毒。

3.体格检查

（1）体格检查应包括脑神经损害体征（复视或视物模糊、构音障碍、眼震和眼球运动异常、口周面部麻木、中枢性面舌瘫、听力下降）、肢体或躯干共济失调检查。

（2）床旁眼动检查尤为重要，可以分为静态和动态检查。静态检查包括眼球反向偏斜、眼球运动异常和眼球震颤的评估。动态检查包括通过甩头试验和摇头试验检查前庭眼反射。

（3）注意心音节律，心脏杂音，如主动脉瓣狭窄、周围血管病等，以利于评价基础病和鉴别诊断。

（三）辅助评估

1. 血糖　除外低血糖引起的症状。
2. 心电图　除外心律失常引起的症状。

（四）鉴别诊断

1. 晕厥　是由多种原因引起的一过性脑灌注不足导致的短暂性意识丧失，一般为突然发作，迅速完全恢复。
2. 心血管疾病　除外因供血不足、心律失常、心脏瓣膜病引起的心血管疾病。
3. 脑血管疾病　除外由缺血性、出血性疾病或颅内占位等引起的脑血管疾病。
4. 全身疾病　除外由血容量不足/脱水导致的全身疾病；由代谢性或感染性疾病所致的谵妄状态；或由服用催眠药或镇静药过量所致的全身疾病。

三、处置

（一）基本措施

（1）多参数心电监护（心律、心率、血压、血氧饱和度）。
（2）保持呼吸道通畅。
（3）吸氧（必要时）。

（二）对症处理

（1）可以使用美可洛嗪、地西泮、异丙嗪等抗眩晕药物。
（2）针对梅尼埃病，限盐和利尿是主要的治疗办法。
（3）由于椎基底动脉供血不足导致症状，需控制危险因素（如糖尿病、高血压、血脂异常），可选用抗血小板药物（如阿司匹林、氯吡格雷），以及尼莫地平、丹参等扩血管改善供血的药物。
（4）颈性眩晕应加强颈部锻炼，调整姿势可减轻症状，必要时考虑手术减轻血管压迫。

（5）非特异性头晕如焦虑症和恐惧症可致过度通气，应调整情绪，可用抗抑郁药、抗焦虑药及镇静药物，并注意纠正呼吸性碱中毒。

（三）注意事项

（1）应加强预防由头晕、眩晕导致的摔伤。

（2）反复头晕、眩晕患者应就医诊治，明确病因。

第三节　头　　痛

一、概述

（一）概念

头痛（headache）指眉弓、耳廓上部、枕外隆突连线以上部位的疼痛。国际头痛分类第三版（ICHD-3）将头痛分为三个类型：原发性头痛、继发性头痛（痛性脑神经病变和其他面痛）及其他类型头痛。原发性头痛可视为一种独立的疾病，而继发性头痛则是继发于其他疾病的一种症状。

（二）病因与分类

原发性头痛的病因较为复杂，常涉及遗传、饮食、内分泌及精神因素等，继发性头痛则往往存在明确的病因，其分类也以病因为主要依据。

1. 颅脑病变

（1）感染：如脑膜炎、脑膜脑炎、脑炎、脑脓肿等。

（2）血管病变：如蛛网膜下腔出血、脑出血、脑血栓形成、脑栓塞、高血压脑病、脑供血不足、血管畸形、风湿性脑血管炎和血栓闭塞性脑脉管炎等。

（3）占位性病变：如脑肿瘤、颅内转移瘤、脑囊虫病或棘球蚴病等。

（4）颅脑外伤：如脑震荡、脑挫伤、硬膜下血肿、颅内血肿、脑外伤后遗症等。

2. 颅外病变

（1）颅骨疾病：如颅底凹陷症、颅骨肿瘤等。

（2）颈部疾病：如颈椎病及其他颈部疾病。

（3）神经痛：如三叉神经痛、舌咽神经痛及枕神经痛等。

（4）其他：如眼、鼻和牙齿等疾病所致的头痛。

3.全身性疾病

（1）急性感染：如流感、伤寒、肺炎等发热性疾病。

（2）心血管疾病：如高血压、心力衰竭等。

（3）中毒：如铅、乙醇、一氧化碳、有机磷、药物等中毒。

（4）其他：尿毒症、低血糖、贫血、肺性脑病、系统性红斑狼疮、中暑等。

4.精神心理因素　如抑郁、焦虑等精神障碍。

（三）病理生理机制

头痛的发病机制涉及多个方面，机械、化学、生物刺激和体内生化改变使颅内、外痛觉敏感结构内的痛觉感受器受到刺激，经痛觉传导通路传导到大脑皮质，从而引起头痛。颅外各层组织及毗邻组织对痛觉均敏感，颅内组织对痛觉敏感只限于一部分血管及软、硬脑膜，传导颅内外痛觉的神经主要是三叉神经、面神经、舌咽神经、迷走神经及颈1~3神经，颅内外的痛敏感结构受到各种病变损害时，可引起多种性质的头痛。

二、评估

（一）基础评估

（1）测量生命体征，尤其注意血压和心率。

（2）全面细致查体，尤其是神经系统查体。

（二）症状评估

主要根据起病方式，头痛的部位、性质、程度，发生的时间与持续时间，加重或减轻头痛的因素及伴随症状等对头痛的影响进行评估。

1.起病方式　急性起病并有发热者常为感染性疾病所致。急剧的头痛，持续不减，并有不同程度的意识障碍而无发热者，提示颅内血管性疾病（如蛛网膜下腔出血）。长期的反复发作性头痛多见于偏头痛、紧张性头痛、丛集性头痛等。慢性进行性头痛并有颅内压增高的症状应注意颅内占位性病变。

2.头痛部位　了解头痛部位是单侧、双侧、前额或枕部、局部或弥散、颅内或颅外对病因的诊断有重要价值。

3.头痛的性质　高血压性、血管源性及发热性疾病的头痛经常表现为搏动性。神经痛多表现为持续数秒至数十秒的刺痛或电击样痛。紧张型头痛多为重压感、紧束感等非搏动性疼痛。

4.头痛的程度　一般分为轻度、中度、重度3种，但与病情的轻重并无平行关系。三叉神经痛、偏头痛及脑膜刺激的疼痛最为剧烈。

5.头痛发生的时间与持续时间　某些头痛可发生在特定时间，如高血压性头痛常出现于醒来时；颅内占位性病变和偏头痛可于清晨发生；鼻窦炎的头痛常发生于清晨或上午，而上颌窦炎者的头痛常发生于午后，慢性副鼻窦炎并不致持续性头痛；丛集性头痛常在夜间睡了几小时后醒来时发生，女性偏头痛常与月经期有关。紧张性头痛可发生于任何时候。脑肿瘤的头痛多为持续性，可有长短不等的缓解期。

6.伴随症状

（1）伴剧烈呕吐：多见于颅内压增高，头痛在呕吐后减轻者见于偏头痛。

（2）伴眩晕：见于小脑肿瘤、椎-基底动脉供血不足等。

（3）伴发热：常见于感染性疾病，包括颅内或全身性感染。

（4）慢性进行性头痛出现精神症状：应注意颅内肿瘤。

（5）慢性头痛突然加剧并有意识障碍：提示可能发生脑疝。

（6）伴视力障碍：可见于青光眼或脑肿瘤。

（7）伴脑膜刺激征：提示有脑膜炎或蛛网膜下腔出血。

（8）伴癫痫发作：可见于脑血管畸形、脑内寄生虫病或脑肿瘤等。

（三）辅助评估

（1）血糖。

（2）动脉血气。

（3）碳氧血红蛋白（怀疑一氧化碳中毒）。

（4）心电图。

（四）鉴别诊断

1.偏头痛　长期反复发作的头痛或波动性头痛多为一侧搏动性头痛，伴恶心、呕吐、畏光、畏声，可有家族史，女性多于男性，应用麦角胺后可缓解。

2.紧张性头痛　反复发作分双侧中度非搏动性头痛。有带状紧压或僵硬感，压迫头皮可增加头痛。

3.丛集性头痛　反复发作的单侧剧烈穿透样疼痛。疼痛同侧面部血管扩张，眼睑下垂，瞳孔缩小。20～45岁的男性多见。

4.蛛网膜下腔出血　突发剧烈头痛，持续不减轻，呕吐，脑膜刺激征，并有不同程度的意识障碍而无发热。

5.脑膜炎　发热，脑膜刺激征。

6.颅内占位性病变　醒后头痛，进行性加重，用力排便后加重，失语、偏障、视野、意识精神状态等改变并有颅高压症状（如呕吐、缓脉、视盘水肿）。

7.三叉神经痛　短暂，电击样面部疼痛。

8.神经官能症　长期反复发作的头痛或搏动性头痛。

9.眼源性头痛（如青光眼）　潜在且局限于眼眶、前额或颞部，中度至剧烈疼痛，眼内痛，多于用眼后加重，结膜充血，眼压增高。

10.鼻窦炎　额部钝痛或剧痛，晨重晚轻，弯腰或咳嗽加重，鼻窦压痛。

11.高血压性头痛　往往具有波动性。

三、处置

（一）基本措施

识别有预后危险的头痛，如急性脑血管病、颅内感染、肿瘤、外伤等疾病导致的头痛。

（1）多参数心电监护（心律、心率、血压、血氧饱和度）。

（2）保持呼吸道通畅。

（3）必要时建立静脉通路。

（二）对症处理

良性、原发性头痛综合征者，头痛较轻者，可给予阿司匹林0.1g口服；头痛剧烈的，加用地西泮5mg肌内注射或静脉注射。

1.缓解疼痛

（1）控制患者的情绪。

（2）非甾体抗炎药：阿司匹林、布洛芬。

2.心理疏导　安抚好患者情绪，对出现焦虑、恐慌等情绪的患者，与家属进行心理疏导，告知其治疗流程与预后效果。

（三）注意事项

以下头痛均提示有预后危险，应密切观察病情变化，维持生命体征的稳定。

（1）头痛将患者从睡眠中唤醒。

（2）大于50岁患者新发的头痛。

（3）特有的突然发作和暴发性特点的头痛。

（4）头痛的强度、频率变化。

（5）由近期外伤或颈部推拿引起的头痛。

（6）各种精神状态的改变。

第四节 晕　　厥

一、概述

（一）概念

晕厥是因各种原因引起一过性脑供血不足导致的意识障碍，特点为发生迅速、一过性、自限性并能够完全恢复。

（二）病理生理机制、解剖要点

晕厥的病因有多种，包括神经介导的反射性晕厥（包括血管迷走神经性晕厥、情境性晕厥、颈动脉窦过敏综合征）、直立性低血压及直立不耐受综合征、心源性晕厥（心律失常性晕厥和器质性心血管疾病性晕厥）等。血管迷走神经性晕厥是最常见的病因；其次是心源性晕厥。

二、评估

（一）基础评估

（1）测量生命体征，尤其注意血压和心率。

（2）评估意识状态（A、V、P、U）。

（二）症状评估

（1）血管迷走神经性晕厥常导致心率减慢和外周血容量下降，当患者处于直立位时，大脑缺乏足够血供，导致患者意识丧失。

（2）心律失常是心源性晕厥的最常见原因。心律失常可引起血流动力学障碍。

（3）情境性晕厥大多有诱发因素，如咳嗽、打喷嚏、胃肠道刺激（吞咽、排便、腹痛）、排尿（排尿性晕厥）、运动后及餐后等。

（4）体位性晕厥往往在由卧位或坐位突然站起时发生。
（5）脑源性晕厥常伴有眩晕、复视、偏瘫、偏深感觉障碍、共济失调等脑干损害症状。

（三）辅助检查
1. 常规检查
（1）心电图。
（2）血糖。
2. 推荐类检查项目　超声心动图。

三、处置

（一）基本措施
（1）吸氧。
（2）保持呼吸道通畅。
（3）取平卧位。
（4）多参数心电监护（心律、心率、血压、血氧饱和度）。

（二）对症处理
（1）检查有无外伤，及时止血包扎。
（2）采用物理反压方法。

（三）注意事项
（1）频繁发作者应及时就医，明确病因。
（2）向患者及其家属讲解有关晕厥防治的知识。

第五节　意识障碍

一、概述

（一）概念
意识障碍是指人对周围环境及自身状态的识别和觉察能力出现障碍。其可表现为嗜睡、意识模糊、昏睡、谵妄、昏迷。常由各种感染、中毒和机械损伤等因素引起神经细胞或轴索损害。

（二）病因
1. 重症急性感染　败血症、肺炎、颅内感染等。

2. 颅内非感染性疾病　脑卒中、颅脑占位性疾病、创伤性颅脑损伤、癫痫等。

3. 内分泌与代谢障碍　缺氧性脑病、肺性脑病、肝性脑病、低血糖等。

4. 心血管疾病　重度休克、阿-斯综合征等。

5. 水、电解质平衡紊乱　低钠血症、低氯性碱中毒等。

6. 外源性中毒　催眠药、有机磷农药、有毒气体、乙醇、吗啡和毒蛇咬伤等。

7. 物理性及缺氧性损害　中暑、触电等。

（三）病理生理机制

意识的维持依赖大脑皮质的兴奋。脑干上行网状激活系统接受各种感觉信息的侧支传入，发放兴奋从脑干向上传至丘脑的非特异性核团，再由此弥散投射至大脑皮质，使整个大脑皮质保持兴奋，维持觉醒状态。因此，上行网状激活系统或双侧大脑皮质损害均可导致意识障碍。

二、评估

（一）基础评估

（1）测量生命体征。

（2）院前推荐国际上常用的格拉斯哥昏迷量表（表4-1）对患者的意识水平进行评估，根据患者的睁眼、语言和运动情况评估其意识状态。

表4-1　格拉斯哥昏迷量表（GCS）

计分	睁眼反应	语言反应	运动反应
6			服从指示
5		回答正确	疼痛有定位
4	自动睁眼	回答混乱	疼痛躲避
3	呼唤睁眼	不恰当的词语	屈曲反应
2	刺激睁眼	不能理解的声音	强直反应
1	不睁眼	不发音	无反应

浅昏迷：13～14分；中昏迷：9～12分；深昏迷：3～8分。

(二)症状评估

按意识障碍程度的不同,意识障碍分级与鉴别见表4-2。

1.嗜睡 是最轻的意识障碍,患者陷入持续的睡眠状态,可被唤醒,并能正确回答和做出各种反应,但当刺激去除后很快又再入睡。

2.意识模糊 是意识水平轻度下降,较嗜睡程度深的一种意识障碍。患者能保持简单的精神活动,但对时间、地点、人物的定向能力发生障碍。

3.昏睡 是接近于人事不省的意识状态。患者处于熟睡状态,不易唤醒。虽在强烈刺激下可被唤醒,但很快又再入睡。醒时答话含糊或答非所问。

4.谵妄 是一种以兴奋性增高为主的高级神经中枢急性活动失调状态,临床上表现为意识模糊、定向力丧失、感觉错乱(幻觉、错觉)、躁动不安、言语杂乱,有些患者可发展为昏迷状态。

5.昏迷 是严重的意识障碍,表现为意识持续的中断或完全丧失。按其程度可分为以下三个阶段。

(1)轻度(浅)昏迷:意识大部分丧失,无自主运动,对声、光刺激无反应,对疼痛刺激可出现痛苦的表情或肢体退缩等防御反应。角膜反射、瞳孔对光反射、眼球运动、吞咽反射等可存在。

(2)中度昏迷:对周围事物及各种刺激均无反应,对剧烈刺激可出现防御反射。角膜反射减弱,瞳孔对光反射迟钝,眼球无转动。

(3)深度(深)昏迷:全身肌肉松弛,对各种刺激全无反应。深、浅反射均消失。

表4-2 意识障碍分级与鉴别

分级	唤醒反应	无意识自发动作	疼痛反应	光反射	腱反射	生命体征
嗜睡	+,呼唤	+	+,明显	+	+	稳定
昏睡	+,大声	+	+,迟钝	+	+	稳定
昏迷						
浅昏迷	-	可有	+,迟钝	+	+	无变化
中昏迷	-	很少	重刺激时有	+,迟钝	+,迟钝	轻度变化
深昏迷	-	-	-	-	-	明显变化

（三）辅助评估

1. 常规检查

（1）血糖。

（2）心电图：同步导联心电图。

2. 推荐类检查项目

（1）全面无反应性量表（FOUR）评估：严重脑损伤的意识水平评估；昏迷恢复量表（CRS-R）：鉴别植物状态和最小意识状态的评估。但对于年龄小、饮酒、镇静状态、气管插管和癫痫持续状态患者，该评分可能受到影响。

（2）有条件者监测呼气末二氧化碳分压及血气分析。

（四）鉴别诊断

（1）木僵：表现为言语活动不能，面部表情固定，大小便潴留，对外界刺激缺乏反应，言语刺激，触及其痛处时可有情感反应。缓解后多能清楚回忆发病过程。

（2）癔症发作：起病多有精神因素，患者发病时仍有情感反应及主动抗拒动作。四肢肌张力多变或挣扎、乱动。神经系统无阳性体征。经心理治疗可迅速恢复。

（3）闭锁综合征：表现为除眼睑及眼球垂直运动外，头面部及四肢运动功能丧失，不能说话。但意识清楚，可以通过眼睑及眼球运动确定。

（4）持续植物状态：通常可有自发睁眼和瞬目，眼球无目的运动，没有言语反应和认知功能。肢体局部对疼痛的定位反应、对声音刺激反应良好，但对指令缺乏眼球运动反应。患者可出现痛苦表情及有自发地吞咽、吸吮。

（5）发作性睡病是一种不可抗拒的病理性睡眠，常在正常人不易入睡的场合下发生，如在行走、骑车、工作、进食等情况下入睡，持续数分钟至数小时，可被唤醒。

三、处置

对于发生意识障碍的患者，处理应迅速，应当尽可能采取系统的流程进行诊治。建议对意识障碍患者进行处理的原则（NABCDEFGHI）如下所示。

（一）基本措施

（1）N（neck）颈部：对于意识障碍患者，尽可能地限制颈部运动。

（2）A（airway）气道：确保呼吸道通畅，必要时进行气道管理（参见气道管理章节）。

（3）B（breathing）呼吸：确保呼吸稳定，供氧，必要时可辅助通气。监测血氧饱和度，尽早行血气分析。

（4）C（circulation）循环：心电图、心电监护、血压测量，必要时行抗休克治疗。

（二）对症处理

（1）D（diabetes）糖尿病：测血糖，排除低血糖症或低血糖昏迷。药物（drugs）：有无药物使用过量（如阿片类、镇静药等）。

（2）E（epilepsy）癫痫：观察患者是否为癫痫发作。

（3）F（fever）发热：应给予降温治疗、经验性抗感染治疗。

（4）G（glasgow）：使用格拉斯哥昏迷量表。

（5）H（herniation）脑疝：积极行降颅压、过度通气等治疗，并及时转送到神经外科的医疗机构。

（6）I（investigation）调查：持续监测患者的脉搏、血压、呼吸频率和方式、体温，以及格拉斯哥昏迷量表的改变。

（三）注意事项

（1）在诊疗及转运过程中，确保患者呼吸道通畅。

（2）意识障碍患者均应就医诊治，明确病因。

第六节　抽　　搐

一、概述

（一）概念

抽搐是指局部或者全身骨骼肌发生不随意的收缩，表现为强直性或阵挛性发作，可以伴有或不伴有意识障碍。多突然起病，常有原发病，如脑部疾病、全身性疾病和神经症等。

（二）常见诱因

抗癫痫药突然停用或减量、环境因素改变、疲劳、情感冲动、内分泌疾病等。

二、评估

（一）基础评估
（1）测量生命体征。
（2）评估意识状态（A、V、P、U）。

（二）症状评估
患者突然出现意识模糊或丧失，双眼上翻或斜视，双手握拳，全身强直继而四肢发生阵挛性抽搐，口吐白沫，呼吸不规则或暂停发作持续数分钟后自行停止，也有反复发作或呈持续状态者。发作时瞳孔散大，光反应迟钝，病理反射阳性，发作停止不久后，患者意识恢复。

三、处置

（一）基本措施
（1）保持呼吸道通畅，吸氧。
（2）建立静脉通路。
（3）发作时注意防护，避免继发损伤。

（二）对症处理
（1）迅速控制发作，首选地西泮10～20mg缓慢静脉注射，可于30分钟后重复给药。控制抽搐不理想者，可给予苯巴比妥钠0.1～0.2g肌内注射。
（2）有脑水肿者可给予20%甘露醇125～250ml静脉滴注。

（三）注意事项
（1）地西泮注射液用葡萄糖溶液或0.9%生理盐水稀释会发生沉淀，应该直接静脉注射。
（2）抽搐控制或好转，如不好转，途中继续给予处理。

第七节 鼻 出 血

一、概述

（一）概念
鼻出血又称鼻衄，是耳鼻咽喉科最常见的急症之一，多因鼻腔病变引起，也可由全身疾病引起，偶有因鼻腔邻近病变出血经鼻腔流出者。鼻出血多为单侧，亦可为双侧；可间歇反复出血，亦可持续出血；出血量多少不一，轻者仅鼻涕中带血，重者可引起失血性休克；反复出血则可导致贫血。多数出血可自行停止。

（二）病理生理机制、解剖要点

鼻出血病因复杂，成人鼻出血常与心血管疾病、非甾体抗炎药物的使用及酗酒等因素有关；儿童鼻出血多见于鼻腔干燥、变态反应、鼻腔异物、血液系统疾病、肾脏疾病及饮食偏食等。

鼻出血部位多在鼻中隔前下方的易出血区（利特尔动脉丛或克氏静脉丛），有时可见喷射性或搏动性小动脉出血，儿童青少年的鼻出血多数或几乎全部发生在该部位。中老年人的鼻出血常与高血压和动脉硬化有关，多发生在鼻腔后段鼻-鼻咽静脉丛（吴氏鼻-鼻咽静脉丛），亦可为鼻中隔后部动脉（90%来自蝶腭动脉）出血，该部位的鼻出血多较凶猛，不易止血，出血常迅速流入咽部，从口中吐出。

二、评估

（一）基础评估

（1）测量生命体征。

（2）评估意识状态。

（3）询问患者有无外伤，近期有无局部手术史，询问有无口服抗凝血药物及抗血小板药物。

（二）症状评估

1. 病史　既往常有鼻出血病史，常有高血压等心血管疾病病史，有鼻部外伤、手术、血液病等病史。

2. 临床表现　多为单侧鼻腔出血，如由全身因素引起者，亦可双侧出血。出血剧烈或鼻腔后部的出血常表现为口鼻同时出血或双侧鼻腔出血。血块大量凝集于鼻腔可导致鼻塞症状。咽入大量血液可出现恶心、呕吐，需要与咯血、呕血进行鉴别。成人急性失血量达500ml时，多有头晕、口渴等症状，失血量达到1000ml时可出现血压下降、心率加快等休克前期症状。

（三）辅助检查

1.常规检查

（1）心电监护：了解患者心率、血压及血氧情况。

（2）心电图：不是鼻出血的常规检查，但当患者不明原因头晕、心慌时需做心电图进行鉴别诊断。

（3）血糖：不是鼻出血的常规检查，但当患者不明原因晕厥，或心慌、出冷汗时，需检查血糖，以进行鉴别诊断。

2.推荐类检查项目

（1）前鼻镜检查：可以发现鼻腔前部的出血，如鼻中隔前下方的易出血区有无扩张的静脉丛、黏膜是否糜烂、鼻中隔有无穿孔等。

（2）鼻内镜检查：对寻找鼻腔后部的出血部位具有独特的优势。

因为院前一般无前鼻镜及鼻内镜等专科检查仪器及鼻科工作经验，所以一般无法完成上述两项操作。

（四）鉴别诊断

1.咯血 为喉、气管、支气管及肺部出血后，血液经口腔咯出，出血量较大时也可从鼻腔涌出，常见于肺结核、支气管扩张、肺癌、肺脓肿及心脏病导致的肺淤血等。可根据患者既往病史、体征及辅助检查鉴别。

2.呕血 是上消化道出血的主要表现之一，当大量呕血时，血液可从口腔及鼻腔涌出，常伴有消化道疾病的其他症状，全身查体可有阳性体征，可予以鉴别。

三、处置

（一）基本措施

（1）严密监测患者生命体征变化，尤其是血压、心率的变化。

（2）必要时可给予持续低流量吸氧。

（3）体位：取坐位或半坐位，头略向前倾，避免血液呛入气道或刺激咽部引起的咳嗽或呕吐，从而避免加剧出血。

（4）建立静脉通路，积极预防和纠正休克。

（二）对症处理

1.血压较高的可给予适当降压药物 止血类药物：仅适用于凝血功能障碍导致的黏膜弥漫性出血，动脉性出血不建议应用；可适量应用镇静药物，患者安静有助于减少出血，对反复出血者尤为重要。

2.局部处理　多数情况下，鼻出血的部位在鼻中隔前下部（易出血区），且出血量较少。嘱患者用手指捏紧两侧鼻翼（压迫鼻中隔前下部）10～15分钟。对于出血较剧、渗血面较大或出血部位不明者，可采用填塞法，其中纱条填塞是较常用的有效止血方法。

（三）注意事项

对于成年人经常涕中带血或反复出血，应格外提高警惕。因为鼻腔、鼻窦和鼻咽部肿瘤的早期症状就是鼻涕中带血。这些肿瘤发病部位比较隐蔽，不易察觉，建议患者进行进一步的专科检查。

第八节　咳嗽、咳痰

一、概述

（一）概念

咳嗽是呼吸道受刺激后产生的使气流从呼吸道向外快速喷出，以清除分泌物及异物的一系列反射。咳痰是借咳嗽动作将呼吸道内病理性分泌物排至口腔外的过程。

（二）病理生理机制、解剖要点

咳嗽是由延髓咳嗽中枢受刺激引起的，刺激可来自呼吸系统以外的器官（如脑、耳、内脏等），但大部分来自呼吸道黏膜、肺泡与胸膜，经迷走神经、舌咽神经和三叉神经与皮肤的感觉神经纤维传入。激动经喉下神经、膈神经与脊神经分别传到咽肌、声门、膈与其他呼吸肌，引起咳嗽动作。

咳嗽动作首先是快速、短促吸气、膈下降，声门迅速关闭，随即呼吸肌、膈肌与腹肌快速收缩，使肺内压迅速升高，然后声门突然开放，对内高压气流喷射而出，冲击声门裂隙而发生咳嗽动作和特别声响，呼吸道内分泌物或异物亦随之被排出。

二、评估

（一）基础评估

（1）测量生命体征。

（2）评估意识状态。

（3）心肺听诊，如双肺底或双肺满布湿啰音可能存在急性心力衰竭，双肺满布哮鸣音可能存在哮喘发作、呼吸音不对称、患侧呼吸音低、患侧肺部可及喘鸣音甚或有双相喘鸣音可能存在气道异物等。

（4）询问患者既往病史。

（二）症状评估

1.咳嗽的性质

（1）干性咳嗽：咳嗽无痰或痰量极少。常见于急性或慢性咽喉炎、喉癌、气管受压、支气管异物、支气管肿瘤、急性支气管炎、胸膜疾病、原发性肺动脉高压等。

（2）湿性咳嗽：咳嗽伴有咳痰。常见于慢性支气管炎、支气管扩张、肺炎、肺脓肿、空洞型肺结核。

2.咳嗽的时间及规律

（1）突发性咳嗽：吸入刺激性气体或异物。

（2）发作性咳嗽：咳嗽变异性哮喘、百日咳、支气管内膜结核。

（3）长期慢性咳嗽：慢性支气管炎、支气管扩张、肺脓肿、肺结核。

（4）夜间咳嗽：左心衰竭等。

3.咳嗽的声音特点

（1）咳嗽伴声音嘶哑：声带的炎症或肿瘤压迫喉返神经。

（2）鸡鸣样咳嗽：连续阵发性剧咳伴有高调吸气回声。常见于百日咳、会厌和喉部疾患、气道异物及气管受压。

（3）金属音咳嗽：纵隔肿瘤、主动脉瘤或支气管癌直接压迫气道。

4.痰液的性质　黏液性痰常见于急性支气管炎、支气管哮喘、大叶性肺炎早期、慢性支气管炎、肺结核；浆液性痰常见于心力衰竭、急性肺水肿；脓性痰常见于支气管扩张、肺脓肿、肺结核；血性痰常见于肺癌、支气管扩张等。

（三）辅助检查

1.常规检查

（1）心电图：尤其是老年咳嗽、咳痰患者。

（2）血糖：当患者伴有明显心慌、出冷汗时需检查，进行鉴别诊断。

2.推荐类检查项目　超声检查：如果救护车上配备便携式超声设

备,可以进行超声检查。

三、处置

(一)基本措施

(1)严密监测患者生命体征变化,尤其是血氧、心率变化。
(2)持续吸氧,保持呼吸道通畅。
(3)开放有效静脉通路,以备抢救及必需药物使用。
(4)体位:可取坐位或半卧位。

(二)对症处理

(1)咳嗽、咳痰伴有明显呼吸困难、发绀,尤其是意识出现改变时,可给予高级生命支持,如给予气管插管或喉罩接呼吸机辅助呼吸等。
(2)对于伴有呼吸困难、喘息明显、双肺满布哮鸣音,有哮喘、慢性阻塞性肺疾病史的患者,可给予糖皮质激素静脉应用、雾化等缓解症状。
(3)对于伴有呼吸困难、端坐呼吸的心力衰竭患者,可给予利尿、扩张冠状动脉(血压允许)等药物应用,必要时应用无创呼吸机等。

(三)注意事项

引起咳嗽、咳痰的疾病种类繁多,应详细询问病史,对于病情较重的患者,因院前无法行专科检查及治疗措施有限,给予必要处理后应立即送往医院治疗。

第九节 咯 血

一、概述

(一)概念

咯血是指喉部以下的呼吸器官(即气管、支气管或肺组织)出血,并经咳嗽动作从口腔排出的过程。咯血不仅可由呼吸系统疾病引起,也可由循环系统疾病、外伤及其他系统疾病或全身性因素引起。

(二)病因

1.支气管疾病 常见的有支气管扩张(结核性或非结核性)、慢性支气管炎、支气管内膜结核、支气管癌(原发性肺癌)等。较少见的有良性支气管瘤、支气管内结石、支气管非特异性溃疡等。

2. 肺部疾病 常见的有肺结核、肺炎、肺脓肿等，较少见的有肺淤血、肺梗死、恶性肿瘤转移、肺囊肿、肺真菌病、肺吸虫病等。肺结核是最常见的咯血原因之一。

3. 心血管疾病 肺淤血、肺水肿、肺动脉高压。例如，二尖瓣狭窄所致的咯血。某些先天性心脏病如房间隔缺损、动脉导管未闭等引起肺动脉高压。

4. 其他 血液病（如血小板减少性紫癜、白血病、血友病等）；急性传染病（如肺出血型钩端螺旋体病、流行性出血热等）；结缔组织病（如结节性多动脉炎）；子宫内膜异位症等。

（三）病理生理机制

气管、支气管和肺组织出血，经口腔咯出称为咯血，咯血量的多少视病因或病变的性质而异。大咯血是由支气管及其周围组织炎症和支气管阻塞所致的支气管壁的毁损和管腔扩张、变形，常伴有毛细血管扩张或支气管动脉和肺动脉终末支扩张等吻合，形成动脉瘤破裂，故可反复大量咯血。大量咯血时血液自口、鼻涌出，常可阻塞呼吸道，造成窒息或严重失血危及生命，小量咯血有时仅痰中带血而被忽视，咯血量多少并不一定与疾病的严重程度完全一致。小量咯血，尤其是持续痰中带血，可能是肺癌的一种临床表现。因此，不仅对大量咯血要采取有效措施，进行止血及抢救，对小量咯血也应查明原因，妥善处理。

二、评估

（一）基础评估

（1）测量生命体征。

（2）评估患者意识状态。

（3）询问既往病史，有无肺部疾病。

（二）症状评估

（1）少量咯血：指24小时咯血量不足100ml。

（2）中等量咯血：指24小时咯血量在100～600ml。

（3）大咯血：指24小时咯血量超过600ml，或一次咯血量超过100ml。

应详细检查肺部，咯血开始时，一侧肺部呼吸音减弱和（或）出现啰音,对侧肺野呼吸音良好,常提示出血即在该侧。

(三)辅助检查

(1)心电图。

(2)便携式超声。

(四)鉴别诊断

经口腔吐出的血液并非都是咯血,咯血应与口腔和咽部出血、鼻腔出血、上消化道呕血鉴别(表4-3)。

(1)口腔与咽部出血常与唾液相混合,检查口腔可以发现出血处,鉴别诊断一般不难。

(2)鼻腔出血时,血多从前鼻孔流出,常在鼻中隔前下方发现出血灶,有时鼻腔后部出血量较多,可被误诊为咯血,如用鼻咽镜检查见血液从后鼻孔沿咽壁下流,即可明确诊断。

(3)消化道呕血与咯血有时鉴别较为困难,呕血前常有恶心及上腹部不适,呕出物可混有食物,呕血后常排黑便,患者常有胃病、肝脏病史。

表4-3 咯血与呕血鉴别表

鉴别项目	咯血	呕血
病史	肺结核、支气管扩张、肺癌、心脏病等	消化性溃疡、肝硬化等
出血前症状	喉部痒感、胸闷感、咳嗽等	上腹部不适、恶心、呕吐等
出血方式	咯出	呕出,可为喷射状
血的颜色	鲜红	棕黑色或暗红色,有时鲜红色
血的混有物	泡沫、痰	食物残渣、胃液
反应	碱性	酸性
柏油样便	无(如咽下血液时可有)	有,可在呕血停止后仍持续数天
出血后的痰性状	痰中常带血	无痰

三、处置

(一)基本措施

(1)严密监测患者生命体征变化。

（2）稳定情绪，保持安静。

（3）保持呼吸道通畅，气促者进行吸氧。

（4）开放静脉有效通路，积极预防和纠正休克。

（二）对症处理

（1）中量咯血者，应定时测量血压、脉搏、呼吸及血氧饱和度等。

（2）对大咯血伴有休克的患者，应积极纠正休克，使用止血药物如垂体后叶素、酚妥拉明等，注意保温。

（3）加强生命体征监测：注意血压、心率、心律、呼吸及血氧饱和度等的监测，准备好气管插管及呼吸机等抢救设施，以防窒息。

（4）并发症的处理

1）窒息：大咯血患者的主要危险在于窒息，这是导致患者死亡的最主要原因。因此，在大咯血的救治过程中，应时刻警惕窒息的发生。

2）失血性休克：若患者因大量咯血而出现脉搏细速、四肢湿冷、血压下降、脉压减小，甚至意识障碍等失血性休克的临床表现时，应按照失血性休克的救治原则进行抢救。

（三）注意事项

出现咯血症状后，患者一般会表现出焦虑及恐慌，故应安慰患者使其消除顾虑，保持平静。必要时，可让患者向患侧方向侧卧以保护健康侧肺部，但应小心，有时健康侧肺部受累可能会使咯血的症状加重。

第十节 胸　　痛

一、概述

（一）概念

胸痛是一种常见而又能危及生命的病症，造成胸痛的原因复杂多样，不仅包括急性冠脉综合征（acute coronary syndrome，ACS）、以急性主动脉夹层（acute aortic dissection，AAD）为主的急性主动脉综合征（acute aortic syndrome，AAS）、以急性肺栓塞（acute pulmonary embolism，APE）为主的急性肺动脉综合征及张力性气胸等高危胸痛，也包括稳定型冠心病、胃食管反流病、肋间神经痛、神经官能症等中低危胸痛。如何快速、准确诊断和鉴别ACS及其他致死性胸痛的病因，成为急诊处理的难点和重点。

（二）病理生理机制

胸腔内存在很多重要脏器，如心脏、肺、大血管等，大多被肋骨包围保护，一旦出现急性损伤，往往致命。胸腔内以自主神经分布为主，故疼痛部位、性质往往难以明确定位病灶，尽管如此，胸痛发作的时间、部位、性质、伴随症状及诱发缓解因素等对诊断、鉴别诊断及后续的处理仍然有重要的提示意义。

二、评估

（一）基础评估

（1）意识状态、血压、心率/心律、呼吸频率、动脉血氧饱和度等。

（2）胸痛且伴有下列任一情况者，应当警惕高危的致命性胸痛的发生并立即进入抢救流程：①意识改变；②动脉血氧饱和度低（＜90%），呼吸衰竭；③血压显著异常；④影响血流动力学的严重心律失常；⑤既往有冠心病史，此次发作使用硝酸酯类药物不缓解；⑥既往有马方综合征，伴有严重高血压；⑦伴呼吸困难，患侧胸廓饱满。

（二）症状评估

胸痛患者的症状表现往往对于诊断及鉴别诊断有着重要的提示意义，其发作时间、部位、性质、伴随症状及诱发缓解因素等多对鉴别诊断及后续的处理有提示意义。故应详细询问病史并进行有针对性的体格检查。

（1）ACS症状主要包括发作性胸部闷痛、压迫感或憋闷感，甚至濒死感，部分患者可放射至上肢、后背部或颈部，劳累、情绪激动、气候骤变等均可诱发，持续数分钟至数十分钟，休息或含服硝酸甘油可缓解，持续时间超过20分钟未缓解者，需考虑急性心肌梗死的可能性。

（2）AAD及大血管疾病多表现为持续撕裂样胸、背痛，可伴血压明显升高、双侧肢体血压差别较大等。

（3）APE常伴呼吸困难或咯血，常同时合并氧饱和度下降，甚或晕厥、猝死。

（4）张力性气胸患者表现为极度呼吸困难，缺氧严重者出现发绀，甚至窒息。体格检查时要注意血压数值及四肢血压是否对称、有无心脏和外周血管杂音、肺动脉第二心音是否亢进、双肺呼吸音是否对称、下肢周径是否存在不对称、有无静脉炎或水肿等情况。

（5）此外，一些有意义的既往史及发病诱因也值得特别注意：①是否有高血压、糖尿病、血脂异常、吸烟史、冠心病家族史等心血管危险因素；②是否有长途乘车和飞行史、下肢静脉炎、骨折、卧床等深静脉血栓形成危险因素；③是否有肺大疱、肺结核等慢性肺病病史或剧烈咳嗽、体型瘦长等危险因素。

（三）辅助检查

1. 常规检查

（1）心电图：所有胸痛患者在首次医疗接触后，应在10分钟内完成12导联心电图检查，并动态观察，必要时加做后壁、右心室导联。

（2）血糖。

（3）血氧饱和度。

2. 推荐类检查项目　对于急性胸痛患者，快速实验室检查有利于迅速明确诊断、完善评估、指导治疗。院前即时检验是急性胸痛急诊诊疗的重要工具之一。根据疑似诊断，可在院前选择完善肌钙蛋白、D-二聚体、脑钠肽、血气分析、出凝血功能、血生化检验等。

（四）鉴别诊断

临床上造成胸痛的原因复杂多样，需要重点鉴别的疾病为急性冠脉综合征、主动脉夹层、肺栓塞、张力性气胸等高危疾病。

1. 急性冠脉综合征　包括ST段抬高心肌梗死（ST segment elevation myocardial infarction，STEMI）、非ST段抬高心肌梗死（non-ST segment elevation myocardial infarction，NSTEMI）和不稳定型心绞痛（unstable angina，UA）。典型的心脏缺血型疼痛位于胸骨后，呈压榨性、紧缩感、憋闷或烧灼感等，可放射至颈部、下颌、上腹部、肩部或左前臂，一般持续2～10分钟，休息或含服硝酸甘油后3～5分钟可缓解。诱发因素包括劳累、运动、饱餐、寒冷、情绪激动等。UA胸痛诱因与性质同前述，但是患者活动耐量下降，或在静息下发作，胸痛持续时间延长，程度加重，发作频率增加。心肌梗死的胸痛持续时间常＞30分钟，硝酸甘油无法有效缓解，可伴有恶心、呕吐、大汗、呼吸困难等表现。但是，老年、糖尿病等患者症状可不典型，临床中需仔细鉴别。

2. 主动脉夹层　是由于主动脉内膜撕裂，血液进入血管壁内，造成主动脉剥离或破裂。患者常以骤然发生的剧烈胸痛为主诉，其性质多为刀割样、撕裂样或针刺样的持续性疼痛，程度难以忍受，可伴有烦躁、面色苍白、大汗、四肢厥冷等休克表现。胸痛的部位与夹层的起源部位密切相关，随着夹层血肿的扩展，疼痛可随之向近心端或远心端蔓延。患者其他伴随症状及体征也与夹层累及的部位相关。夹层累及主动脉根部，可导致主动脉瓣关闭不全及反流，查体可闻及主动脉瓣杂音；夹层破入心包引起心脏压塞。倘若夹层累及无名动脉或颈总动脉，可导致脑血流灌注障碍，而出现头晕、嗜睡、失语、定向力障碍、肢体瘫痪等表现；血肿压迫锁骨下动脉可造成脉搏短绌、双侧收缩压和（或）脉搏不对称的表现。夹层累及腹主动脉或肠系膜动脉，可伴有反复的腹痛、恶心、呕吐、黑便等症状；累及肾动脉时，可引起腰痛、少尿、无尿、血尿，甚至急性肾衰竭。

3.肺栓塞　包括肺血栓栓塞症、脂肪栓塞综合征、羊水栓塞等。其中，肺血栓栓塞症为最常见类型，通常肺栓塞所指的即为肺血栓栓塞症。呼吸困难及气促见于80%的肺栓塞患者，严重者可出现烦躁不安、惊恐甚至濒死感；晕厥或意识丧失可以是肺栓塞的首发或唯一症状。患者呼吸频率增快是最常见的体征，可伴有难以纠正的严重低氧血症、心动过速、肺动脉瓣第二心音（P2）亢进或分裂、颈静脉充盈或异常搏动、三尖瓣反流产生的心脏杂音、右心奔马律、肝大、肝颈静脉回流征、下肢水肿等体征。少数患者可有心包摩擦音。血压下降、休克常提示大面积肺栓塞。查体时如发现患者下肢肿胀、双侧周径不对称、腓肠肌压痛等，常提示患者合并深静脉血栓形成。

4.张力性气胸　是指较大的肺气泡破裂或较大较深的肺裂伤或支气管破裂，裂口与胸膜腔相通，且形成单向活瓣，又称高压性气胸。患者在临床上会合并极度呼吸困难，端坐呼吸、发绀、烦躁不安、昏迷，甚至窒息。体格检查可见患侧胸部饱胀，呼吸幅度降低，皮下气肿，叩诊呈高度鼓音，听诊呼吸音消失。肺完全萎陷时，气管和心影偏移至健侧。严重胸部损伤如张力性气胸征象出现迅猛，可能有支气管断裂，应迅速抢救，乃至剖胸探查。

三、处置

（一）基本措施
（1）立即停止一切活动。

（2）保持呼吸道通畅，吸氧。

（3）多参数监护血压、心率、呼吸频率及末梢氧饱和度。

（4）建立静脉通路。

（5）对无禁忌证的ACS患者，应立即舌下含服硝酸甘油，每5分钟重复1次，总量不超过1.5mg。

（6）接诊10分钟内立即完善初始心电图检查，条件允许或在病情需要时应尽快完善心肌损伤酶学标志物、D-二聚体、心脏超声等检查。

（二）对症处理

（1）剧烈胸痛者可给予积极镇痛治疗。

（2）高危征象的胸痛患者应密切监护，随时警惕恶性心律失常的出现。

（3）张力性气胸需立即穿刺排气，降低胸膜腔内压力。

（4）心脏压塞患者情况危急时可进行心包穿刺引流，但该类患者及主动脉夹层累及升主动脉的患者多需要心胸及血管外科的快速干预。

（三）注意事项

（1）维持基本生命体征，尽量控制症状。

（2）保持安静，做好途中监护，严密观察患者生命体征，持续吸氧输液。

（3）由于该类患者有可能需要尽快接受心脏及大血管的手术干预，建议充分评估患者后转送至有相应接诊条件的医院。

第十一节 呼吸困难

一、概述

（一）概念

呼吸困难是指患者主观感到空气不足、呼吸费力，客观上表现为呼吸运动用力，严重时可出现张口呼吸、鼻翼煽动，甚至发绀、辅助呼吸肌参与呼吸运动，并且可有呼吸频率、深度及节律的改变。

（二）病因

（1）肺源性呼吸困难：由呼吸器官病变引起。

（2）心源性呼吸困难：由心脏疾病引起。

（3）中毒性呼吸困难：包括内因性中毒（常见于代谢性中毒）及外因性中毒（常见于一氧化碳中毒）。

（4）神经、精神性呼吸：常见于神经系统病变影响呼吸调节时，焦虑、紧张等精神因素也可引起。

（5）贫血性呼吸由红细胞减少、血液携氧能力减退引起。

二、评估

（一）基础评估

（1）测量生命体征，关注患者外周血氧饱和度。

（2）评估意识水平。

（二）症状评估

（1）询问病史、既往史、相关症状。

（2）双肺及心脏查体。

（3）四肢水肿及末梢灌注情况。

（三）辅助检查

1. 常规检查　18导联心电图、血糖、血氧。

2. 推荐类检查项目　胸部X线片、血气分析、BNP、血常规、血生化等检查。

（四）鉴别诊断

1. 呼吸系统　肺炎、肺水肿、气胸、胸壁炎症、胸廓畸形、肺栓塞、误吸、重症肌无力、膈肌麻痹、大量腹水。

2. 循环系统　左心及右心衰竭、心脏压塞、肺栓塞、原发性肺动脉高压。

3. 中毒　代谢性酸中毒、吗啡药物中毒、有机磷、一氧化碳中毒、氰化物中毒。

4. 神经精神性疾病　脑出血、脑疝、脑外伤、脑肿瘤、焦虑症、癔症。

5. 血液疾病　贫血、高铁血红蛋白血症、硫化血红蛋白血症。

三、处置

（一）基本措施

（1）氧疗：可用鼻导管（最大FiO_2约40%）、普通面罩（FiO_2可达

50%）和储氧面罩（FiO_2可达90%）、维持$SpO_2 > 94\%$。

（2）根据病情保持适宜体位。

（3）持续监测生命体征。

（二）对症处理

（1）建立静脉通路，对症用药。

（2）静脉或气道使用激素：治疗气道痉挛（哮喘/COPD）。

（3）利尿剂：病史和查体提示可能有充血性心力衰竭的患者考虑应用呋塞米。

（4）积极查找病因，针对处理。

（三）注意事项

（1）维持血氧饱和度水平过高对于Ⅱ型呼吸衰竭患者来说是有害的，有条件者立即完善血气分析检查。

（2）情况允许时可使用呼吸机辅助通气。

第十二节　水　　肿

一、概述

（一）概念

水肿是指人体组织间隙有过多的液体积聚而使组织肿胀。水肿可分为全身性水肿与局部性水肿。当液体在体内组织间隙呈弥漫性分布时呈全身性水肿（常为凹陷性）；液体积聚在局部组织间隙时呈局部水肿；发生于体腔内者称积液，如胸腔积液、腹水、心包积液。一般情况下，水肿不包括内脏器官局部的水肿，如脑水肿、肺水肿等。

（二）病因

1.全身性水肿

（1）心源性水肿：主要是右心衰竭。水肿程度可由于心力衰竭程度而有所不同，可自轻度的踝部水肿直至严重的全身性水肿。水肿的特点是首先出现于身体低垂部位（低垂部流体静水压较高）。颜面一般不出现水肿。水肿为对称性、凹陷性。

（2）肾性水肿：可见于各型肾炎和肾病。导致肾性水肿的主要因素：①肾小球滤过功能降低；②肾小管对钠水的重吸收增加；③血浆胶体渗透压降低（蛋白尿所致）。水肿的特点是疾病早期晨间起床时有眼睑与颜面水肿，之后很快发展为全身水肿。常有尿常规改变、高血压及肾功能损害的表现。

（3）肝源性水肿：肝硬化是肝源性水肿最常见的原因，主要表现为腹水，也可首先出现踝部水肿，逐渐向上蔓延，而头、面部及上肢常无水肿。肝硬化在临床上主要有肝功能减退和门静脉高压两方面表现。

（4）内分泌代谢疾病所致水肿

1）甲状腺功能减退症：特点为非凹陷性，水肿不受体位影响，水肿部位皮肤增厚、粗糙、苍白、温度降低。

2）甲状腺功能亢进症：部分患者可出现凹陷性水肿及局限性黏液性水肿，其原因可能与蛋白质分解加速而致低蛋白症，以及组织间隙黏多糖、黏蛋白等胶体物质沉积有关。

3）原发性醛固酮增多症：可出现下肢及面部轻度水肿，其主要原因为醛固酮及去氧皮质酮分泌过多致钠水潴留。

4）库欣综合征：出现面部及下肢轻度水肿，其原因是肾上腺皮质激素分泌过多，引起钠水潴留。

5）腺垂体功能减退症：多出现面部黏液性水肿，伴上肢水肿。

6）糖尿病：部分患者在发生心肾并发症前即可出现水肿。

（5）营养不良性水肿：由于慢性消耗性疾病长期营养缺乏、蛋白丢失性胃肠病、重度烧伤等所致低蛋白血症或维生素B_1缺乏症，可产生水肿。其特点是水肿发生前常有体重减轻表现。水肿常从足部开始，逐渐蔓延至全身。

（6）妊娠性水肿：大多数妇女在妊娠的后期出现不同程度的水肿，其中多数属于生理性水肿，待分娩后水肿可自行消退，部分妊娠妇女的水肿为病理性的。妊娠性水肿的主要原因为钠水潴留、血浆胶体渗透压降低、静脉和淋巴回流障碍。

（7）结缔组织疾病所致水肿：可见于系统性红斑狼疮、硬皮病、皮肌炎等。

（8）变态反应性水肿：常见致敏原有致病微生物、异种血清、动植物毒素、某些食物及动物皮毛等。

（9）药物所致水肿

1）药物过敏反应：常见于解热镇痛药、磺胺类、某些抗生素等。

2）药物性肾脏损害：见于某些抗生素、磺胺类、别嘌醇、木通、雷公藤等。

3）药物致内分泌紊乱：见于肾上腺皮激素、性激素、胰岛素、萝芙木制剂、甘草制剂和钙通道拮抗剂等，引起水肿的原因为钠水潴留。

（10）特发性水肿：水肿原因不明，可能与内分泌功能失调有关，绝大多数见于女性，水肿多发生在身体低垂部位。

（11）功能性水肿：患者无引起水肿的器质性疾病，而是在环境、体质、体位等因素的影响下，使体液循环功能发生改变而产生的水肿，称为功能性水肿。

2.局部性水肿

（1）炎症性水肿：见于蜂窝织炎、疖肿、痈、丹毒、高温及化学灼伤等。

（2）淋巴回流障碍性水肿：见于非特异性淋巴管炎、淋巴结切除后、丝虫病等。

（3）静脉回流障碍性水肿：见于静脉曲张、静脉血栓和血栓性静脉炎、上腔静脉阻塞综合征、下腔静脉阻塞综合征等。

（4）血管神经性水肿。

（5）神经源性水肿。

（6）局部黏液性水肿。

（三）病理生理机制

在正常人体中，血管内液体不断地从毛细血管小动脉端滤出至组织间隙，成为组织液。另外，组织液又不断从毛细血管小静脉端回吸入血管内，两者经常保持动态平衡，因而组织间隙无过多液体积聚。保持这种平衡的主要因素：①毛细血管内静水压；②血浆胶体渗透压；③组织间隙机械压力（组织压）；④组织液胶体渗透压，当维持体液平衡的因素发生障碍而出现组织间液的生成大于回吸收时，则可产生水肿。产生水肿的机制如下。

（1）毛细血管血流动力学改变。

（2）钠水潴留。

1）肾小球滤过功能降低。

2）肾小管对钠水的重吸收增加。

（3）静脉、淋巴回流障碍，多产生局部性水肿。

二、评估

（一）基础评估
（1）测量生命体征。
（2）评估意识状态。

（二）症状评估
1. 伴肝大　可为心源性、肝源性与营养不良性，同时又有静脉怒张者为心源性。
2. 伴重度蛋白尿　常为肾源性，而轻度蛋白尿也可见于心源性。
3. 伴呼吸困难与发绀　常提示为心脏病、上腔静脉阻塞综合征等所致。
4. 伴心搏缓慢、血压偏低　可见于甲状腺功能减退症。
5. 伴消瘦、体重减轻　可见于营养不良。
6. 水肿与月经周期有明显关系　可见于经前期紧张综合征。

（三）辅助检查
1. 常规检查
（1）血糖。
（2）心电图。
2. 推荐类检查
（1）B超。
（2）生化检测：BNP、心肌酶、电解质。

（四）诊断及鉴别诊断
1. 水中毒
（1）低渗性水过多。
（2）伴精神神经系统异常。
（3）血稀释现象。
（4）血钠降低，尿钠增多。
（5）可伴水肿。
2. 肾性水肿　需与心源性水肿相鉴别，鉴别要点如表4-4所示。

表 4-4　肾性水肿与心源性水肿的鉴别

鉴别点	肾性水肿	心源性水肿
开始部位	从眼睑、颜面开始而延及全身	从足部开始，向上延及全身
水肿性质	软而移动性大	比较坚实，移动性较小
伴随改变	高血压、尿检改变、肾功能异常	心脏增大、心脏杂音、肝大、静脉压升高

三、处置

（一）基本措施
（1）绝大多数病例无须急诊紧急处理。
（2）病因治疗。

（二）对症处理
（1）吸氧。
（2）心电监护：持续观察心率、血压及血氧变化。
（3）必要时建立静脉通路。

（三）注意事项
（1）如水肿累及气道和呼吸困难患者，给氧，必要时行气管插管。
（2）过敏性疾病应用肾上腺素、地塞米松。

第十三节　心　　悸

一、概述

（一）概念
心悸是一种自觉心脏或胸前区跳动不适的主观感觉。中医学认为心悸是由心失所养或邪扰心神所致心跳异常，自觉心慌悸动不安的病症。

（二）病理生理机制、解剖要点、病因
（1）心悸发生机制尚未完全清楚，一般认为心脏活动过度是心悸发生的基础，常与心率、心律、心肌收缩力及心搏出量改变有关。
（2）心悸的患者部分可出现心率加快而感到心脏跳动不适，部分患者可出现心率缓慢但感到搏动有力。某些心律正常患者亦可有心悸。
（3）心悸的病因很多，生理性的心悸常见于剧烈活动或情绪激动

后，其余情况下出现的心悸均为病理现象。导致心悸的最主要原因是心脏本身的病变，其中心律失常为导致心悸的首位原因。某些全身性疾病及心理精神疾病等也可引起心悸。常见的原因如表4-5所示。

表4-5 心悸的常见病因

分类	常见病因
心律失常	室上性或室性心动过速、严重窦性心动过缓、窦性停搏及二度至三度房室传导阻滞、室上性或室性期前收缩、起搏器或植入式心脏复律除颤器功能异常等
器质性心脏病	各种原因导致的心力衰竭和（或）心脏扩大，分流型先天性心脏病，重度二尖瓣/主动脉瓣反流，二尖瓣脱垂，肥厚型心肌病，机械瓣置换术后等
药物或毒品作用	拟交感药物，如肾上腺素、麻黄碱；抗胆碱能药物，如阿托品、山莨菪碱；血管扩张剂；刚停用β受体阻滞剂；毒品，如海洛因、大麻、合成毒品等；其他药物，如减肥药、乙醇、咖啡因等；各种理化因素导致的中毒等
系统性疾病	甲状腺功能亢进、绝经后综合征、发热、贫血、低血糖、血容量不足、直立性低血压、体位性心动过速综合征、嗜铬细胞瘤、胸腔大量积液、高原病等
电解质紊乱	各种原因导致的低钾血症、高钾血症、低镁血症、高镁血症、低钙血症、高钙血症
精神心理疾病	焦虑、惊恐发作；抑郁所致的躯体疾病等

二、评估

（一）基础评估

（1）测量生命体征：尤其是血压和心率。

（2）评估意识状态。

（二）症状评估

（1）病史询问：既往是否有甲状腺功能亢进等病史，女性应询问月经史。

（2）心悸症状发生前进行的活动、体位，有无诱因。

（3）心悸的起始表现、是否伴随胸痛、乏力等其他症状。

（4）常见的异常表现及伴随症状提示心悸可能的原因包括以下几种。

1）心悸突然发生，持续时间短，反复发作，多提示心律失常。

2）心悸出现在幼年，多提示先天性心脏病。发生于老年人，常提示心脏疾病；出现在青年女性，多在休息状态下发生、持续时间短，伴有全身乏力、头痛、耳鸣、失眠、多梦，见于心脏神经症。

3）伴心前区疼痛，见于急性冠脉综合征、心肌炎、心包炎、急性肺栓塞等。

4）伴晕厥或抽搐，见于高度房室传导阻滞、室性心动过速、心室颤动、病态窦房结综合征等。

5）伴呼吸困难，见于急性心肌梗死、心肌炎、心包炎、心力衰竭等。

6）伴发热，见于急性传染病、风湿热、心肌炎、心包炎、感染性心内膜炎等。

7）伴发绀，见于先天性心脏病、右心功能不全和休克。

（三）辅助检查

1.常规检查

（1）心电图。

（2）血糖。

2.推荐类检查

（1）超声检查：可观察心脏结构、主动脉结构、心脏瓣膜活动、心脏舒缩功能及血流变化，以明确是否存在器质性心脏病。

（2）实验室检查：血常规、心肌坏死标志物（CK-MB、心肌肌钙蛋白）、D-二聚体、电解质、血糖、血气等。

三、处置

（一）基本措施

（1）维持呼吸道通畅。

（2）观察患者呼吸状态及血氧饱和度，必要时吸氧。

（3）建立静脉通路。

（二）对症处理

应在明确诊断的情况下，针对病因采取最佳的治疗方式。

1.心律失常　对于血流动力学稳定的患者，在现场只需要观察病情变化，然后送医院做进一步诊断和治疗；对于血流动力学不稳定的患者，建议按照相关指南治疗心律失常，特别是严重血流动力学障碍的患者，应迅速判断并处理，否则会有生命危险。

2.器质性心脏病　对于存在器质性心脏病的患者，需要维持其生命体征稳定并迅速送院。

3.系统性疾病　非心律失常的系统性疾病患者，现场无须特殊治疗，持续观察，送医院进一步诊疗原发疾病。

4.电解质紊乱　快速实验室检查发现的电解质紊乱，根据配置的急救药品给予适当的治疗。如应用解毒剂、纠正电解质紊乱等。

5.精神心理疾病　对于精神心理因素导致的心悸，需要咨询专科治疗。

（三）注意事项

（1）如果心悸与心律失常无关，一般无须特殊治疗。

（2）建议患者送医院明确病因，对原发疾病进行治疗。

（3）由于患者心律失常导致的心悸，如果存在严重血流动力学障碍，应当把终止心律失常作为急救处理的首要原则，根据心律失常的类型给予相应的处置。同时积极查找病因，处理可逆性病因，如纠正电解质紊乱、使用毒物解毒剂等。

第十四节　恶心、呕吐

一、概述

（一）概念

恶心、呕吐是临床常见症状。恶心是一种特殊的主观感觉，为胃部不适和胀满感，多伴有流涎与反复的吞咽动作，常为呕吐的前奏。一般恶心后随之呕吐，但也可仅有恶心而无呕吐，或仅有呕吐而无恶心。呕吐是一种胃的反射性强力收缩，通过胃、食管、口腔、膈肌和腹肌等部位的协同作用，迫使胃内容物急速排出体外。

（二）病理生理机制

恶心、呕吐可由多种迥然不同的疾病和病理生理机制引起。

（1）恶心是人体的一种精神活动，多种因素可引起恶心，如内脏器官疼痛、颅内高压、迷路刺激、某些精神因素等。恶心发生时胃蠕动减弱或消失、排空延缓，十二指肠及近端空肠紧张性增加，出现逆蠕动，导致十二指肠内容物反流至胃内。

（2）呕吐是一种复杂的病理生理反射过程。通常把内脏神经末梢传来的冲动引起的呕吐称为反射性呕吐，把化学感受器触发区（chemical trigger zone，CTZ）受刺激后引起的呕吐称为中枢性呕吐。呕吐开始时，幽门关闭，胃内容物不能排到十二指肠。同时，贲门松弛，贲门部上升，腹肌、膈肌和肋间肌收缩，胃内压及腹内压增高，下食管括约肌松弛，迫使胃内容物急速而猛烈地向上反流，导致胃内容物经食管、口腔而排出体外。呕吐病因如表4-6所示。

表4-6　以恶心、呕吐为表现的常见危急重症

呕吐病因	危急重症
消化系统	自发性食管破裂、消化道出血、肠缺血坏死、内脏穿孔、肠梗阻、腹膜炎、急性重症肝炎、化脓性梗阻性胆管炎、胰腺炎、胆囊炎、阑尾炎
神经系统	脑血管意外、脑膜炎、颅内高压、神经系统肿瘤
内分泌系统	水-电解质平衡紊乱、糖尿病酮症酸中毒、酒精性酮症酸中毒、甲状腺危象、垂体卒中
生殖系统	异位妊娠、卵巢囊肿蒂扭转
循环系统	急性心肌梗死
其他	慢性肾衰竭（尿毒症期）、急性闭角型青光眼、药物中毒、化学品中毒、脓毒症

二、评估

（一）基础评估

（1）测量生命体征。

（2）询问患者本次呕吐特点、呕吐方式、是否与进食有关、是否为喷射性等，呕吐物性质及伴随症状、大小便情况。

（3）了解既往病史，特别是有无消化道疾病和手术史。

（二）症状评估

1.呕吐的方式

（1）喷射性呕吐多见于颅内压增高，提示颅内炎症、颅内出血、颅内占位性病变等疾病，通常不伴有恶心。

（2）青光眼也可出现喷射性呕吐。

（3）餐后呕吐且不费力，呕吐物量少，见于精神性呕吐。

2.呕吐的时间关系

（1）进食过程或进食后早期发生呕吐，常见于幽门管溃疡或精神性呕吐。

（2）进食后期或数餐后呕吐，见于幽门梗阻、肠梗阻、胃轻瘫或肠系膜上动脉压迫导致十二指肠壅积。

（3）晨起呕吐多见于妊娠呕吐，有时亦见于尿毒症、慢性酒精中毒和颅内高压症等。

（4）鼻窦炎患者晨起恶心、干呕，是因起床后脓液经鼻后孔流出刺激咽部所致。

3.呕吐物性质

（1）呕吐物量大且含有腐烂食物提示幽门梗阻伴胃潴留、胃轻瘫及小肠上段梗阻等疾病。

（2）呕吐物为咖啡样或血性常见于上消化道出血。贲门失弛症、食管憩室、食管癌等疾病的呕吐物常含有未完全消化的食物。

（3）呕吐物含有胆汁，常见于频繁剧烈呕吐、十二指肠或小肠梗阻、胆囊炎、胆石症及胃大部切除术后。

（4）呕吐物有酸臭味或胃内容物伴粪臭味提示小肠低位梗阻、麻痹性肠梗阻等。

（三）辅助检查

1.常规检查

（1）心电监护：持续观察心率、血压及血氧变化。

（2）心电图：对于伴有胸闷、胸痛、气短症状和冠心病的老年高危人群，应及时完成心电图检查，明确病因。

（3）血糖：是否存在血糖异常，病因考虑是否存在内分泌疾病。

2.推荐检查

（1）超声检查：如果院前配备车载便携式超声设备，特别是腹部实质性脏器，可针对性地进行超声检查，快速查找病因。

（2）床旁检验：院前如具备床旁检验的条件，可进行心肌损伤标志物、电解质、血气分析等相关生化检查，可提供诊断及鉴别诊断的依据。

（四）鉴别诊断

1. **急性感染** 急性内脏炎症，如阑尾炎、胰腺炎、胆囊炎、憩室炎、腹膜炎、重症克罗恩病及溃疡性结肠炎等常伴有恶心呕吐。患者多有相应的体征，如腹肌紧张、压痛、反跳痛、肠鸣音变化等。急性胃肠炎所引起的呕吐常伴有发热、头痛、肌痛、腹痛、腹泻等。另外，恶心呕吐也是急性病毒性肝炎的前驱症状。

2. **反射性呕吐** 脏器疼痛所致恶心呕吐，如急性肠梗阻、胆管结石、输尿管结石、肠扭转、卵巢囊肿扭转等。

3. **机械性梗阻**

（1）幽门梗阻，表现为恶心、呕吐、腹痛，呕吐常于进食后3～4小时发生，呕吐后腹痛缓解。经抗溃疡治疗及控制饮食后，恶心、呕吐症状可消失。胃窦幽门区晚期肿瘤也可引起幽门梗阻，表现为恶心呕吐、食欲缺乏、贫血、消瘦、乏力、上腹疼痛等。

（2）十二指肠癌、克罗恩病、肠结核等疾病呕吐的特点是餐后迟发性呕吐，伴有上腹部饱胀不适，有时伴有上腹部痉挛性疼痛，呕吐物中常含胆汁，呕吐后腹部症状迅速缓解。

（3）肠梗阻常由肠腔的肿瘤、结核及克罗恩病等引发，表现为腹痛、腹胀、恶心呕吐和肛门停止排便排气，呕吐反复发作且较剧烈。早期呕吐为食物、胃液或胆汁，之后呕吐物呈棕色或浅绿色，晚期呈粪质样，带恶臭味，呕吐后腹痛常无明显减轻。检查可见肠型，压痛明显，可扪及包块，肠鸣音亢进。结合腹部X线片等检查，可做出诊断。

4. **内分泌或代谢性疾病** 许多内分泌疾病可出现恶心呕吐，如胃轻瘫、结缔组织病性甲状腺危象、甲减危象、垂体肾上腺危象、糖尿病酮症酸中毒等。恶心呕吐是少数甲状腺功能亢进症患者早期的主要症状，低钠血症可以反射性地引起恶心呕吐。

5. **药物性呕吐** 药物是引起恶心、呕吐的最常见原因之一。部分化疗药物、非甾体抗炎药及某些抗生素刺激胃肠道，使胃肠道神经兴奋，并发出冲动传入呕吐中枢，引起呕吐中枢兴奋，出现恶心呕吐。

6. **中枢神经系统疾病** 脑血管病、颈椎病及各种原因所致的颅内压增高均可引起恶心、呕吐。

7. **妊娠呕吐** 恶心呕吐是妊娠期最常见的临床表现之一，50%～90%的妊娠妇女有恶心表现。25%～55%的孕妇出现呕吐。恶心呕吐常发生于妊娠的早期，多于妊娠15周后消失。呕吐多见于早晨空腹时，常因睡眠紊乱、疲劳、情绪激动等情况而诱发。

8. 精神性呕吐　常见于年轻女性，有较明显的精神心理障碍，包括神经性呕吐、神经性厌食和神经性多食。呕吐发作和精神紧张、忧虑或精神受刺激密切相关。呕吐常发生于进食开始或进食结束时，无恶心，呕吐不费力，呕吐物不多，常为食物或黏液，吐毕又可进食。

9. 内耳前庭疾病　内耳前庭疾病所致恶心呕吐的特点是呕吐突然发作，较剧烈，有时呈喷射状，多伴眩晕、头痛、耳鸣、听力下降等。常见疾病有晕动病、迷路炎和梅尼埃病等。

三、处置

对于呕吐的患者，首先对其意识、气道、呼吸、循环进行快速评估。现场紧急处理包括开放并清理呼吸道，维持有效氧合，稳定血液循环。

（一）基本措施

（1）持续监测生命体征。

（2）采取坐位或侧卧位，防止误吸。

（3）吸氧。

（4）暂时禁食、禁水。

（5）建立静脉通路。

（6）低血容量患者应补液。

（二）对症处理

呕吐是一种复杂的反射活动，可由多种原因引起。因此，治疗呕吐时应该针对原因用药。

1. 多巴胺 D_2 样受体拮抗剂　甲氧氯普胺（胃复安）对多种原因引起的呕吐有效。多潘立酮口服吸收迅速，用于放射治疗、化疗药、抗帕金森病药物引起的呕吐。

2. H_1 受体拮抗剂　苯海拉明、异丙嗪，治疗晕动病、内耳性眩晕病、放射病等原因引起的呕吐。有镇静、嗜睡、乏力等不良反应，驾驶员及高空作业者不宜在工作中使用。

3. M 胆碱受体拮抗剂　东莨菪碱，可用于抗晕动病和胃肠道刺激所引起的恶心、呕吐。

4. 5-羟色胺受体拮抗剂　昂丹司琼，治疗肿瘤放疗和化疗、术后导致的呕吐，作用强大、迅速持久。

5. 其他　妊娠早期使用维生素B_6可治疗妊娠剧吐。

（三）注意事项

对于有严重基础疾病、原因复杂不明、年长者等呕吐为症状的患者，应当防止呕吐物误吸、防止脱水休克、严密监测生命体征、及时稳定各项指标，如心率、血压、血氧饱和度等。通过病史采集，配合体检和辅助检查积极寻找呕吐病因，只有在明确了呕吐的病因之后，在积极治疗病因的基础上，才能行必要的对症治疗。

第十五节　腹　痛

一、概述

（一）概念

急性腹痛指突然发生的腹部疼痛。多由腹内组织或器官受到某种强烈刺激或损伤所致，也可由胸部疾病及全身性疾病所致。外科腹痛可有压痛、肌紧张、反跳痛等体征。大多数情况有引起腹痛的病因。

（二）病理生理机制、解剖要点

腹壁分为后腹壁、侧腹壁和前腹壁。它们的构造一样：腹膜外的脂肪（最深的一层）、壁腹膜和一层筋膜，后者根据其不同的位置、覆盖物的不同而有不同的名字（如腹横筋膜、腰肌筋膜）。三水平线和两垂直线将腹部分为九个区。它们分别为左上腹部、右上腹部、左侧腹部、右侧腹部、左下腹部、右下腹部、上腹部、中腹部和下腹部。

二、评估

（一）基础评估

（1）测量生命体征。

（2）详细询问患者病史。

（二）症状评估

（1）腹痛的性质与病变所在脏器及病变的性质有关，如绞痛常表示空腔脏器梗阻；胀痛常为内脏包膜张力增大，系膜的牵拉或空腔器官胀气扩张所致。

（2）腹痛部位：通常情况下，疼痛所在部位即为病变所在部位，但有一些病变引起的疼痛放射至固定的区域，如急性胆囊炎可放射至右肩胛部和背部，阑尾炎引起的疼痛可由脐周转移至右下腹。

（3）伴随症状：腹痛伴随发热提示炎症、结缔组织病、恶性肿瘤等；腹痛伴呕吐提示食管、胃或胆道疾病；呕吐量多提示有胃肠梗阻；腹痛伴腹泻提示肠道炎症、吸收不良、胰腺疾病；腹痛伴休克，同时有贫血提示腹腔脏器破裂（如肝或脾破裂或异位妊娠破裂），心肌梗死、肺炎也可有腹痛伴休克，应特别警惕；伴尿急、尿频、尿痛、血尿等，表明可能存在泌尿系感染或结石；伴消化道出血，如为柏油样便或呕血提示消化性溃疡或胃炎等；如为鲜血便或暗红色血便，常提示溃疡性结肠炎、结肠癌、肠结核等。

（三）辅助检查

1. 常规检查

（1）心电图。

（2）血糖。

（3）心电监护。

2. 推荐类检查

（1）三大常规、血淀粉酶、尿淀粉酶、肝肾功能。

（2）腹部或下腹部B超检查（包括泌尿系统及盆腔）。

（3）腹部X线片、胸部X线片，必要时行CT或MRI检查。

（四）鉴别诊断

（1）突发剧痛多见于胃穿孔、肠穿孔、胆道蛔虫病、泌尿系结石等。

（2）腹痛伴发热者，多为痢疾、胆囊炎、胆石症、急性阑尾炎、急性胰腺炎等。

（3）腹痛而见面色苍白、冷汗、血压下降等症状者，多为脏器穿孔、内脏出血、异位妊娠破裂等危重病变。

（4）突起腹痛且呕泻明显者，见于霍乱、类霍乱、急性肠炎等。

（5）腹痛伴血尿，多为泌尿系疾病，如急性膀胱炎、泌尿系结石、肾癌等。

（6）腹痛伴便血者，应考虑肠癌、肠结核、克罗恩病等。

（7）痛经、异位妊娠的腹痛与月经的关系密切。

（8）肠梗阻患者在腹痛同时，可见腹部有肠型或肠蠕动波，或触及包块。

（9）腹壁按之如板状者，可为腹膜炎、胃穿孔等。

（10）腹痛伴盗汗、潮热等症状时，可见肠系膜、腹膜结核等。

（11）妇女月经期间小腹疼痛明显者为痛经。

三、处置

（一）基本措施

（1）监测生命体征。

（2）取半卧位，下肢屈曲，使腹肌放松以减轻疼痛。

（3）禁食水。

（二）对症处理

（1）开通静脉通路。

（2）疼痛剧烈时，盐酸消旋山莨菪碱5mg肌内注射或阿托品1mg静脉注射和（或）地西泮5～10mg静脉注射。

（3）对明确的急腹症、创伤及内科疾病，应按相关原则处理。

（三）注意事项

（1）原因未明者不宜用吗啡或哌替啶。

（2）注意伴随症状，协助鉴别诊断。

第十六节　腹　　泻

一、概述

（一）概念

腹泻是指排便次数增多，粪质稀薄，或带有黏液、脓血或未消化食物，分为急性腹泻和慢性腹泻。

急性腹泻是急诊常见主诉之一，表现为排便次数较平时增多，便量及含水量增加，可伴有黏液、脓血、肠黏膜碎片、未消化食物等，常伴有腹痛。每天达3次以上，甚至数十次。慢性腹泻是指腹泻病程2个月以上，多为门诊患者。

(二)病理生理机制、病因

1.发病机制 腹泻的发病机制相当复杂,从病理生理角度可分为四类,部分腹泻的病因可有几个因素并存,具体如下。

(1)分泌性腹泻:当各种刺激因子刺激肠黏膜细胞分泌的量超过其吸收能力时,所引起的腹泻称为分泌性腹泻。特点:①禁食不能终止腹泻;②粪便的渗透压全由电解质组成,其离子含量与血浆类似;③大便呈水样,量多,每天可达数升,无脓血;④一般不伴有腹痛。霍乱弧菌外毒素引起的腹泻属于典型的分泌性腹泻。

(2)渗透性腹泻:主要原因是肠腔内含有大量不能被吸收的溶质,导致肠腔内渗透压升高,阻碍肠内水分与电解质的吸收。特点:①当引起腹泻的原因被除去(如禁食)之后,腹泻即可停止或减轻;②粪中含有大量未被完全吸收或消化的食物,如服用盐类泻剂或甘露醇等引起的腹泻。

(3)渗出性腹泻:肠黏膜炎症时渗出大量黏液、脓血,而致腹泻。特点:①粪便含有黏液和脓血,左侧结肠病变所致者常带有肉眼可见的脓血便,小肠病变一般无肉眼可见的脓血便;②腹泻和全身症状、体征的严重程度因肠受损程度而异。

(4)吸收不良性腹泻:由肠黏膜吸收面积减少或吸收障碍引起。特点:①大便中很少有炎症细胞;②多有胃肠道手术史,如小肠大部分切除术后。

(5)动力性腹泻:由肠蠕动亢进致肠内食糜停留时间缩短,未被充分吸收所致的腹泻。特点:①体格检查肠鸣音多亢进;②常伴有腹痛,如甲状腺功能亢进。

2.病因

(1)肠道疾病:常见的是由病毒、细菌、真菌、原虫、蠕虫等感染引起的肠炎及急性出血性坏死性肠炎。此外,还有克罗恩病或溃疡性结肠炎急性发作、急性缺血性肠病等。亦可因抗生素使用不当而发生抗生素相关性小肠炎、结肠炎。

(2)急性中毒:食用毒蕈、河豚及化学药物(如砷、磷、铅、汞等)引起的腹泻。

(3)全身性感染:败血症、伤寒或副伤寒、钩端螺旋体病等。

(4)其他:变态反应性肠炎、过敏性紫癜;服用某些药物,如氟尿嘧啶、利血平及新斯的明等；某些内分泌疾病，如肾上腺皮质功能减退、甲状腺功能亢进。

二、评估

（一）基础评估
（1）测量生命体征。
（2）询问患者起病情况及病史。

（二）症状评估
（1）是否伴有发热。
（2）是否伴有腹痛、呕吐等。
（3）是否伴有脱水体征。

（三）辅助检查
1.常规检查
（1）心电监护：了解患者心率、血压及血氧情况。
（2）心电图：不是腹泻的常规检查，但当患者不明原因晕厥时需做心电图进行鉴别诊断。

2.推荐类检查项目
（1）超声检查：如果救护车上配备便携式超声设备，可以进行超声检查。
（2）血糖、动脉血气分析、血乳酸测定。

三、处置

快速评估和治疗腹泻，应当从评估患者的整体健康状况、容量不足的程度、进行必要的监测和补液治疗开始。

（一）基本措施
（1）严密监测患者生命体征，尤其注意监测神志、脉搏和血压。有无严重并发症如低血容量性休克等存在的证据。
（2）出现呼吸困难症状，或血氧饱和度低于94%时，给予持续低流量吸氧。
（3）开放静脉通路，积极预防和纠正休克，严禁使用镇痛类药物。
（4）体位：出现低血容量性休克时，患者下肢抬高15°，取抗休克体位。

（5）安抚患者，避免精神紧张，安全转运。

（二）对症处理

（1）腹泻多呈自限性过程，根据患者生命体征变化，症状不严重者可不给予特殊处理；一般不使用止泻、镇痛药物。

（2）合并休克症状，立即给予生理盐水250ml静脉滴注，如有必要，开通双通道，快速扩容补液、纠正酸中毒、补钾，维持内环境稳定。

（3）伴有发热者，可给予物理降温。

（4）如因感染所致，给予抗生素治疗。

（三）注意事项

（1）疑似肠道传染病者，必须留取粪培养，填报传染病卡，并做好自身防护。

（2）禁用镇痛剂，以免掩盖病情变化。

（3）注意患者生命体征，评估脱水、意识程度，建立静脉通路，对于血流动力学不稳定的患者，应及时处理。

第十七节　呕　　血

一、概述

（一）概念

呕血是上消化道疾病或全身性疾病所致的急性消化道出血，血液经口腔呕出。严重时可有急性周围循环衰竭的表现。

（二）病因、病理机制

1.病因

（1）首先以消化性溃疡引起者最常见。

（2）其次为食管或胃底静脉曲张破裂出血。

（3）再次为急性胃黏膜病变。

（4）其他疾病如上消化道肿瘤、血液系统疾病等。

2.病理机制　出血是消化性溃疡活动的表现，可因溃疡周围小血管充血、破裂，或因溃疡基底肉芽组织的血管壁被侵蚀而导致破裂出血，大多数为动脉出血。致命性大出血多为十二指肠球后溃疡或胃小弯穿透性溃疡侵蚀较大血管所致。

二、评估

（一）基础评估

（1）呕血多为紧急状况，尽快获取血压、血氧等指标。

（2）了解既往病史，是否有肝病及消化性溃疡病史。

（3）评估意识状态。

（二）症状评估

（1）有慢性周期性节律性上腹疼痛史，提示出血最可能来自胃、十二指肠溃疡。

（2）是否有黄疸、肝掌、蜘蛛痣等体征。

（3）是否有贫血貌及腹水体征。

（三）辅助检查

1. 常规检查 多参数心电监护。

2. 推荐类检查项目 急诊内镜检查，主张尽早检查。检查的时间越早，阳性发现率越高，同时在检查过程中还能针对出血病变进行局部止血治疗。

（四）鉴别诊断

引起呕血的疾病很多，临床上以消化性溃疡最常见，其次为肝硬化所致食管或胃底静脉曲张破裂、急性糜烂性胃炎和胃癌（表4-7）。

表4-7 呕血的鉴别诊断表

病因	常见疾病	病史/体征
消化系统疾病	消化性溃疡 门静脉高压引起的食管-胃底静脉曲张破裂出血 急性糜烂性胃炎、反流性食管炎 食管（胃）癌等	结合既往是否有溃疡病史及肝硬化等，大多可诊断明确 周期性节律性腹痛考虑消化性溃疡 肝、脾大并伴有腹水考虑肝硬化 腹痛伴有近期明显消瘦考虑食管（胃）癌
上消化道邻近组织、器官	胆道结石、胆管癌等 急性胰腺炎、胰腺癌等引起出血	结合既往病史可考虑诊断，否则明确诊断困难 可有黄疸、发热表现

续表

病因	常见疾病	病史/体征
全身性疾病	血小板减少性紫癜、白血病等血液系统疾病	结合既往病史可考虑诊断，否则明确诊断困难
	系统性红斑狼疮等结缔组织病累及上消化道	伴有皮肤黏膜出血，多见于血液系统或凝血功能障碍性疾病
	流行性出血热及急性重型肝炎等感染性疾病	近期服用非甾体抗炎药，或酗酒及创伤等引起应激性溃疡

三、处置

（一）基本措施

（1）停止活动，卧床休息。

（2）保持呼吸道通畅，避免误吸。

（3）酌情吸氧，维持血氧饱和度大于94%。

（二）对症处理

（1）建立静脉通路，给予生理盐水或乳酸钠林格注射液输注。

（2）给予静脉止血药物，如巴曲亭（血凝酶）、凝血酶等。

（三）注意事项

（1）需要与咯血鉴别。

（2）查体时腹部听诊，如肠鸣音活跃提示有活动性出血。

第十八节　便　　血

在院前急救的工作中，便血较呕血少见，一般症状表现也较轻，患者往往能够安全抵达医院，预后尚好。对于便血患者在院前的处理，亦应遵守急救工作常见原则，即及时甄别危及生命的大出血并及时对症处理其造成的生命体征的不稳定，而不需要执着于明确病因。

一、概述

（一）概念

便血是指消化道出血，血液由肛门排出。排出血液可呈鲜红色、暗红色。少量出血不造成粪便颜色改变，须经隐血试验才能确定者，称为隐血。

（二）病理生理机制、病因

血便是由消化道出血造成的。粪便的形式可全为血液或混合有粪便，也可仅黏附于粪便表面或排便后肛门滴血。消化道出血每日在5ml以下时，无肉眼可见的粪便颜色改变，此称为隐血便，需用隐血试验才能确定；消化道内出血量小，出血速度慢时，血液在肠道内停留时间较长，血便为暗红色；消化道出血量多、速度快，血便则呈鲜红色。

1.下消化道疾病　是便血的最常见原因。

（1）小肠疾病：肠结核、肠伤寒、急性出血性坏死性肠炎、钩虫病、克罗恩病、小肠肿瘤、小肠血管瘤、空肠憩室炎或溃疡、肠套叠等小肠源性病因均可造成便血。

（2）结肠疾病：急性细菌性痢疾、阿米巴痢疾、血吸虫病、溃疡性结肠炎、结肠憩室炎、结肠癌、结肠息肉、缺血性结肠炎为结肠源性病因。

（3）直肠肛管疾病：直肠肛管损伤、非特异性直肠炎、放射性直肠炎、直肠息肉、直肠癌、痔、肛裂、肛瘘等。直肠肛管疾病是下消化道出血的常见病因。

（4）血管病变：血管瘤、毛细血管扩张症、血管畸形、血管退行性变、缺血性肠炎、静脉曲张等肠血管病变。

2.上消化道疾病　视出血量与速度的不同，亦可表现为便血或黑便。常见的可造成便血或黑便的上消化道疾病有以下几种。

（1）食管疾病：反流性食管炎、食管异物、食管损伤、Mallory-Weiss综合征（食管-贲门黏膜撕裂综合征）、食管癌等。

（2）胃十二指肠疾病：最常见的为消化性溃疡，其次有急性糜烂出血性胃炎、胃癌、Zollinger-Ellison综合征（胃泌素瘤）、Dieulafoy病（恒径动脉综合征）等亦可引起便血或黑便。

（3）门静脉高压引起的食管-胃底静脉曲张破裂或门静脉高压性胃病出血。

3.全身性疾病　虽少见，但作为院前急救医生，亦应该想到除消化道出血之外造成便血的原因。

（1）血液系统疾病：白血病、血小板减少性紫癜、血友病、遗传性毛细血管扩张症等。

（2）感染性疾病：流行性出血热、败血症等。

（3）其他：维生素C及维生素K缺乏症、肝脏疾病、尿毒症等。

二、评估

现场评估手段有限，但不能因此忽略了便血患者的现场评估，其重要性甚至超过了治疗，评估的重点在于血流动力学的稳定，而难点在于出血量的估计。

（一）基础评估

（1）测量生命体征：血压、心率、呼吸、体温。

（2）询问既往病史。

（二）症状评估

（1）体温可有轻度升高，但一般不超过37.5℃。

（2）消化道出血少，血压可代偿性轻度升高，心率增快；消化道出血量多，超过1000ml，可出现急性周围循环衰竭的表现，如烦躁、脉搏快而细弱及血压下降等休克症状。病情严重程度需要根据多方面因素做出判断（表4-8）。

表4-8 病情程度分级

分级	年龄（岁）	失血量（ml）	血压（mmHg）	脉搏（次/分）	症状	并发症
轻度	<60岁	<500	基本正常	正常	头晕	无
中度	<60岁	500～1000	下降	>100	晕厥、口渴	无
重度	>60岁	>1500	收缩压<80	>120	肢冷、少尿、意识模糊	有

（3）观察皮肤：也可询问家属或看护者，便血伴皮肤黏膜出血者，可见于急性传染性疾病、血液疾病、重症肝炎、过敏性紫癜等；皮肤有蜘蛛痣及肝掌者，便血可能与肝硬化门静脉高压有关；皮肤黏膜有毛细血管扩张，提示便血可能由遗传性毛细血管扩张症所致。

（4）检查腹部：重点检查腹部。便血伴腹部肿块者，应考虑肠道恶性淋巴瘤、结肠癌、肠结核、肠套叠及克罗恩病。

（5）血便的检查：注意观察区分暗红色血便、鲜红色血便，不要忽略隐血便。

(三)辅助检查

1.常规检查

(1)心电监护。

(2)心电图:不是便血常规检查,但当患者出现上腹部钝痛时,需做心电图进行鉴别诊断。

(3)血糖:不是便血的常规检查,但当患者不明原因晕厥,或心慌、出冷汗时,需检查血糖进行鉴别诊断。

2.推荐类检查项目

(1)超声检查:如果救护车上配备便携式超声设备,可以进行腹部超声检查。

(2)粪便常规检查:若粪便标本合格(未在尿不湿上,时间＜12小时),可随车携带标本入院进行粪便常规检查。

三、处置

(一)基本措施

(1)严密监测患者生命体征,尤其是血压、心率变化。

(2)保持呼吸道通畅,头侧位转运,避免呕吐引起误吸,可持续低流量吸氧。

(3)建立静脉通路。

(4)体位:轻度患者可采取平卧位、侧卧位,出现低血容量性休克时取抗休克体位。

(二)对症处理

(1)注意纠正休克:如果患者病情评估为中、重度分级,或出现休克症状体征,应加快补液,速度以500～1000ml/h为宜,而后补充胶体液。

(2)当上述方法效果差、出血量大时,应尽快转就近医院治疗。

(三)注意事项

1.若患者仍有血便　在转运时,应要求家属注意携带备用护理垫。

2.注意沟通　在出车过程中,应注意和患者及其家属及时交流,安慰患者,以利于消除其紧张情绪,并及时向家属交代病情。

3.保暖　转运过程中应注意患者保暖防寒。

第十九节 血 尿

一、概述

（一）概念

血尿包括镜下血尿和肉眼血尿，前者是指尿色正常，须经显微镜检查方能确定，通常离心沉淀后的尿液镜检每高倍视野有红细胞3个以上。后者是指尿呈洗肉水色或血色，肉眼即可见的血尿。

（二）病理生理机制、解剖要点

泌尿系统疾病是血尿的主要病因，除此之外，全身性疾病如感染性疾病（流行性出血热、猩红热、钩端螺旋体病等）、血液系统疾病、免疫性疾病引起的肾损害，心血管疾病（亚急性感染性心内膜炎、急进性高血压、肾动脉栓塞、肾静脉血栓形成等）引起的相关肾损害，尿路邻近器官疾病（急性阑尾炎、生殖器官相关疾病、邻近肠道肿瘤），化学物品或药品对尿路的损害（如磺胺类、甘露醇、重金属等引起肾小管损害，环磷酰胺引起的出血性膀胱炎、抗凝剂过量）及在健康人均可出现功能性血尿。

根据血尿的出现及分段可初步评估病变部位，尿道病变为起始段血尿；膀胱颈部、三角区或后尿道的前列腺和精囊病变为终末段血尿；肾脏或输尿管病变为全程血尿。

二、评估

（一）基础评估

（1）测量生命体征。

（2）询问患者的既往史、进食及服药情况。

（二）症状评估

1.体格检查　有无腹部或腰部压痛，有无肾区叩击痛。

2.伴随症状

（1）伴肾绞痛多为泌尿系统结石。

（2）伴排尿困难为膀胱或尿道结石、前列腺相关疾病。

（3）伴尿频、尿急、尿痛多见于泌尿系感染，如有高热、腰痛，常为肾盂肾炎。

（4）伴有水肿、蛋白尿、高血压，多为肾小球疾病。

（5）伴有无原因的多部位出血多为血液系统疾病或某些感染性疾病。

（三）鉴别诊断

1.血红蛋白尿　患者常有溶血性疾病，尿呈暗红色或酱油色，不混浊无沉淀，镜检多无红细胞。

2.卟啉尿　尿呈棕红色或葡萄酒色，不混浊，镜检无红细胞。

3.药物或食物引起的单纯颜色改变　如服用利福平、氨基比林或食用某些红色蔬菜，镜检无红细胞。

三、处置

（一）基本措施

（1）持续监护。

（2）必要时建立静脉通路。

（二）对症处理

伴肾绞痛的患者给予解痉镇痛治疗。

第二十节　尿频、尿急、尿痛

一、概述

（一）概念

尿频是指单位时间内排尿次数增多。正常成人白天排尿4～6次，夜间0～2次。尿急是指患者一旦感觉到尿意立即需要排尿，难以控制。尿痛是指患者排尿时感觉耻骨上区、会阴部和尿道内疼痛或烧灼感。三个症状合称为膀胱刺激征。

（二）病理生理机制、解剖要点

尿频可见于因进水过多、精神因素或气候寒冷引起的生理性尿频；在病理性尿频中，糖尿病、尿崩症、急性肾衰竭多尿期引起排尿次数增多而尿量不多的多尿性尿频，泌尿系炎症可引起尿频伴每次尿量少、尿急、尿痛的炎症性尿频。

尿急可因泌尿系炎症、结石或异物、肿瘤、神经源性、高温环境等引起。

尿痛多伴随着尿频、尿急。尿道炎多在排尿初始出现疼痛，后尿道炎、膀胱炎、前列腺炎多为终末性尿痛。

二、评估

（一）基础评估

（1）测量生命体征。

（2）询问患者排尿情况、尿量及伴随症状。

（3）询问患者的既往史。

（二）症状评估

（1）有无腹部或腰部压痛。

（2）有无肾区叩击痛。

（三）辅助检查

1. 常规检查　心电监护。
2. 推荐检查项目　腹部B超、腹部X线、腹部CT。

三、处置

（1）监测生命体征。

（2）必要时建立静脉通路。

（3）疑似泌尿系结石时，考虑使用解痉药物。

第二十一节　排尿困难

一、概述

（一）概念

膀胱内的尿液排出障碍称为排尿困难，排尿时须增加腹压，严重时增加腹压也难以将膀胱内的尿排出，表现为排尿时用力、排尿等待、尿线断续、尿线无力、尿线变细等一系列症状，常由感染，机械性梗阻，神经、肌肉功能障碍和精神因素等原因引起。

（二）病理生理机制、病因

排尿困难：可分为阻塞性排尿困难和功能性排尿困难。

1. 阻塞性排尿困难

（1）膀胱颈部病变：膀胱颈部被结石、肿瘤、血块、异物阻塞；或因子宫肌瘤、卵巢囊肿、晚期妊娠压迫；或因膀胱颈部炎症、狭窄等引起。

（2）后尿道疾患：因前列腺肥大、前列腺癌、前列腺急性炎症、出血、积脓、纤维化压迫后尿道；后尿道的炎症、水肿、结石、肿瘤、异物等。

（3）前尿道疾患：见于前尿道狭窄、结石、肿瘤、异物，或先天畸形如尿道外翻、阴茎包皮嵌顿、阴茎异常勃起等。

2. 功能性排尿困难

（1）神经受损：中枢神经受损，膀胱压力感受不能上传；或周围神经受损，如下腹部手术，特别是盆腔手术或麻醉，造成暂时性或永久性排尿困难。

（2）膀胱平滑肌和括约肌病变

1）糖尿病：平滑肌能量代谢障碍导致平滑肌收缩无力。

2）解痉药：如阿托品、654-2（山莨菪碱）、硝酸甘油等导致平滑肌收缩无力。

3）膀胱逼尿肌和尿道括约肌协同失调：尿道内外括约肌不开放或反射性收缩导致排尿困难。

（3）精神因素：为精神意识过度控制所致，如排尿环境不良、不习惯床上排尿、下腹部手术疼痛等。

二、评估

（一）基础评估

（1）测量生命体征。

（2）询问既往病史。

（二）症状评估

（1）询问患者疼痛部位及疼痛性质。

（2）询问下腹部、会阴区绞痛史，了解结石存在与否。

（3）询问排尿困难发生速度和病程，前列腺疾病起病缓慢、病程长，而后尿道出血、脓肿起病速度快、病程短。

（三）辅助检查

1.常规检查

（1）心电图：当患者长时间排不出尿液时，可引起患者胸闷、气短，应尽快做心电图。

（2）血糖：当患者有不明原因晕厥或乏力时，需检查血糖值。

2.推荐类检查项目 泌尿系统B超检查可了解有无泌尿系统结石、积水等，有无尿道梗阻，并可测量膀胱残余尿量。

（四）鉴别诊断

1.膀胱颈部结石 排尿困难前有下腹部绞痛史，并有大腿和会阴部发散；有肉眼血尿或镜下血尿；有尿潴留；膀胱镜、超声波检查、CT可助诊。

2.膀胱内血块 常继发于血液病，如血友病、白血病、再生障碍性贫血等；也可见于外伤，有明确的外伤史；有明显的肉眼血尿；超声波检查、膀胱镜检查可助诊。

3.膀胱肿瘤 病程长，排尿困难进行性加重；无痛性肉眼或镜下血尿；膀胱镜活检可确诊。

4.前列腺增生和前列腺炎 尿频、尿急为首发症状，以夜尿增多为主；进行性排尿困难、排尿踌躇、射尿无力、尿流变细、排尿间断、尿末滴沥、尿失禁等；肛门指诊确定前列腺大小、质地，前列腺液常规检查和细菌培养对前列腺炎诊断有意义。

5.后尿道损伤 有会阴区外伤史或骨盆骨折；外伤后排尿困难或无尿液排出；膀胱内尿液潴留，尿道造影检查可确定损伤的部位和程度。

6.前尿道梗阻 见于前尿道瘢痕、结石、异物等；瘢痕引起的狭窄常有外伤史或手术史；前尿道结石少见，有泌尿系结石病史，尿道造影可助诊。

7.脊髓损害 常见于各种原因引起的截瘫患者，除排出尿困难外，还有运动障碍。

三、处置

（一）基本措施

（1）心电监护。

（2）有排尿困难者立即导尿引流膀胱内尿液，根据病情决定是否保留尿管持续引流。

（3）必要时建立静脉通路，积极预防和纠正休克。

（二）对症处理

（1）对有尿路刺激症状者，应建议适当休息，鼓励多饮水，避免食用刺激性食物。

（2）对引起尿潴留的患者，可采用变换体位、下腹部热敷和针刺等方法。

（3）对排尿疼痛者，立即给予镇静、镇痛及解痉药：常用哌替啶50mg和盐酸异丙嗪25mg，合并肌内注射；也可用阿托品0.5mg肌内注射，必要时可每4小时重复注射。

（4）对尿路感染者应给予抗生素治疗。

（5）对病情严重休克的患者，应立即补液、纠正电解质及酸碱平衡紊乱。

（6）对心搏呼吸停止者，应立即启动心肺复苏术，争分夺秒抢救生命。

（三）注意事项

（1）指导患者继续按照医嘱戒烟酒、少吃或不吃辛辣刺激性食物（宜清淡，以易消化食物为主）、合理作息、适当运动增强机体功能、促进排尿。

（2）用温开水洗外阴部或用热水熏蒸外阴部可以解除尿道括约肌痉挛，诱导排尿反射，也可用持缓的流水声诱导排尿。

（3）长期排尿困难可导致腹压增高，会引起腹股沟疝和脱肛。

（4）加强卫生健康宣教，使患者注意个人卫生，定期复查、随访。

第二十二节　精神症状

一、概述

（一）概念

冲动是指突然产生以任何形式伤害他人及其他物体的言语和行为。这里的暴力行为是指与精神障碍相关的，造成明显伤害和后果的严重的冲动言行。

（二）常见疾病

器质性精神障碍、精神分裂症、心境障碍、偏执性精神病、精神发育迟滞、游离转换障碍、急性应激反应、物质使用障碍、人格障碍。

二、评估

（一）基础评估

1. 病史收集　病前社会心理因素、发病年龄、性格特征、起病形式、当前主要临床相。既往有无精神障碍史，接受过何种治疗，使用药物的具体剂量、时间和疗效，有无药物不良反应，既往社会功能水平。有无乙醇和毒品等精神活性物质滥用史，有无人格障碍，有无精神障碍阳性家族史。

2. 体格检查　常规体格检查，排查严重躯体疾病。

（二）症状评估

1. 精神检查　通过简明的交谈判断患者意识清晰度，根据一般接触情况、认知活动、情感活动、意志行为、自知力等方面的表现对患者的精神状态进行评估。

对于不合作的患者，通过观察判断患者意识清晰度，根据接触情况、面部表情、情感反应、有无自发言语、动作姿态、行为表现、日常生活自理情况等方面的表现对患者的精神状态进行评估。

2. 风险评估　评估患者目前冲动暴力的严重程度（暴力风险等级。0级：无符合以下1～5级中的任何行为；1级：口头威胁、喊叫，但没有打砸行为；2级：打砸行为，局限在家里，针对财物，能被劝说制止；3级：明显的打砸行为，不分场合，针对财物，不能接受劝说而停止；4级：持续的打砸行为，不分场合，针对财物或人，不能接受劝说而停止；5级：持械针对人的任何暴力行为，或者纵火、爆炸等行为，无论在家里还是公共场合），持续时间，病程特点，评估患者过去暴力发生史。当前精神症状是否丰富、情绪易激惹、带有敌意、存在威胁性的言语或动作，是否携带凶器、故意毁坏财物。周围人是否担心其出现冲动和暴力行为。

（三）辅助检查

建议根据患者情况完善精神活性物质滥用筛查，检测乙醇浓度及心电图等相关检查。

（四）鉴别诊断

1. 器质性精神障碍　器质性精神障碍患者可能在错觉、幻觉、妄想支配下发生冲动和暴力行为。常见于甲状腺功能亢进、中毒、全身感染等躯体疾病；也可见于癫痫、脑血管病、神经系统变性疾病、脑外伤、脑炎、脑肿瘤、脑积水等脑器质性疾病。

2. 精神分裂症　精神分裂症患者可能在幻觉、妄想等影响下出现精神运动性兴奋、行为紊乱，发生冲动和暴力行为。某些现实因素（如需求得不到满足）也可引起冲动和暴力行为。

3. 心境障碍　躁狂和抑郁患者均可出现冲动和暴力行为。躁狂患者由于激惹性增高、自控力下降、做事鲁莽、不计后果、性欲增强等，常出现冲动和暴力行为。抑郁患者在激惹的情况下，为达到某种目的，可能发生冲动和暴力行为（如扩大性自杀）。

4. 偏执性精神病　偏执性精神病患者可能在系统性妄想支配下出现冲动和暴力行为，患者人格相对完好。

5. 精神发育迟滞　精神发育迟滞患者由于智力低下，理解判断力差，容易受他人利用和哄骗；或在本能亢进的情况下，均可发生冲动和暴力行为。

6. 游离转换障碍　游离转换障碍患者常在社会心理因素刺激下出现哭笑吵闹、表演和夸张姿态，严重情况下可能出现冲动和暴力行为。

7. 急性应激反应　患者常在急性应激事件后出现与之相关的言语和行为异常，严重情况下，可能出现冲动和暴力行为。

8. 物质使用障碍　使用乙醇和毒品均可引起冲动和暴力行为。长期使用出现精神症状，伴有人格障碍者亦可发生冲动和暴力行为。

9. 人格障碍　边缘性人格障碍、冲动性人格障碍和反社会性人格障碍患者容易发生冲动和暴力行为。

10. 非精神障碍相关的暴力行为　因各种纠纷、矛盾升级导致的暴力和冲动行为（如家庭暴力）。

三、处置

（一）基本措施

（1）言语安抚，避免目光对视，不要随意打断谈话，注意与患者保持一定距离。

（2）保护性约束：当言语安抚无效时，在征得家属同意后，可采用保护性约束。

（二）对症处理

（1）抗精神病药物：主要用于精神症状明显患者，一般用氯丙嗪25～50mg或氟哌啶醇5～10mg肌内注射（使用药物时注意药物的使用范围及禁忌证）。

（2）苯二氮䓬类药物：必要时可同时加用苯二氮䓬类药物肌内注射。

（3）根据患者躯体情况及时补液，纠正水、电解质和酸碱平衡紊乱。

（4）游离转换障碍患者，根据病情，在保障安全的情况下，可实施暗示治疗。

（三）注意事项

（1）诊疗过程中，医务人员应注意安全。

（2）如评估患者风险级别很高，实施约束存在困难，可请警察和安保人员协助，约束后注意患者安全监护。约束过程中尽量保证患者及周围人的安全。

第五章

脏器功能不全与综合征

第一节 心搏骤停

一、概述

(一) 概念

心搏骤停是指心脏有效收缩与舒张活动突然停止,泵血功能丧失。心肺复苏是抢救心搏骤停的有效方法,其成功率与开始心肺复苏的时间密切相关,每延误1分钟,抢救成功率降低10%。

根据年龄的不同,将被施救者分为成人:青少年(进入青春期后)及更大年龄;儿童:1岁至青春期;婴儿:小于1岁(不含在产房新出生的婴儿)。

(二) 病理生理机制、解剖要点

心搏骤停发生后,由于脑血流突然中断,会引起相应的症状:3~5秒黑朦,5~10秒晕厥,10~15秒意识丧失,1~2分钟瞳孔固定,4分钟脑组织不可逆损伤,10分钟脑死亡。

原因为心源性和非心源性,可逆的病因常称为5H5T,即低血容量、低氧、低体温、酸中毒、低/高钾血症、肺栓塞、冠状动脉血栓、毒素、张力性气胸、心脏压塞。

二、评估

(一) 非医疗从业人员的评估

(1) 意识丧失:成人轻拍肩、婴儿拍足底,在双耳旁大声呼唤,无反应者。

(2) 呼吸停止:扫视胸腹部,观察5~10秒,无起伏或濒死叹息样呼吸者。

(3) 应用自动体外除颤器(AED)识别。

（二）医疗从业人员的评估

（1）意识丧失和呼吸停止或濒死叹息样呼吸。

（2）未触及大动脉搏动。

1）成人触摸颈动脉、儿童触摸颈/股动脉，婴儿触摸肱动脉，5～10秒。

2）无搏动或婴儿脉搏在60次/分或更低且血流灌注不足（四肢冰冷、意识/反应持续下降、脉搏微弱、皮肤苍白等）。

（3）医疗监测设备识别。

（4）医疗现场急救评估方法。

1）现场安全评估。

2）意识、呼吸、脉搏评估。

3）心电监护或心电图：常为可电击心律（心室颤动、无脉性室性心动过速）、不可电击心律（心室停搏、无脉性电活动）。必要时应用二氧化碳波形图。

三、处置

（一）生存链

（1）立即识别心搏骤停并启动应急反应系统。

（2）尽早实施着重于胸外按压的心肺复苏。

（3）快速除颤。

（4）有效的高级生命支持（包括快速稳定和转运患者去接受心搏骤停后的治疗）。

（5）多学科心搏骤停后治疗。

（6）康复

急救现场常在前四个环节运用。

（二）高质量心肺复苏

（1）在识别心搏骤停后10秒内开始按压，用力按压。

1）以100～120次/分的速率实施按压。

2）每次按压后充分回弹。

3）按压过程中减少中断（CCF＞60%），中断控制在10秒内。

4）给予有效的人工呼吸，使胸廓隆起。

5）避免过度通气。

（2）成人基础生命支持

1）胸外按压：仰卧在坚固的平坦表面上，正确摆放双手按压：将一只手的掌根放在患者胸部中央、胸骨下半部，将另一只手的掌根置于第一只手上，伸直双臂，双肩位于双手正上方。以100～120次/分的速率、深度至少5cm（有反馈装置时为5～6cm）实施按压。按压后充分回弹，但掌根勿离开胸壁皮肤。连续按压30次，此为一个循环。

2）开放气道：仰头提颏法或推举下颌法。推举下颌法适用于颈椎损伤的患者。但手法开放气道较困难，因此颈椎损伤的患者用此方法无效时，可改用仰头提颏法。

3）人工呼吸：30次胸外按压后使用口对防护装置给予2次口对口呼吸，每次吹气时间1秒，保证见胸廓隆起，尽快恢复胸外按压。

注：所有非专业施救者应该为心搏骤停患者行胸外按压，未经训练的非专业施救者在调度指导下或自行对心搏骤停的患者行单纯的胸外按压，直到AED或参加过训练的施救者赶到，培训过的施救者建议进行30次胸外按压后做2次人工呼吸（30:2，一个循环），需按压/呼吸5个循环或约2分钟。

4）自动体外除颤器（AED）：建议在有心搏骤停风险人群的社区执行公共场所配置。使用方法：开机后，按照机器的语音提示操作。

（3）儿童基础生命支持

1）胸外按压：对于儿童，可将一只手或两只手以100～120次/分的速率、深度至少为胸部厚度的1/3（约5cm）实施按压。对于婴儿，用双指以100～120次/分的速率、深度至少为胸部厚度的1/3（约4cm）按压。婴儿单人可行单手双指按压，双人可行双拇指环抱按压。

2）开放气道：将患儿头部后仰。

3）人工呼吸：胸外按压后使用防护装置给予2次口对口、口对口鼻呼吸，每次呼气时间1秒，保证见胸廓隆起，尽快恢复胸外按压。

（4）孕产妇基础生命支持：体位为平卧位＋徒手左推腹部（首选），或身体左倾30°，胸外按压部位比普通人高2～3cm，其余与正常人相同。

（5）成人高级生命支持（ALS）流程

1）施救人员分配：成功的复苏尝试通常需要医务人员同时实施多种干预措施。推荐6人高效团队：组长、按压人员、气道管理人员、监护仪管理人员、静脉药物管理人员、记录人员。因现场院前一般为3人，可建议医生作为组长、气道管理人员、监护仪管理人员；护士作为静脉药物管理人员、记录人员；驾驶员作为按压人员。也可以根据实际情况变换人员角色。

2）药物问题

A.肾上腺素：推荐的剂量为1mg，静脉注射，如无效，可3～5分钟重复一次，弹丸式给药，以保证药物快速进入中心循环。

B.胺碘酮或利多卡因：对电击、心肺复苏无反应的顽固性心室颤动或无脉性室性心动过速，胺碘酮首剂300mg，3～5分钟给第二剂150mg，24小时不能超过2.2g，静脉滴注时需溶在5%葡萄糖溶液中。

3）复苏技术问题（详见急救技术章节）。

4）心电监护仪的使用。

5）气道管理技术：开放、清理、维持、氧疗、无创/有创通气、呼吸机使用。

6）电击技术：AED的使用、手动电击设备的使用。

7）起搏技术。

8）静脉输液（IV）/骨髓腔输液（IO）技术。

9）复苏流程（表5-1）。

表5-1 复苏流程表

阶段	施救者	角色	内容
基础生命支持	第一响应者	目击下	判断现场安全（环境、自身、患者、周围人）
			判断意识、呼吸
			启动急救反应系统
			单纯按压
			人工呼吸（自愿）
		非目击下	判断现场安全（环境、自身、患者、周围人）
			判断意识
			启动急救反应系统
			判断呼吸
			判断脉搏（医疗从业人员）
			单纯按压
			人工呼吸（自愿）
	医疗急救员		判断意识、呼吸、脉搏
			高质量徒手按压
			开放气道
			球囊面罩辅助通气
			AED使用

续表

阶段	施救者	角色	内容	
高级生命支持	医疗人员	医生	判断现场安全（环境、自身、患者、周围人）	
			判断意识、呼吸、脉搏	
		驾驶员	高质量徒手按压	
		医生	连接心电监护仪	
			停止按压，看心律	
			可电击心律	不可电击心律
		驾驶员	恢复按压	恢复按压
		医生	电击（停止按压）	
		驾驶员	恢复按压	
		医生	球囊面罩辅助通气	球囊面罩辅助通气
		护士	静脉或经骨输液	静脉或经骨输液＋肾上腺素
			2分钟后	
	1	医生	看心律（停止按压或通气）	
			可电击心律	不可电击心律
			恢复按压	恢复按压
		护士	电击（停止按压）	
		医生	恢复按压	
		驾驶员	球囊面罩辅助通气	球囊面罩辅助通气
		护士	肾上腺素	
			2分钟后	
	2	医生	看心律（停止按压或通气）	
			可电击心律	不可电击心律
		驾驶员	恢复按压	恢复按压
		医生	电击（停止按压）	
		驾驶员	恢复按压	
		医生	球囊面罩辅助通气	球囊面罩辅助通气
		护士	静脉注射胺碘酮或利多卡因	静脉注射肾上腺素
			循环1、2步	

第二节 急性心力衰竭

一、概述

（一）概念

急性心功能不全（acute cardiac insufficiency），临床上以急性左心衰竭（acute left heart failure）最为常见。急性左心衰竭是指在短时间内由一种或多种原因导致心肌收缩力明显降低、心脏负荷明显增加，从而使心排血量急剧下降，肺循环压力骤然上升，继而引起肺淤血、肺水肿或心源性休克等一系列临床综合征。患者一般表现为严重呼吸困难、发绀、咳粉红色泡沫痰等。此类疾病起病急骤、症状明显、不易缓解、进展较快，常危及生命，急需治疗。

（二）病理生理机制、病因

心室重塑是心力衰竭发生发展的基本机制，当心脏功能受损、心脏排血量不足时，机体会通过维持水钠潴留、收缩外周血管、增强心肌收缩力等代偿机制来保证相对正常的心功能，包括交感神经兴奋性增强、肾素-血管紧张素系统的激活及各种体液调节因子的参与。代偿机制的激活可以在一定程度上保证心、脑、肾等重要脏器的血液供应，然而其也伴有负性效应，最终将导致心功能失代偿，引起心肌纤维化增加，进一步损伤心脏功能，使心腔扩大、心肌肥厚、心室重塑，形成恶性循环，严重威胁生命。

大多数患者有基础心血管疾病史，存在引起急性心力衰竭的各种病因。常见的病因有冠状动脉粥样硬化性心脏病、高血压、风湿性心瓣膜病、扩张型心肌病、急性重症心肌炎等。其中冠心病是老年人最常见的急性心力衰竭原因。除了上述各种基础心血管疾病的病因外，常见的诱因包括慢性心力衰竭患者治疗的依从性差、严重感染、心脏容量超负荷、剧烈的精神和情绪波动、严重肾脏疾病、支气管哮喘发作、肺栓塞、高心排血量综合征（如甲状腺功能亢进）等。

二、评估

（一）基础评估

1. 低灌注状态评估　观察患者有无皮肤湿冷、苍白、发绀，是否有烦躁不安、焦虑、表情淡漠、神志模糊等意识障碍，询问患者或其家属有无尿量显著减少的情况。

2. 生命体征评估　各项生命体征，特别是有无低血压（收缩压降至90mmHg以下）、有无心动过速。

3. 心肺听诊　双侧肺部明显湿啰音、哮鸣音。有无心率加快，有无舒张早期第三心音奔马律，肺动脉瓣第二心音亢进等。

（二）症状评估

1. **病史** 患者常有基础心脏病病史及慢性心力衰竭病史，询问患者有无糖尿病、心律失常、慢性肾脏病、贫血、慢性阻塞性肺疾病、高脂血症等各种并发症，有无累及心脏的全身性疾病如淀粉样变、结节病等。

2. **临床表现**

（1）呼吸困难：是急性左心衰竭最常见也是最突出的特征。常起病急骤，病情可迅速进展至危重状态。表现为突发的严重呼吸困难，呼吸频率可达30～50次/分，夜间阵发性呼吸困难、端坐呼吸、烦躁不安、面色苍白、口唇发绀、大汗淋漓、喘息不止、频繁咳嗽、咳粉红色泡沫样痰。

（2）心源性休克：患者出现收缩压持续低于90mmHg以下，或原有高血压患者收缩压降低60mmHg且持续30分钟以上。伴有组织持续低灌注表现，如皮肤湿冷、苍白、发绀、出现紫色条纹，心率大于110次/分，尿量显著减少（小于20ml/h）或无尿，意识障碍如烦躁不安、焦虑、恐惧或濒死感。若患者收缩压低于70mmHg，可出现神志恍惚、表情淡漠、意识模糊甚至昏迷。此外，患者常存在低氧血症和代谢性酸中毒。

（三）辅助检查

1. **常规检查**

（1）心电监护：监测患者心率、血压及血氧饱和度等情况。

（2）心电图：12导联或18导联心电图检查对明确患者有无心肌缺血、陈旧性心肌梗死、心律失常等有重要的诊断价值。对于有心律失常的患者，应行24小时动态心电图监测。

（3）动脉血气分析：急性左心衰竭患者常伴有低氧血症。血气分析可以监测患者动脉氧分压（PaO_2）、二氧化碳分压（$PaCO_2$）、血氧饱和度等信息，评价患者肺通气功能及酸碱平衡状态。

2. **推荐类检查项目**

（1）超声心动图：是无创性检查，有助于快速诊断心力衰竭和评价患者的心功能。其对患者心瓣膜情况、心包病变、心肌肥厚、急性心肌梗死机械并发症、室壁运动失调等敏感度高。可测定左室射血分数（left ventricular ejection fraction，LVEF），评估患者心脏收缩、舒张功能。其操作简单方便,可用于监测病情的动态变化。

(2)心肌坏死标志物:可以简便评价心肌损伤或坏死情况。心肌肌钙蛋白T或肌钙蛋白I对于心肌受损的敏感度较高。急性心肌梗死时该指标可升高3～5倍。重症患者由于存在心肌细胞坏死,血清中肌钙蛋白水平可持续升高。

(四)鉴别诊断

1.呼吸系统疾病　需与支气管哮喘、慢性阻塞性肺疾病伴感染、大面积肺栓塞引起的呼吸困难相鉴别。急性心功能不全患者多有基础心脏疾病,强迫坐位,肺部可闻及干湿啰音,咳粉红色泡沫痰,血浆BNP、NT-proBNP、D-二聚体、超声心动图、螺旋CT等检查有助于鉴别。

2.非心源性肺水肿　急性呼吸窘迫综合征(ARDS)引起的呼吸困难的特点是呼吸深快、费力、窘迫感,PaO_2/FiO_2降低是诊断ARDS的必要条件。超声心动图、血气分析及BNP、NT-proBNP的检测有助于鉴别。

3.非心源性休克　应与感染等其他原因所致的非心源性休克进行鉴别。

三、处置

(一)基本措施

(1)使患者保持端坐位或半卧位,以减少静脉回流,降低心脏前负荷。

(2)开放有效静脉通路,给予心电监护,经皮血氧饱和度监测,密切关注患者生命体征变化,特别是心率、血压、呼吸频率、经皮血氧饱和度等变化,必要时留置导尿管,监测尿量。

(3)高流量给氧,使患者$SaO_2 \geqslant 95\%$,重症患者采用无创呼吸机辅助通气,必要时行气管插管呼吸机辅助通气。

(二)药物处理

1.镇静药　首选吗啡,其不仅可以减轻患者焦虑烦躁、抑制呼吸过频、改善通气,而且可以通过舒张外周血管减轻心脏负荷。若患者伴慢性阻塞性肺疾病、意识障碍、休克、持续低血压,慎用吗啡。

2.利尿剂　首选呋塞米20～40mg静脉注射。通过利尿作用,可以减轻急性心力衰竭患者容量负荷,且可通过扩张静脉作用来减轻肺水肿。但过快利尿可导致低血压等副作用,急性心肌梗死患者发生急性左心衰竭时慎用利尿剂。

3. **血管扩张剂** 其可降低心肌氧耗，减轻心脏前后负荷。但一般需联合使用正性肌力药物。硝酸甘油常用于急性冠脉综合征合并心力衰竭的患者。硝普钠适用于严重心力衰竭伴心源性休克的患者，尤其对心源性肺水肿效果明显，但用药连续时间不宜超过24小时。

4. **正性肌力药** 洋地黄类适用于合并快速心室率的心房颤动或左心室收缩功能不全的患者，但急性心肌梗死患者在最初24小时内禁用洋地黄。左西孟旦适用于无明显低血压的急性左心功能不全患者，若伴有低血压者多可选用多巴胺。

（三）其他处理

（1）严重呼吸衰竭或心肺复苏后患者多使用机械通气，包括无创机械通气和气管插管呼吸机辅助通气。若患者症状反复未改善，冠心病合并急性左心衰竭可采用主动脉内球囊反搏（intra-aortic balloon pump，IABP），而体外膜肺氧合（extracorporeal membrane oxygenation，ECMO）则是终末期治疗的一种替代疗法。

（2）当患者合并肾功能严重受损或电解质严重紊乱时，连续性肾脏替代治疗（continuous renal replacement therapy，CRRT）是改善内环境维持稳态的一种必要选择。

（3）除此之外，在急性左心衰竭症状改善之后，应针对原发病及诱因的治疗减少再发风险。

第三节　急性呼吸衰竭

一、概述

（一）概念

呼吸衰竭（respiratory failure，FR）是指各种原因引起的肺通气和（或）换气功能障碍，静息状态下亦不能维持足够的气体交换，导致低氧血症伴（或不伴）高碳酸血症，进而引起一系列病理生理改变和相应临床表现的综合征。

（二）病理生理机制、解剖要点

呼吸系统疾病如严重呼吸系统感染、急性呼吸道阻塞性病变、重度或危重哮喘,各种原因引起的急性肺水肿、肺血管疾病、胸廓外伤或手术损伤、自发性气胸和急剧增加的胸腔积液,可导致肺通气或(和)换气障碍;急性颅内感染、颅脑损伤、脑血管病变等可直接或间接抑制呼吸中枢;脊髓灰质炎、重症肌无力、有机磷中毒及颈椎外伤等可损伤神经-肌肉传导系统、引起肺通气不足等,这些均是造成急性呼吸衰竭的病因。

肺通气不足、通气与血流比例失调、肺内静-动脉解剖分流增加、弥散障碍及患者氧耗增加导致通气和(或)其过程发生障碍,引起低氧血症和高碳酸血症,导致呼吸衰竭。

低氧血症和高碳酸血症又对机体产生不同的影响,可引起呼吸性酸中毒及电解质紊乱,对中枢神经系统、循环系统、呼吸系统、肾功能、消化系统均可产生影响。

二、评估

(一)基础评估

(1)常规检查生命体征,检查呼吸频率、节律和幅度,检查心率、血压。听诊患者是否呼吸频率加快,听诊是否可闻及干、湿啰音,心率是否加快,测量血氧饱和度(指脉氧)是否降低,测量血压是否下降。

(2)评估患者精神神经状态,有无意识障碍。

(二)症状评估

1. 询问病史 询问患者既往有无呼吸系统疾病史,如呼吸系统感染、严重哮喘、肺血管疾病等。询问有无脑血管病变、药物中毒等病史。

2. 临床表现

(1)呼吸困难:急性呼吸衰竭发作时,呼吸困难是首发症状。呼吸频率增快,呼吸节律改变、幅度有变化,可有"三凹征"出现。中枢神经受抑制可表现为潮式呼吸、比奥呼吸等呼吸节律的改变。

(2)意识障碍:急性缺氧时可出现精神错乱、狂躁、昏迷、抽搐等症状。合并急性CO_2潴留时可出现嗜睡、淡漠、扑翼样震颤、心搏停止。

(3)发绀:发绀是缺氧的典型症状。患者缺氧明显时出现发绀症状。一般情况下,患者口唇、指甲等处有发绀时,患者动脉血氧饱和度已低于90%。

(4)循环系统症状:多数患者会出现心动过速,严重时亦可引起血压下降、心律失常、心脏停搏。

（三）辅助检查

1. 常规检查

（1）心电监测：监测血氧饱和度情况、心率、血压变化。

（2）心电图：排除心源性引起的意识障碍，观察心律及心率情况。

2. 推荐类检查项目　血气分析：院前有条件的情况下，可行动脉血气分析，评估PaO_2、$PaCO_2$、酸碱平衡情况，判断有无呼吸衰竭及呼吸衰竭类型。

（四）鉴别诊断

1. 心源性肺水肿　心源性肺水肿引起的呼吸困难与体位有关，强迫体位呈端坐呼吸，咳泡沫样血痰，可闻及干、湿啰音，啰音大多在肺底，严重者可出现心源性休克或心搏骤停。用强心剂、利尿剂等治疗时效果明显。

2. 重症自发性气胸　起病突然，患侧胸部呈针刺或刀割样疼痛，呼吸困难的程度主要与胸膜腔内积存的气体多少成正比。患者紧张、烦躁、强迫体位、皮肤湿冷、脉搏细数、休克。患者患侧胸部饱满，叩诊呈鼓音，听诊呼吸音减弱甚至消失。可在胸腔积气体征最明显处进行诊断性穿刺。

3. 慢性呼吸衰竭　临床表现与进行性呼吸衰竭类似。但发病原因截然不同，可根据病因相鉴别。急性呼吸衰竭常因呼吸系统感染、呼吸道阻塞、颅内感染、化学中毒等引起，常突然发作。而慢性呼吸衰竭常因支气管和肺部疾病引起，如慢性阻塞性肺疾病、严重肺结核、肺间质纤维化、胸部手术、外伤等。

三、处置

（一）基本措施

（1）严密监测患者生命体征变化，尤其是血氧饱和度、血压、心率的变化。

（2）保持呼吸道通畅。清除患者口腔内分泌物及异物；患者头部后仰，尽量开放气道；若患者自主呼吸出现异常，可建立人工气道，如放置口咽通气管、鼻咽通气管、喉罩，效果不佳时可行气管插管。患者条件允许、院前条件允许时可行气管切开术。

（3）持续吸氧；根据患者血氧饱和度调节吸氧浓度。当患者通气受阻严重时，可通过人工气道如气管插管情况给予有创或无创正压呼吸机辅助呼吸。特殊疾病，在条件允许下还可以选择体外膜肺氧合（ECMO）。

（4）开放有效的静脉通路。

（二）对症处理

（1）纠正病因治疗。如严重哮喘引起急性呼吸衰竭时，给予支气管扩张剂、茶碱类药物、激素。

（2）患者痰多不易排出时，可行吸痰处理。

（3）患者出现休克状态时，按休克急救处理。

（三）注意事项

（1）持续监测患者的血氧饱和度、血压、心率、呼吸变化。

（2）观察患者的精神状态。

（3）注意吸氧浓度。

（4）避免使用镇静药。患者出现意识障碍如烦躁时应避免使用镇静剂，以免加重呼吸衰竭。

第四节 休　　克

一、概述

（一）概念

休克（shock）是指机体在严重失血、失液、感染、创伤等强烈致病因子的作用下，有效循环血量急剧减少，组织血液灌流量严重不足，引起细胞缺血缺氧，以致各重要生命器官的功能、代谢障碍和结构损害的急性全身性危重病理过程。

（二）病理生理机制、解剖要点

休克是机体遭受强烈的致病因素侵袭后，由于有效循环血量锐减、组织血流灌注广泛、持续、显著减少，致全身微循环功能不良、重要脏器严重功能障碍的综合症候群。此时机体功能失去代偿，组织缺血缺氧，神经-体液因子失调、代谢紊乱，导致全身各系统的功能障碍。休克就是机体对有效循环血量减少的反应，是组织灌流不足引起的代谢和细胞受损的病理过程。多种神经-体液因子参与休克的发生和发展。有效循环血量是指单位时间内通过心血管系统进行循环的血量。有效循环血量依赖于充足的血容量、有效的心搏出量和完善的周围血管张力三个因素。当其中任何一个因素的改变超出人体的代偿限度时,即可导致有效循环血量的急剧下降,造成全身组织、器官氧合血液灌流不足和细胞缺氧,继而发生休克。在休克的发生和发展中,上述三个因素常都涉及,且相互影响。

二、评估

所有的休克都是一种临床危急状态,应早期识别并给予适当干预。休克不是一种疾病,而是一种急性临床综合征。低血压不一定是休克,休克必须有微循环和组织灌注不足的表现。

(一)基础评估

(1)详细询问病史,有无外伤史、重大疾病史、严重感染、手术史、过敏史、服药史等。

(2)常规检查生命体征,监测外周水平血压,检查脉搏频率、节律和强度,检查心率变化。观察患者是否有肢端湿冷、意识状态改变。听诊患者是否呼吸频率加快,心率是否加快,测量血氧饱和度(指脉氧)是否降低,血压是否下降。末梢循环充盈时间(按压甲床),恢复延迟。

(3)评估患者精神状态,有无意识障碍。

(4)心电图:是否出现急性心肌缺血表现。可帮助早期鉴别心源性休克。

(二)症状评估

1.休克早期 在原发症状体征为主的情况下出现轻度兴奋征象,如意识尚清,但烦躁焦虑,精神紧张,面色、皮肤苍白,口唇甲床轻度发绀,心率加快,呼吸频率增加,出冷汗,脉搏细速,血压可骤降,也可略降,甚至正常或稍高,脉压缩小,尿量减少。

2.休克中期 患者烦躁,意识不清,呼吸表浅,四肢温度下降,心音低钝,脉细数而弱,血压进行性降低,收缩压可低于50mmHg或测不到,脉压小于20mmHg,皮肤湿冷发花,尿少或无尿。

3.休克晚期 表现为弥散性血管内凝血和多器官功能衰竭。

(1)弥散性血管内凝血表现:顽固性低血压、皮肤发绀或广泛出血、甲床微循环淤血、血管活性药物疗效不佳，常与器官衰竭并存。

（2）急性呼吸功能衰竭表现：吸氧难以纠正的进行性呼吸困难、进行性低氧血症、呼吸急促、发绀、肺水肿和肺顺应性降低等。

（3）急性心力衰竭表现：呼吸急促、发绀、心率加快、心音低钝，可有奔马律、心律失常。如出现心率缓慢，面色灰暗，肢端发凉，也属心力衰竭征象，中心静脉压及肺动脉楔压升高，严重者可有肺水肿表现。

（4）急性肾衰竭表现：少尿或无尿、氮质血症、高血钾等水和电解质及酸碱平衡紊乱。

（5）其他表现：意识障碍程度反映脑供血情况。肝衰竭可出现黄疸，血胆红素增加，由于肝脏具有强大的代偿功能，肝性脑病发病率并不高。胃肠道功能紊乱常表现为腹痛、消化不良、呕血和黑便等。

（三）辅助检查

（1）血清酶学检查和肌钙蛋白、肌红蛋白、D-二聚体等。

（2）血清乳酸浓度：正常值0.4～1.9mmol/L，血清乳酸浓度与休克预后相关。

（四）鉴别诊断

应结合患者有无创伤病史甄别低血容量性休克、容量增大性休克和机械性休克。

1.过敏性休克（容量增大性休克） 多有接触过敏原或昆虫叮咬史，表现为咽喉部水肿或支气管痉挛。

2.心源性休克 有无心电图和心脏查体异常，有无容量负荷过重表现（肺水肿、颈静脉怒张）。

3.感染性休克 有无感染的证据（如发热）等。

4.低血容量性休克 有无胃肠道出血、呕吐、腹泻病史，有无腹部查体异常。有无烧伤或由创伤导致内出血或外出血。

5.机械性休克 多有创伤病史，听诊呼吸音及心音异常，结合有无颈静脉怒张等体征多可明确诊断，开展床旁B超可辅助检查。

三、处置

（一）基本措施

（1）体位：平卧位，腿部抬高30°，利于维持脑部等重要脏器的灌注。心力衰竭患者可采用半卧位。

（2）保持呼吸道通畅。

（3）氧疗：保持高流量给氧。

（4）建立静脉通路，选择周围大静脉穿刺，给予晶体液（生理盐水或乳酸钠林格）输注，心力衰竭患者应严格控制液体入量。

（二）对症处理

1. 疼痛管理　如休克患者伴有疼痛，可考虑给予麻醉剂或镇痛药物控制严重的疼痛。但要注意药物带来的血流动力学影响及呼吸抑制。

2. 液体复苏　休克时液体种类的选择尚有争议，大多数医生愿意首先使用晶体液。有输血指征的患者应尽快送至医疗机构尽早补充全血，利于改善组织缺氧。避免过量输液和医源性充血性心力衰竭。

3. 抗休克药物　在液体复苏后仍持续低血压和低心排血量的患者，应考虑使用肾上腺素受体激动剂（去甲肾上腺素、多巴胺等）。

（三）注意事项

（1）对发作过敏性休克的患者及其家属，告知应避免再次接触致敏原。有条件可随身携带应急药物（肾上腺素）。

（2）对于创伤导致体表出血的患者，及时有效止血，避免休克的发生。

（3）对于怀疑有内出血的患者，应尽快送至有救治能力的医院。

（4）对于育龄期妇女，一定要询问月经、婚育、性交史，除外妇产科急症。

（5）不要遗漏"血压正常"的患者。

第五节　急　腹　症

一、概述

（一）概念

急腹症（acute abdomen）是指腹腔内、盆腔、腹膜后组织和脏器短时间内发生的、多有腹腔内脏器的器质性病变，或功能性障碍所致的、以急性腹部疼痛为特征，同时伴有全身反应的临床综合征。可有厌食、恶心、呕吐、腹泻或便秘、血便及其他伴随症状。本病也可由腹外脏器症状反射引起。

(二)病理生理机制、解剖要点

(1)急腹症主要病因器官有空腔脏器、实质性脏器和血管。空腔脏器的急腹症多源于穿孔、梗阻、炎症感染、出血。实质性脏器的急腹症多源于破裂出血、炎症感染。血管原因引起的急腹症多源于腹主动脉瘤破裂、肠系膜血管血栓形成或栓塞等所致的器官血供障碍,如绞窄疝、肠扭转。

(2)急腹症按学科又可分为外科、内科、妇产科急腹症。

1)外科急腹症:急性阑尾炎、急性胆囊炎、急性胆管炎、急性胰腺炎、急性肠憩室炎等引发的感染与炎症;胃、十二指肠溃疡穿孔,胃癌穿孔、伤寒肠穿孔、坏疽性胆囊炎穿孔、腹部外伤致肠破裂等空腔器官穿孔;创伤所致肝、脾破裂或肠系膜血管破裂,自发性肝癌破裂、腹部或腰部创伤致腹膜后血肿等腹部出血;胃肠道、胆道、泌尿道等梗阻;胃肠道绞窄等。

2)内科急腹症:急性胃肠炎、急性肠系膜淋巴结炎、急性病毒性肝炎、原发性腹膜炎、腹型紫癜、镰状细胞贫血危象、铅中毒、糖尿病、尿毒症;急性肺炎、急性胸膜炎、心绞痛、心肌梗死、肺动脉栓塞等由神经牵涉所致放射性腹痛;脊椎增生性骨关节炎、脊柱结核、肿瘤、损伤等所致的脊神经受压迫或刺激等。

3)妇产科急腹症:急性附件炎、急性盆腔炎、卵巢黄体破裂、卵巢肿瘤扭转、异位妊娠破裂。

二、评估

(一)基础评估

1.腹部查体 检查压痛部位,是否有反跳痛,是否有腹肌紧张,是否有移动性浊音,是否有肠鸣音亢进,是否有气过水声。

2.询问患者腹痛部位及腹痛性状 腹痛依据接受痛觉的神经分为躯体神经痛、内脏神经痛和牵涉痛。躯体神经属于体神经,主要感受壁层和脏腹膜的刺激,定位清楚、腹痛点聚焦准确。内脏神经主要感受胃肠道膨胀等机械和化学刺激,通常腹痛定位模糊、范围大、不准确。前肠来源器官引起的疼痛位置通常在上腹部;中肠来源的器官在脐周;后肠来源的器官在下腹部。牵涉痛即放射痛,是腹痛时牵涉远隔部位的疼痛,如肩部。

3.询问腹痛缓急及程度　炎性疾病起病缓,炎症初期的腹痛多不剧烈,可表现为隐痛,定位常不明确。随着炎症发展,疼痛加重,定位也逐渐清晰。如急性胆囊炎、急性阑尾炎。空腔脏器穿孔引起的腹痛起病急,一开始即表现为剧烈绞痛,如胃或十二指肠溃疡穿孔。实质性脏器破裂出血对腹膜的刺激不如空腔脏器穿孔的化学刺激强,故腹痛和腹部体征也较弱。

4.询问腹痛性质　持续性钝痛或隐痛多为炎症或出血引起,如胰腺炎、肝破裂等。空腔脏器梗阻引起的疼痛初期呈阵发性,疼痛由肠管痉挛所致,表现为绞痛,间歇期无腹痛,如小肠梗阻、输尿管结石等。持续性疼痛伴阵发性加剧多为炎症与梗阻并存。肠系膜血管栓塞患者多见于高龄患者,通常腹痛和体征不显著,临床症状与严重的全身状况(如休克症状)不匹配。

5.询问患者月经情况　有无停经史及异位妊娠等高危因素。

(二)症状评估

1.病史　有进油腻食物史、暴饮暴食史、酗酒史、腹部手术史等。常有胃十二指肠溃疡、胆囊炎、胆管炎、胰腺炎、阑尾炎、小肠梗阻、腹部钝性损伤及妇产科疾病(如盆腔炎、卵巢肿瘤蒂扭转、异位妊娠)等。

2.临床表现

(1)腹痛:最先发生的部位可能为病变的原发部位。

1)转移性腹痛:多见于急性阑尾炎,开始在脐周或上腹部,为炎症刺激性内脏痛,当炎症波及浆膜或阑尾周围壁腹膜时,则表现为右下腹痛。胃、十二指肠溃疡穿孔开始为上腹痛,当穿孔后消化液流向下腹,此时腹痛扩展至右下腹乃至全腹,易与阑尾炎穿孔相混淆。

2)牵涉痛或放射痛:急性胆囊炎、胆石症患者右上腹或剑突下痛时,可有右肩或右腰背部的放射痛。急性胰腺炎或十二指肠后壁穿孔多伴有右侧腰背部疼痛。肾或输尿管上段结石腹痛可放射到同侧下腹或腹股沟。输尿管下段结石可伴有会阴部放射痛。

3)持续性胀痛:常为脏腹膜受扩张牵拉所致,按压腹部疼痛可加重,如麻痹性肠梗阻、肝脏肿瘤等。

4)阵发性绞痛:为空腔脏器平滑肌阵发性痉挛所致,多提示消化道、胆道或输尿管存在梗阻因素，如胆道结石、蛔虫、输尿管结石、肿瘤、机械性肠梗阻等。

5）持续性疼痛阵发性加剧：常见于梗阻与炎症并存时，如绞窄性肠梗阻早期、胆道结石合并胆管炎、胆囊结石合并胆囊炎等。

腹痛最明显的部位常是病变最严重的部位，如有腹膜刺激征，则常提示该部位有腹膜炎。腹腔以外的某些病变，如右侧肺炎、胸膜炎等可刺激肋间神经和腰神经分支，引起右上腹痛或右下腹痛，易被误诊为急性胆囊炎或者急性阑尾炎。异位妊娠多数为一侧下腹隐痛或剧烈腹痛（破裂时），随着破裂，出血不断增多，血液在腹腔内扩散，可以出现肛门坠胀感与里急后重感、全腹疼痛、膈肌刺激等症状。

（2）消化道症状：常伴随消化道症状。

1）厌食：小儿急性阑尾炎患者常先有厌食，后有腹痛发作。

2）恶心、呕吐：腹痛发生后常伴有恶心和呕吐。病变位置高，发生呕吐早且频繁，如急性胃肠炎、幽门或高位小肠梗阻等。病变位置低则恶心、呕吐出现时间迟或无呕吐。呕吐物的颜色、量和气味可以帮助判断病变部位。呕吐宿食且不含胆汁见于幽门梗阻。呕吐物含胆汁表明病变位于胆总管开口远处。呕吐物呈咖啡色提示伴有消化道出血。呕吐物如为粪水状，味臭通常为低位小肠梗阻所致。

3）排便：胃肠道炎症多伴有便频。消化道梗阻患者可表现为便秘。消化道肿瘤可伴有血便。上消化道出血粪便色泽深，呈柏油状黑粪。下消化道出血依据其距肛缘的距离和滞留肠道的时间可呈紫色、暗红色或鲜红色。

4）其他伴随症状：腹腔器官炎症可伴发热；急性胆管炎可伴有高热、寒战、黄疸；肝脏肿瘤或胰头癌引起梗阻性黄疸，可伴皮肤瘙痒；泌尿系统疾患者有尿频、尿急、尿痛；消化道出血可有贫血貌。

（三）辅助检查

1.常规检查

（1）血压。

（2）心电监护：了解患者心率、血氧情况。

（3）心电图：不是急腹症的常规检查，但当患者不明原因腹痛、晕厥时，需做心电图进行鉴别诊断。

（4）血糖：不是急腹症的常规检查，但当患者不明原因晕厥、心慌、出冷汗时，需检查血糖进行鉴别诊断。

2.推荐检查项目

（1）超声检查：如果救护车上配备便携式超声设备，可以进行超声检查。超声检查对腹腔实质性器官损伤、破裂和占位的诊断，以及结石类强回声病变诊断敏感，如胆壁、胆总管结石。超声检查可对病变进行定位，判断形态和大小。并用于腹水和积血的定位和定量。

（2）诊断性腹腔穿刺：当叩诊有移动性浊音而诊断不明确时，可行诊断性腹腔穿刺，但是院前不建议进行此项操作。如穿刺抽得不凝血可以断定有腹腔内脏器出血。如穿刺抽得脓性渗液，可以明确腹膜炎诊断。对于已经明确诊断者或肠梗阻患者，不宜采用腹腔穿刺。

（四）鉴别诊断

1.胃十二指肠溃疡急性穿孔　既往多有溃疡病史，突发上腹部刀割样疼痛，迅速蔓延至全腹部，明显腹膜刺激症状，肝浊音界消失。

2.急性胆囊炎　进食油腻食物后右上腹痛，可向右肩和右腰背部放射，右上腹有压痛、反跳痛、肌紧张，墨菲征阳性。

3.急性胆管炎　上腹疼痛伴高热、寒战、黄疸。

4.急性胰腺炎　多见于暴食或饮酒后，多呈持续性左上腹剧烈疼痛，可向肩背部放射。腹痛时伴有恶心、呕吐，呕吐后腹痛不缓解。

5.急性阑尾炎　典型表现为转移性右下腹痛和右下腹固定压痛。疼痛始于脐周或上腹部，待炎症波及阑尾浆膜时，腹痛转移并固定于右下腹。阑尾炎病变加重达到化脓或坏疽时，可出现右下腹局限性腹膜炎体征。一旦穿孔，腹膜炎体征可扩大到全腹，但压痛仍以右下腹最重。

6.小肠急性梗阻　腹痛、腹胀、呕吐和便秘为四大典型症状，但视梗阻部位的不同有所变化。高位小肠梗阻症状以呕吐为主，腹胀不明显。低位小肠梗阻时，腹胀明显，但呕吐出现晚。小肠梗阻初期，肠蠕动活跃，肠鸣音增强，可闻及气过水声。梗阻后期出现肠坏死时，肠鸣音减弱或消失。

7.腹部钝性损伤　如合并实质性脏器破裂出血、血管损伤，可伴有心率加快、血压下降等低血容量临床表现；如合并空腔脏器破裂穿孔，可伴有腹膜刺激症状和体征。

8.妇产科疾病所致急腹症　异位妊娠有停经史，突发下腹疼痛，伴腹膜炎体征，有明显反跳痛，阴道不规则出血；卵巢肿瘤蒂扭转有卵巢囊肿史，腹痛突然发作，出现腹膜炎体征提示扭转肿瘤缺血、坏死；急性盆腔炎为下腹部疼痛伴发热，腹部有压痛和反跳痛，阴道分泌物增多。

9. 心肌梗死　少数患者可表现为上腹部牵涉痛，也可伴有腹肌紧张。疼痛多位于胸骨后、剑突下或上腹部，疼痛可向左上肢放射，腹部压痛点不固定，无反跳痛。患者多有心血管疾病史，心电图检查可确诊。

10. 急性肺炎和胸膜炎　可有上腹部牵涉痛，但患者常有高热、咳嗽、呼吸困难；腹部压痛轻，多不伴有肌紧张及反跳痛，肠鸣音正常；肺底叩浊，呼吸音减弱，语颤增强，可闻湿鸣、管状呼吸音或胸膜摩擦音等。

11. 急性胃肠炎　多在进不洁食物后发病，表现为剧烈呕吐、腹痛、腹泻。腹部无压痛、反跳痛和肌紧张，肠鸣音活跃。腹泻后腹痛可暂时缓解。

12. 原发性腹膜炎　多见于有肝硬化或尿毒症性腹水、免疫功能低下的患者。患者开始即有发热，随之腹痛、腹水增多，腹部压痛或反跳痛，但腹膜刺激征较继发性腹膜炎为轻。

13. 糖尿病合并酮症酸中毒　有糖尿病史，可伴有明显腹痛、恶心呕吐或出现轻度腹肌紧张和压痛。出现意识障碍，呼出气体有烂苹果味，快速血糖检查有血糖升高。

14. 尿潴留　由于尿道或膀胱颈病变，如结石、肿瘤、前列腺增生、尿道狭窄、子宫肿瘤压迫等因素，可造成阻塞性尿潴留；或由于神经、精神病变，如脊髓结核、脊髓炎、脊髓损伤、神经官能症、脑膜脑炎等，可造成非阻塞性尿潴留。轻度尿潴留腹部有胀痛，下腹可扪及肿大的膀胱，叩诊浊音；重度膀胱可扩张至上腹部而扪不清膀胱边界，膀胱极度扩张牵拉刺激脏腹膜导致腹痛加重，并伴有全腹压痛、反跳痛、肌紧张，可误诊为弥漫性腹膜炎，但全腹叩诊浊音，导尿后膀胱缩小、腹痛消失。

三、处置

（一）基本措施

（1）取舒适体位，监测生命体征，对生命体征不稳定的患者，在积极救治维持生命体征的同时,迅速送往医院。

(2)持续低流量吸氧。

(3)建立静脉通路,积极预防和纠正休克,出现低血容量性休克时,患者下肢抬高15°,取抗休克体位。

(4)在未明确诊断前,禁用强效镇痛药,以免掩盖病情,同时应禁食、禁水、禁热敷、禁用泻药。

(5)观察腹痛变化,对疑似绞窄性肠梗阻、坏死性胰腺炎、重症胆囊炎、内脏穿孔及主动脉夹层者要严密观察病情。

(二)对症处理

(1)对明确疾病导致的急腹症,应按相应原则处理:胆道结石及泌尿系统损伤所致者,疼痛剧烈时给予阿托品针剂1mg或山莨菪碱针剂10mg肌内注射。

(2)对未明确原因的急腹症患者,应做好心理安抚。

(3)合并腹腔内出血的患者病情危急,可使用止血类药物,尽快送医院处理。

(4)注意伴随症状,开展相应的辅助检查,协助鉴别诊断。

(5)尽快明确诊断,针对病因采取相应措施。如暂时不能明确诊断,应采取措施维持重要脏器的功能,并严密观察病情。

(三)注意事项

1. 体温 持续发热或体温进行性增高多提示腹内感染蔓延和加重,如化脓性阑尾炎合并穿孔;体温突然下降伴皮肤湿冷、面色苍白,应警惕休克的可能。

2. 脉搏与血压 炎性急腹症患者脉搏较快,脉搏突然加快伴血压波动,甚至下降则提示脾损伤、破裂合并内出血、休克的可能。

3. 呼吸 腹部损伤患者出现呼吸节律异常变化时,应考虑合并颅脑损伤的可能;出现呼吸困难、发绀等缺氧表现时,提示合并胸部损伤或严重腹膜炎、败血症。

4. 神志 烦躁不安、谵妄等往往是内出血、休克或腹部炎症扩散、败血症形成,感染加重的征兆。

5. 腹痛的特征 全面了解患者腹痛的特点有助于早期诊断。腹痛的变化往往代表病情的变化,如急性阑尾炎患者右下腹痛转为全腹痛往往是合并穿孔的征兆;阵发性绞痛是肠梗阻的表现,当转为剧烈、持续性痛时，提示肠绞窄。

6.伴随症状　呕吐频繁、腹胀加重、大便转为血性及尿量减少等常是病情恶化的表现之一。呕吐物性状及消化道出血量的多少亦是病情变化的指征。

第六章

内科急症

第一节 循环系统急症

一、急性冠脉综合征

(一)概述

1.概念　急性冠脉综合征(ACS)是一种常见的严重的心血管疾病,是冠心病的一种严重类型,包括ST段抬高心肌梗死(STEMI)、非ST段抬高心肌梗死(NSTEMI)和不稳定型心绞痛(UA)。其中,后两种类型统称为非ST段抬高型ACS(NSTE-ACS)。该病常见于老年人、男性及绝经后女性,以及吸烟、高血压、糖尿病、高脂血症、腹型肥胖及有早发冠心病家族史的患者。ACS患者常表现为发作性胸痛、胸闷等症状,可导致心律失常、心力衰竭,甚至猝死,严重影响患者的生活质量和寿命。如及时采取恰当的治疗方式,则可大大降低病死率,并减少并发症,改善患者的预后。

2.病理生理机制　急性冠脉综合征的基本发病机制为冠状动脉内易损斑块继发病理改变,如斑块内出血、斑块纤维帽出现裂隙、表面血小板聚集和(或)刺激冠状动脉痉挛,使局部心肌血流量明显下降,加重心肌缺血而诱发心绞痛,甚至心肌梗死。经典的观点认为,不稳定斑块中的炎症细胞能释放多种蛋白酶,消化溶解纤维帽;在各种诱因的作用下,冠状动脉发生异常舒缩运动及斑块局部血流切应力变化,易损斑块破裂,使胶原纤维暴露于血液中,血小板立即黏附于胶原纤维上,早期形成富含血小板的白色血栓(不稳定型心绞痛和非ST段抬高心肌梗死),然后迅速启动凝血过程,形成红色血栓(ST段抬高心肌梗死),由心肌缺血向心肌坏死发展。

急性冠脉综合征的病理生理特征是心肌供氧和需氧之间的平衡失调,

最常见的原因为冠状动脉斑块造成的心肌血流灌注减少。此外，血管痉挛、继发性因素（如发热、甲状腺功能亢进等）亦可导致心肌耗氧量增加；病情严重者可能在此基础上出现急性泵衰竭（心脏舒缩功能受损和血流动力学改变）和心室重构，以及心脏电活动不稳定所致的心律失常、交感神经亢进和传导障碍。急性心肌梗死的部位和范围与冠状动脉闭塞的部位密切相关。①左前降支闭塞：引起左心室前间壁、前壁、心尖部、二尖瓣前乳头肌梗死；②右冠状动脉闭塞：引起左心室下壁、后间隔、右心室梗死，可累及窦房结、房室结；③左回旋支闭塞：引起左心室高侧壁、正后壁、左心房梗死；④左冠状动脉主干闭塞：引起广泛前壁心肌梗死。

（二）评估

1. 基础评估　意识状态、血压、心率/心律、呼吸、体温、动脉血氧饱和度及患者的一般状态均应得到充分评估。如患者出现意识状态改变（淡漠或烦躁）、大汗、血流动力学不稳定、末梢血氧饱和度降低及心律失常，应立即引起重视。

2. 症状评估

（1）典型的缺血性胸痛表现为发作性胸骨后闷痛，紧缩压榨感或压迫感、烧灼感，可向左上臂、下颌、颈、背、肩部或左前臂尺侧放射，呈间断性或持续性，可伴有出汗、恶心、呼吸困难、窒息感，甚至晕厥。持续时间＞10～20分钟。含硝酸甘油不能完全缓解时常提示急性心肌梗死。部分患者在急性心肌梗死发病前数日会有乏力、胸部不适、活动时心悸、气急、烦躁、心绞痛等前驱症状。不典型表现可能还有牙痛、咽痛、上腹隐痛、消化不良、胸部针刺样痛或仅有呼吸困难。这些常见于老年人、女性、糖尿病、慢性肾功能不全或痴呆症患者。临床缺乏典型胸痛表现，特别是当心电图正常或临界改变时，常易被忽略和延误治疗，应注意连续动态观察。故应在采集病史时注意询问有无高血压、糖尿病、血脂异常及吸烟等危险因素。

（2）体格检查时，大多数ACS患者无明显的体征，重症患者可出现皮肤湿冷、面色苍白、烦躁不安、颈静脉怒张等，听诊可闻及肺部啰音、心律失常、心脏杂音、心音分裂、第三心音、心包摩擦音和奔马律。

3. 辅助检查

（1）常规检查：心电图。典型STEMI：①ST段抬高呈弓背向上型，在面向坏死区周围心肌损伤区的导联上出现；②宽而深的Q波（病理性Q波)；③T波倒置，在面向损伤区周围心肌缺血区的导联上出现。NSTE-ACS ST-T波动态变化是NSTE-ACS最有诊断价值的心电图异常表现。初始心电图正常或临界改变，不能排除NSTE-ACS的可能性；患者出现症状时应再次记录心电图，且与无症状时或既往心电图对比，注意ST-T波的动态变化。

(2) 推荐类检查项目

1) 心肌损伤标志物：急性心肌梗死时会出现心肌损伤标志物升高，且其增高水平与心肌梗死范围及预后明显相关。①肌钙蛋白I（cTnI）或肌钙蛋白T（cTnT）起病3～4小时后升高，cTnI于11～24小时达高峰，7～10天降至正常，cTnT于24～48小时达高峰，10～14天降至正常。肌钙蛋白增高是诊断心肌梗死的敏感指标。②肌酸激酶同工酶（CK-MB）于起病后4小时内增高，16～24小时达高峰，3～4天恢复正常。

2) 超声心动图：急性心肌梗死及严重心肌缺血时可见室壁节段性运动异常。同时有助于了解左心室功能、诊断室壁瘤和乳头肌功能失调等。

(三) 处置

1. 基本措施

(1) 充分交代病情危重性，并安慰患者及其家属，使其情绪稳定。必要时可给予吗啡10mg皮下注射，以达到镇静、镇痛效果。

(2) 吸氧、多参数监护、建立静脉通路。严密监测生命体征及心电变化。心律失常见于75%～95%的急性心肌梗死患者，多发生在起病1～2天，而以24小时内最多见。各种心律失常中，以室性心律失常最多见，尤其是室性期前收缩。心室颤动是急性心肌梗死早期，特别是入院前主要的死因。房室传导阻滞和束支传导阻滞也较多见，出现血流动力学变化时应给予及时纠正或应急处理。

(3) 接诊10分钟内完善18导联心电图，有条件时尽快完善心肌损伤标志物及心脏超声的检查。并注意定期复查观察动态变化。

(4) 药物治疗：所有患者只要无禁忌证，均应立即口服水溶性阿司匹林或嚼服肠溶阿司匹林300mg，继以100mg/d长期维持。在首次或再次经皮冠状动脉介入治疗（PCI）之前（或当时）应尽快服用氯吡格雷初始负荷量300mg（拟直接PCI者最好600mg）。他汀类药物除调脂作用外，还具有抗炎、改善内皮功能、抑制血小板聚集的多效性，因此，所有无禁忌证的STEMI患者接诊后应尽早开始他汀类药物治疗，且无须考虑胆固醇水平。如患者收缩压低于90mmHg或较基础血压降低＞30%、严重心动过缓（心率50次/分）或心动过速（心率＞100次/分）、拟诊右心室梗死，则不应使用硝酸酯类药物。

2.对症处理

（1）氧疗：不建议常规给予吸氧治疗，但当有缺氧症状或血氧低于94%时应给予使用。

（2）镇痛治疗。

3.注意事项

（1）充分评估病情，积极处理并发症。警惕出现突发的恶性心律失常。

（2）硝酸酯类的药物应用不是必需的。

（3）病情变化时及时复查18导联心电图，如转运时间过长，每1小时需复查心电图，观察动态变化。

（4）持续监测心电、血压、血氧饱和度，转运途中不间断给氧。时间就是生命，尽快将患者转运至有相应血管再通治疗条件的医院。

二、心律失常

（一）概述

1.概念 心律失常（arrhythmia）是指心脏电脉冲的频率、节律、起源部位、传导速度或激动次序的异常导致心电的异常变化。

2.分类 根据发生原理分类，可分为冲动形成异常和冲动传导异常两大类。

（1）冲动形成异常

1）窦房结心律失常：窦性心动过速，窦性心动过缓，窦性心律失常，窦性停搏。

2）主动性异位心律：期前收缩（房性、房室交界性、室性），阵发性心动过速（房性、房室交界性、室性），心房扑动、心房颤动、心室扑动、心室颤动。

3）被动性异位心律：逸搏（房性、房室交界性、室性）；逸搏心律（房性、房室交界性、室性）。

（2）冲动传导异常

1）生理性：干扰及房室分离。

2）病理性：窦房传导阻滞、房内传导阻滞、房室传导阻滞、室内传导阻滞（左、右束支及左束支分支）。

3）房室间传导途径异常：预激综合征。

根据心律快慢分类，可分为快速型心律失常和缓慢型心律失常。

3.病理生理机制、解剖要点　心脏传导系统由负责正常心电冲动形成与传导的特殊心肌组成。它包括窦房结、结间束、房室结、希氏束（房室束）、左右束支和浦肯野纤维网。

窦房结是心脏正常窦性心律的起搏点。结间束连接窦房结与房室结，分成前、中、后三束。房室结上部为移行细胞区，与心房肌接续，中部为致密部，肌纤维交织排列，下部纤维呈纵向走行，延续至希氏束。希氏束为索状结构，起自房室结前下缘，穿越中央纤维体后，分成左、右束支，其终末部呈树枝状分布，组成浦肯野纤维网，潜行于心内膜下。

正常心脏传导过程：心电冲动在窦房结内形成后，随即由结间通道和普通心房肌传递，抵达房室结及左心房。冲动在房室结内传导速度极为缓慢，抵达希氏束后传导再度加速。束支和浦肯野纤维的传导速度均极快捷，使全部心室肌几乎同时被激动。最后，心室冲动抵达心外膜，完成一次心动周期。

传导系统中的任何一个环节出现异常（如不传、逆传、减慢、加快等）均会出现心律失常。

（二）评估

1.基础评估

（1）病史询问：让患者客观描述症状发生时的感受，可以提供对诊断有价值的线索。

（2）心脏听诊：可闻及心率快慢、心律失常、第一心音强弱不等等变化。

（3）脉搏触诊：可触及脉搏增快或减慢、短绌脉、脱落脉等表现。

2.症状评估　可有心悸、无力、头晕等症状，严重者可以出现意识丧失、抽搐，甚至死亡等表现。

（三）辅助检查

1.常规检查

（1）心电图检查：是心律失常最重要的一项无创伤性检查技术。临床应用中应记录标准12导联心电图，必要时可增加右心室或后壁心电图。

（2）心电监护：动态了解患者心律变化。

2.推荐类检查项目

（1）动态心电图：若患者心律失常间歇性发作且不频繁，难以用常规单次心电图检查发现时，可推荐使用动态心电图。院前医疗急救中不建议使用。

（2）运动试验：患者在运动时出现心悸等症状，可做运动试验协助诊断。运动试验有可能诱发恶性心律失常，院前医疗急救中不推荐使用。

（四）处置原则

心律失常的发生和发展受许多因素的影响。心律失常的处理不能仅着眼于心律失常本身，需要考虑基础疾病及诱发因素的纠正。

1.首先识别纠正血流动力学障碍

（1）心律失常急性期控制应以血流动力学状态来决定处理原则。

（2）血流动力学不稳定时不应苛求完美的诊断流程，而应追求抢救治疗的效率，以免贻误抢救时机。

（3）血流动力学相对稳定者，可根据心电图的特点，结合病史及体检进行诊断及鉴别诊断，选择相应的治疗措施。

2.基础疾病和诱因的治疗

（1）基础疾病和心功能状态与心律失常的发生关系密切，有关基础疾病的急性处理应根据相应指南的推荐进行。

（2）某些诱因也可直接导致心律失常，纠正诱因后，心律失常得到控制。

（3）基础疾病和心律失常可互为因果，紧急救治中应根据当前主要矛盾和心脏的基础状态，随时调整心律失常的处理策略。

3.衡量效益与风险比

（1）对危及生命的心律失常患者，应采取积极措施进行控制，追求抗心律失常治疗的有效性，挽救生命。

（2）对非威胁生命的心律失常处理，需要更多地考虑治疗措施的安全性。

4.对心律失常本身的处理

（1）若心律失常本身造成严重的血流动力学障碍或者造成患者不可耐受的症状，终止心律失常就成为首要和须立即执行的任务。

（2）有些心律失常不容易立刻终止，但快速的心室率会使血流动力学状态恶化或伴有明显症状，减慢心室率可稳定病情，缓解症状。

（3）接受过电复律、临时性起搏等培训的院前急救医师，根据心律失常的具体情况可适时使用电复律、临时起搏等治疗方法。

（五）分述

临床上的心律失常表现纷繁复杂，本章节侧重对院前急救中常见的、危急的、需紧急处置的几种心律失常进行阐述。

1.阵发性室上性心动过速（PSVT） PSVT是指发生于希氏束分支以上的快速性心律失常的总称，分为房性与交界性心动过速，但常因P波不易辨识，故将两者统称为室上性心动过速，PSVT约90%是由折返所致，另外10%是由自律性增高引起。

（1）心电图表现：典型PSVT表现为突发突止，频率一般为160～250次/分，节律整齐，QRS波群形态一般正常。

若伴有束支传导阻滞、室内差异性传导或逆向性房室折返等情况时，QRS波群会出现增宽表现。

（2）鉴别诊断：窦性心动过速、心房颤动、心房扑动等。

（3）处置

1）常规监测心率、心律、血压，重点关注血流动力学不稳定患者。

2）根据具体情况，可以给予患者吸氧。

3）开放有效静脉通路。

4）血流动力学稳定者可先行手法刺激迷走神经，这一方法在发作早期使用效果较好：①患者可以通过深吸气后屏气，再用力做呼气动作（Valsalva法）；②用压舌板等刺激悬雍垂（即咽喉部）产生恶心感；③压迫眼球；④按摩颈动脉窦（老年患者慎用）。

5）药物治疗

A.腺苷：如刺激迷走神经无效，腺苷是终止PSVT的首选方法。用法：6mg，IV，1～3秒，无效者2分钟后12mg静脉快速注射。该药对自律性增高的房性心动过速无效。

B.胺碘酮：阻断钠钾通道，有β受体阻滞和钙通道阻滞特性，减慢房室结传导。用法：150mg，5%葡萄糖10～20ml稀释后，静脉注射10分钟以上。

C.普罗帕酮：1.0～1.5mg/kg（一般可用70mg），稀释至20ml后在

10分钟内缓慢静脉注射。无效者10～15分钟后可重复一次，总量不宜超过210mg。PSVT终止后即停止注射。

D. β受体阻滞剂：如普萘洛尔、艾司洛尔等，β受体阻滞剂可减慢冲动形成、减慢房室结传导，从而终止PSVT，有气道高反应性疾病或慢性心功能不全史者慎用。

E. 钙通道阻滞剂：如地尔硫䓬、维拉帕米等，钙通道阻滞剂主要通过减慢心房和房室结传导起效，可影响心肌收缩力和外周血管阻力，左心室功能障碍或慢性心功能不全患者慎用，不明原因的宽QRS心动过速或心动过速伴预激者禁忌使用。

F. 去乙酰毛花苷：治疗PSVT起效较慢，且禁忌证较多，不建议在院前医疗急救中使用。伴有左心功能不全的PSVT可以尝试使用。

6）血流动力学不稳定者应选用同步直流电复律。一般首选50J，无效者可增加25～50J，直至恢复窦性心律。如病情允许，可以给予静脉镇静药。仍然无效可选用腺苷或钙通道阻滞剂（注意相关药物使用禁忌证）。

7）食管调搏：不推荐在院前医疗急救中使用。

8）其他治疗：如射频消融，在院前医疗急救中不推荐使用。

2. 室性心动过速（VT） VT是临床上最常见的恶性心律失常之一，需要立即处置，否则极易引起生命危险。

（1）心电图表现

1）3个或以上的室性期前收缩连续出现，通常突然开始。

2）QRS波群形态畸形，时限超过0.12秒，ST-T方向与QRS波群主波方向相反。

3）心室率通常为100～250次/分，心律规则，但也可略不规则。

4）心房独立活动，与QRS波群无固定关系，形成干扰性房室分离。

5）心室夺获、室性融合波的存在可为确立室性心动过速诊断提供重要依据。

（2）鉴别诊断：室上性心动过速伴室内差异性传导，此时QRS波≥0.12秒。

（3）处置

1）常规监测心率、心律、血压。

2）可以给予患者吸氧。

3）开放有效静脉通路。

4）血流动力学稳定者，可选用药物治疗。

A.胺碘酮：150mg，5%葡萄糖10～20ml稀释后，10分钟以上静脉注射，然后以1mg/min维持静脉滴注维持。

B.利多卡因：50～100mg以生理盐水10ml稀释后静脉注射，1～2分钟推完，数分钟（约5分钟）后可重复50mg，直到转律或总量达300mg后停止，有效者继续以1～4mg/min静脉滴注维持。

C.普罗帕酮：1～1.5mg/kg加入生理盐水10～20ml后静脉注射，10～20分钟后可重复，总量可达350mg，中止后可继续以0.3mg/min维持。

D.普鲁卡因胺：100mg加入生理盐水20ml静脉注射（3～5分钟），以后可每5～10分钟重复此量，直至转律或总量达1～2g停止，有效后以1～4mg/min静脉滴注维持。注意：此药可能引起明显低血压，血压下降明显者应停用。

E.苯妥英钠：100～200mg加入注射用水20～40ml缓慢静脉注射（≥5分钟），必要时每隔5～10分钟重复100mg，但2小时内一般不超过500mg。此药最适合洋地黄中毒者。

其他药可选溴苄胺、美西律（慢心律）、维拉帕米（异搏定）、普萘洛尔（心得安）等。有器质性心脏病或心功能不全者慎用利多卡因、普罗帕酮、维拉帕米、地尔硫䓬。

5）直流电复律。

A.血流动力学不稳定者，应选用同步直流电复律。

B.药物治疗无效者可尝试使用同步直流电复律。

C.若为无脉性室性心动过速、尖端扭转型室性心动过速，直接选用200J非同步直流电除颤。

D.洋地黄中毒引起的室性心动过速，不宜使用电复律。

3.心房扑动与心房颤动（AF） 心房颤动（简称房颤）是一种十分常见的心律失常，按其发作特点和对治疗的反应，一般将房颤分为四种类型：首次发作的房颤称为初发房颤；能够自行终止者为阵发性房颤（持续时间<7天，一般<48小时，多为自限性）；不能自行终止但经过治疗可以终止者为持续性房颤（持续时间＞7天）；经治疗也不能终止或不拟进行节律控制的房颤为持久性房颤。心房扑动较房颤少见。

（1）心电图表现

1）心房扑动

A.心房活动呈规律的锯齿状扑动波称为F波，扑动波之间的等电位线消失，频率通常为250～350次/分。

B.心室率规则或不规则，取决于房室传导比例是否恒定。

C.QRS波群形态正常，当出现室内差异性传导或原先有束支传导阻滞时，QRS波群增宽、形态异常。

2）心房颤动

A.P波消失，代之以大小不等、形态各异的颤动波（f波），频率为350～600次/分。

B.心室率极不规则，频率通常为100～160次/分。

C.QRS波群形态通常正常，当发生室内差异性传导或原先有束支传导阻滞时，形态可以增宽变形。

（2）鉴别诊断：窦性心动过速、室上性心动过速等。

（3）处置

1）常规监测心率、心律、血压。

2）可以给予患者吸氧。

3）开放有效静脉通路。

4）心房扑动。

A.药物治疗：钙通道阻滞剂、β受体阻滞剂、洋地黄制剂都可以有效控制心室率，院前急救中可根据具体情况酌情使用。

B.同步直流电复律：药物治疗无效或有明显血流动力学障碍时，可选用同步直流电复律，通常选择50J能量。

C.食管调搏、射频消融：不推荐在院前医疗急救中使用。

5）心房颤动的院前医疗急救治疗原则：维持血流动力学稳定，减轻心房颤动所致症状。对大多数患者应采取控制心室率的方法，对少数有血流动力学障碍的心房颤动或症状严重的患者，可以考虑复律治疗。

A.可以使用洋地黄制剂、β受体阻滞剂、钙通道阻滞剂有效控制心室率，注意以上药物使用的禁忌证。

B.如心房颤动发作时已经呈现血流动力学改变，宜紧急施行同步直流电复律。

C.胺碘酮转复心房颤动的概率较高，且致心律失常发生率较低，若药物复律无效，可改用电复律。

D.慢性心房颤动不推荐在院前医疗急救中积极处置。

E.其他治疗：射频消融、外科手术等，不推荐院前医疗急救中使用。

4.心室扑动与心室颤动（VF） 心室扑动与心室颤动是致命性心律失常，一旦发现，必须立即处理。

（1）心电图表现

1）心室扑动呈正弦图形，波幅大而规则，频率150～300次/分（通常在200次/分以上），有时难与室上性心动过速鉴别。

2）心室颤动的波形、振幅与频率均极不规则，无法辨认QRS波群、ST段与T波。出现室颤心电图时，患者处在意识丧失、呼吸停止、无脉搏的临床状态。

（2）处置

1）常规监测心率、心律。

2）非同步直流电除颤，除颤能量200J，并同时进行胸外按压和人工呼吸等复苏治疗。

3）给予患者吸氧。

4）开放有效静脉通路。

5.房室传导阻滞（AVB） AVB是指房室交界区脱离了生理性不应期后，心房冲动传导延迟或不能传导至心室。临床上根据阻滞的程度和心电图表现分为一度房室传导阻滞、二度房室传导阻滞（Ⅰ型、Ⅱ型）和三度房室传导阻滞。

（1）心电图表现

1）一度房室传导阻滞：PR间期超过0.20秒，QRS波群形态与时限均正常，若合并室内传导阻滞，可增宽。

2）二度房室传导阻滞

A.二度Ⅰ型AVB：PR间期进行性延长，直至一个P波受阻不能下传心室，相邻RR间期进行性缩短，直至一个P波不能下传心室，包含受阻P波在内的RR间期小于正常窦性PP间期的2倍。

B.二度Ⅱ型AVB：PR间期大多正常且恒定不变，突然出现一个P波受阻不能下传心室。

3）三度房室传导阻滞（三度AVB）：P波和QRS波各自独立、互不相关，心房率大于心室率（病理性房室分离），QRS波群形态可以正常或增宽。

(2) 处置

1) 常规监测心率、心律、血压。

2) 可以给予患者吸氧。

3) 开放有效静脉通路。

4) 一度AVB和二度Ⅰ型AVB心室率不太慢者，无须特殊治疗。

5) 药物治疗

A. 阿托品：0.5～2.0mg，静脉注射，可以提高房室阻滞的心率，适用于阻滞位于房室结的患者。

B. 异丙肾上腺素：1～4μg/min，静脉滴注，适用于任何部位的房室传导阻滞，但急性心肌梗死导致的房室传导阻滞者应慎重使用。

6) 经皮心脏起搏：二度Ⅱ型AVB与三度AVB心室率显著缓慢，伴有明显症状或血流动力学障碍，在条件允许的前提下，应给予起搏治疗。

7) 其他治疗：经食管电极起搏、经静脉起搏等，不推荐在院前医疗急救中使用。

三、主动脉夹层

(一) 概述

1. 概念　主动脉夹层（dissection of aorta）又称主动脉夹层动脉瘤，是指主动脉内膜撕裂后，腔内的血液通过内膜破口进入动脉壁中层形成夹层血肿，并沿血管长轴方向扩展，形成动脉真、假腔病理改变的严重主动脉疾病。其年发病率为（2.6～3.5）/10万，50～70岁为高发年龄，男性较女性高发。主动脉夹层的临床特点为急性起病，突发剧烈疼痛、高血压、晕厥、低血压、休克、心力衰竭、心脏压塞、严重主动脉瓣关闭不全，以及其他脏器或肢体缺血症状等。如不及时诊治，48小时内的死亡率高达50%，其主要致死原因为主动脉夹层动脉瘤破裂引起的大出血。

2. 病理生理机制、分型　本病的基础病理变化是遗传或代谢性异常导致的主动脉中层囊样退行性变，部分患者为伴有结缔组织异常的遗传性先天性心血管病。主动脉夹层动脉瘤绝大多数是由于主动脉内膜撕裂后血流进入中层，部分患者是由中层滋养动脉破裂产生血肿后压力过高撕裂内膜所致。内膜裂口多发生于主动脉应力最强的部位。

高血压是发生主动脉夹层最重要的危险因素，65% ～ 75%的主动脉夹层患者合并高血压，且多数患者的血压控制欠佳；除血压绝对值增高外，血压变化率增大也是引发主动脉夹层的重要因素。此外，动脉粥样硬化和增龄也是主动脉夹层的重要危险因素。先天性因素包括马方综合征、Ehlers-Danlos综合征、家族性胸主动脉瘤、主动脉瓣二瓣畸形及先天性主动脉缩窄等。医源性损伤如主动脉内球囊反搏泵置入、主动脉内造影剂注射误伤内膜、心脏瓣膜及大动脉手术等也可导致本病的发生。

根据夹层起源和主动脉受累部位，可将主动脉夹层按De Bakey系统分为三型。

Ⅰ型：夹层起源于升主动脉，扩展超过主动脉弓到降主动脉，甚至腹主动脉，此型最多见。

Ⅱ型：夹层起源并局限于升主动脉。

Ⅲ型：病变起源于降主动脉左锁骨下动脉开口远端，并向远端扩展，可直至腹主动脉（Ⅲa，仅累及胸降主动脉；Ⅲb，累及胸、腹降主动脉）。

Stanford分型将主动脉夹层动脉瘤分为A、B两型。无论夹层起源于哪一部位，只要累及升主动脉者即称为A型，相当于De Bakey分型中的Ⅰ型和Ⅱ型，夹层起源于胸降主动脉且未累及升主动脉者称为B型，相当于De Bakey分型中的Ⅲ型。

（二）评估

1. 基础评估　本病临床表现取决于主动脉夹层动脉瘤的部位、范围和程度、主动脉分支受累情况、有无主动脉瓣关闭不全及向外破溃等并发症。

（1）询问病史，了解发病情况。

（2）监测生命体征，观察并记录患者的神志、脉搏、呼吸和血压等情况。

2. 症状评估

（1）疼痛：疼痛是本病最主要和常见的表现。超过80%的患者有突发前胸或胸背部持续性、撕裂样或刀割样剧痛，疼痛剧烈难以忍受，部位往往与夹层病变的起源位置密切相关，起病后即达高峰，可放射到肩背部，亦可沿肩胛间区向胸、腹部及下肢等处放射。部分患者虽然发生夹层动脉瘤但无明显疼痛，如马方综合征者、激素治疗者及起病缓慢者。

（2）血压变化：大多数患者合并高血压，且两上肢或上下肢血压相差较大。如果出现心脏压塞、血胸或冠状动脉供血受阻而引起心肌梗死，则可能出现低血压。夹层破裂出血表现为严重的休克。

（3）心血管系统

1）主动脉瓣关闭不全和心力衰竭：约50%的Ⅰ型及Ⅱ型主动脉夹层患者出现主动脉瓣关闭不全。心前区可闻及典型叹气样舒张期杂音且可发生充血性心力衰竭，但在心力衰竭严重或心动过速时，杂音可不明显。

2）心肌梗死：当少数近端夹层的内膜破裂下垂物遮盖冠状窦口时，可致急性心肌梗死；多数影响右冠状动脉窦，因此多见下壁心肌梗死。

3）心脏压塞：当心包内渗液达到一定程度时，可出现心脏压塞，表现为低血压、心音低钝和颈静脉怒张。

（4）脏器或者肢体缺血

1）神经系统缺血症状：为夹层累及颈动脉、无名动脉造成动脉缺血所致。患者可有头晕、一过性晕厥、精神失常，严重者发生缺血性脑卒中。夹层压迫颈交感神经节常出现Horner综合征，压迫左侧喉返神经出现声音嘶哑。向下延伸至第2腰椎水平，可累及脊髓前动脉，出现截瘫、大小便失禁等。

2）四肢缺血症状：累及腹主动脉或髂动脉可表现为急性下肢缺血。查体常发现脉搏减弱、消失，肢体发凉和发绀。

3）内脏缺血：肾动脉供血受累时，可出现腰痛、血尿、少尿/无尿及其他肾功能损害症状。肠系膜上动脉受累可引起肠坏死。黄疸及血清氨基转移酶升高则是肝动脉闭塞缺血的表现。

（5）夹层动脉瘤破裂：主动脉夹层动脉瘤可破入左侧胸膜腔引起胸腔积液；也可破入食管、气管内或腹腔，出现休克，以及呕血、咯血等症状和相应体征。

3.辅助检查

（1）常规检查

1）心电监护：监测患者的心率、血压及脉氧等情况。

2）心电图检查：除在心包积血或累及冠状动脉时，一般无特异性ST-T改变，故心电图常作为急性胸痛患者与急性心肌梗死的区分手段。

（2）推荐类检查项目：确诊主动脉夹层的主要辅助检查手段是计算

机断层扫描血管造影（CTA）、磁共振血管造影（MRA）及数字减影血管造影（DSA），其他检查项目包括胸部X线平片和超声心电图检查等。目前院前还不具备开展这些检查的条件。

4. 鉴别诊断

（1）急性冠脉综合征：表现为典型的胸痛症状，特征性心电图表现（如病理性Q波、ST段弓背向上抬高或压低、T波低平或倒置等）并呈动态改变。心肌坏死标志物（肌红蛋白、肌钙蛋白I或肌钙蛋白T、CK-MB等）检测和冠状动脉造影检查可明确诊断。

（2）急性肺动脉栓塞：表现为不明原因的呼吸困难、胸痛、咯血、晕厥和休克，伴有发绀、肺动脉瓣区第二心音亢进、颈静脉充盈、肝大、下肢水肿等右心负荷急剧增加的表现。常有低氧血症，血浆D-二聚体增高，心电图呈现$V_1 \sim V_2$甚或V_4导联的T波倒置和ST段异常、$S_1Q_{III}T_{III}$征（即Ⅰ导联S波加深，Ⅲ导联Q波显著，T波倒置）、肺型P波、电轴右偏及顺时针方向转位等肺动脉及右心高压的表现。肺动脉CTA、核素肺通气-灌注等检查可明确诊断。

（3）因多系统血管的压迫，导致组织缺血或夹层破入某些器官，需与相应疾病鉴别。

（三）处置

1. 基本措施

（1）绝对卧床休息。

（2）严密监测生命体征，包括血压、心率、心律、呼吸及脉氧等。

（3）开通静脉通路。

（4）心电图检查。

（5）必要时吸氧。

2. 对症处理

（1）镇痛：强效镇静与镇痛，必要时注射吗啡。

（2）降压：首选静脉应用硝普钠，迅速将收缩压降至100～120mmHg或更低，预防夹层血肿的延伸。必要时使用其他降压药，如α受体拮抗剂酚妥拉明、血管紧张素转换酶抑制剂卡托普利、利尿剂呋塞米等药物。血压应降至能保持重要脏器灌注的最低水平，避免出现少尿、心肌缺血及精神症状。

（3）β受体拮抗剂或钙通道阻滞剂：使用普萘洛尔等β受体拮

剂在降压的同时可进一步降低左心室张力和心肌收缩力，减慢心率至60～80次/分，以防止夹层进一步扩展。对于β受体拮抗剂不能耐受的患者，可使用非二氢吡啶类钙通道阻滞剂（地尔硫䓬、维拉帕米等）代替。

3.注意事项

（1）本病是危重急症，主动脉夹层动脉瘤破裂可导致患者迅速死亡，应告知家属病情凶险，并签署知情同意书。

（2）持续监测患者生命体征，并提前开通静脉通路。

四、高血压急症

（一）概述

高血压急症指高血压患者由于情绪激动、过度劳累等因素，脑循环自身调节失调，外周小动脉暂时性强烈痉挛，血压急剧升高，导致心、脑、肾等靶器官进行性损害等一系列表现。

（二）评估

（1）有高血压、肾炎、妊娠中毒等病史。

（2）临床症状多样化，患者有突然出现剧烈头痛、头晕、恶心、呕吐、烦躁不安、视物模糊、皮肤潮红、发热等症状，甚至昏迷、抽搐，也有出现心悸、呼吸困难、急性左心衰竭、肺水肿、半身麻木、偏瘫、失语等症状。

（3）血压急剧升高，收缩压超过26kPa（200mmHg）或舒张压超过17.3kPa（130mmHg）。

（三）处置

1.基本措施

（1）安慰患者及其家属，使其情绪稳定。

（2）吸氧，保持呼吸道通畅。

（3）监测意识、瞳孔、生命体征等变化。

2.对症治疗

（1）控制血压：院前的条件有限，时间短暂，对不伴有其他合并症及疾病的患者，可使用缓和的降压药品。但血压降低不宜过快，使血压逐渐降低至160/90mmHg上下。可选择硝苯吡啶片舌下含服，硝酸甘油（5mg/250ml）静脉滴注，滴速为30ml/h（相当于10μg/min）；或乌拉地尔10～15mg缓慢静脉注射，监测血压变化，降压效果应在5分钟内出现。若效果不够满意，可重复用药。本品在静脉注射后，为了维持其降压效果，可持续静脉滴注，250mg溶于500ml NaCl溶液，开始滴速为2mg/min，维持剂量9mg/h。

（2）降低颅内压力：伴脑水肿者，可用20%甘露醇静脉滴注，或用呋塞米静脉注射。以上药物可配合使用。

（3）控制抽搐等症状，可选用苯巴比妥、地西泮等。

3.注意事项

（1）在院前急救时以稳定病情、及时转送医院为基本目标。对于高血压急症，院前只处理症状（如高血压脑病症状），不处理原发病。

（2）降压不宜过度。

（3）妊娠子痫应静脉注射硫酸镁，慎用利尿剂，禁用硝普钠和血管紧张素转换酶抑制剂。

第二节 呼吸系统急症

一、支气管哮喘

（一）概述

1.概念 支气管哮喘是由多种细胞包括气道的炎症细胞（如嗜酸性粒细胞、肥大细胞、T淋巴细胞、中性粒细胞）和结构细胞（如平滑肌细胞、气道上皮细胞等），以及细胞组分参与的气道慢性炎症疾病。这种气道慢性炎症导致气道高反应性，并引起反复发作性的喘息、气急、胸闷或咳嗽等症状，常在夜间及凌晨发作或加重，多数患者可自行缓解或经治疗后缓解。

2.病理生理机制、解剖要点

（1）变态反应：变应原→IgE→肥大细胞、嗜酸性粒细胞（在钙离子参与下，脱颗粒）→组胺、5-羟色胺、白三烯等→平滑肌收缩、血管通透性增加。

（2）气道炎症：气道慢性炎症是哮喘的本质。所有哮喘都表现为多种炎症细胞，特别是肥大细胞、嗜酸性粒细胞和淋巴细胞等炎性细胞在气道浸润和聚集。并能分泌多种炎性介质。

（3）气道高反应性：是哮喘患者的共同病理生理特征。表现为气道对各种刺激因子出现过强或过早的收缩反应→气道慢性炎症是导致气道高反应性的重要机制之一。

（4）神经机制：表现为β-肾上腺素受体功能低下和迷走神经张力亢进有关。

(二) 评估

1.基础评估　快速监测患者血氧饱和度、血压、意识状态水平。

2.症状评估　哮喘可分为急性发作期和非急性发作期。

（1）急性发作期

1）轻度：步行或者上楼时气短，可有焦虑、呼吸频率轻度增加，闻及散在哮鸣音，肺通气功能和血气检查正常。

2）中度：稍事活动后感到气短，讲话常有中断，时有焦虑，呼吸频率增加，可有"三凹征"，闻及响亮、弥漫的哮鸣音，心率增快，可出现奇脉。

3）重度：休息时感到气短，端坐呼吸，只能发单字表达，常有焦虑和烦躁，大汗淋漓，呼吸频率＞30次/分，常有"三凹征"，闻及响亮、弥漫的哮鸣音，心率增快常＞120次/分，奇脉。

4）危重：患者不能讲话，嗜睡或意识模糊，胸腹矛盾运动，哮鸣音减弱甚至消失，脉率变慢或不规则。

（2）非急性发作期：亦称慢性持续期，指患者虽然没有急性发作，但在相当长的时间内仍有不同频度和不同程度的喘息、咳嗽、胸闷等症状，可伴有通气功能下降。

3.辅助检查

（1）常规检查：血糖、心电图、心电监护。

（2）推荐类检查项目：血气分析。

4.鉴别诊断

（1）心源性哮喘：有心脏病史，可出现夜间阵发性呼吸困难。

（2）喘息型慢性支气管炎：有慢性支气管炎病史，发作时以喘息为主，伴咳嗽、咳痰。

（3）支气管肺癌。

（4）变态反应性肺浸润。

(三) 处置

1.基本措施　脱离变态原、吸氧、保持舒适体位。

2.对症处理　急性发作期的治疗目标是尽快缓解气道痉挛,纠正低氧血症,恢复肺功能,预防进一步恶化或再次发作,防治并发症。

(1)轻度:定量雾化机吸入SABA(短效β_2受体阻滞剂),在第1小时内每20分钟吸入1～2喷,随后轻度急性发作可调整为每3～4小时吸入1～2喷。效果不佳时可加缓释茶碱片,或加用短效抗胆碱药气雾剂。

(2)中度:吸入SABA(常用雾化吸入),第1小时内可持续雾化吸入。联合应用雾化吸入短效抗胆碱药、激素混悬液。也可联合静脉注射茶碱类。如果治疗效果欠佳,尤其是在控制性药物治疗的基础上发生的急性发作,应尽早口服激素,同时吸氧。

(3)重度至危重度:持续雾化吸入SABA,联合雾化吸入短效抗胆碱药、激素混悬液及静脉茶碱类药物。尽早静脉应用激素,待病情得到控制和缓解后改为口服药物。

3.注意事项　需要排查张力性气胸及痰栓阻塞风险。

二、急性肺栓塞

(一)概述

1.概念　肺栓塞(pulmonary embolism,PE)是以各种栓子阻塞肺动脉系统为其发病原因的一组疾病或临床综合征的总称。其是一种潜在危及生命的疾病,血栓从外周静脉脱落,经过右心进入肺动脉循环,引起肺动脉部分或完全梗阻。当血管系统堵塞超过50%的时候会出现显著的肺动脉高压及急性肺心病。PE临床表现复杂多变,常不典型,容易漏诊,为心血管疾病常见的第三大死因,占所有心搏骤停的5%,而无脉性电活动的患者比例更高。

2.病理生理机制、解剖要点　引起肺血栓栓塞的栓子常见于下肢和盆腔静脉。这些静脉系统的栓子比较隐蔽,尤其是小腿静脉近端的血栓风险较大。基础高凝状态患者的肺栓塞常见于影响静脉回流、导致内皮损伤和功能不全的疾病,卧床、限制行走等,即使时间很短也是常见的触发因素。在一些临时或者可逆的危险因素(如手术、创伤、制动、妊娠、口服避孕药或激素替代治疗等)的作用下,6周到3个月内发生的静脉血栓栓塞症(venous thrombo embolism,VTE)被认为是诱发型,其他则被称为非诱发型。PE也可能发生在没有任何已知危险因素的情况下。

静脉血栓形成都始于淤血或损伤静脉的微血栓，深静脉血栓形成（deep venous thrombosis，DVT），血凝块会移动，经静脉系统和右心到达肺动脉，引起一支或多支血管部分或全部阻塞。其后果因栓子的大小、数量，以及肺脏的反应、肺脏基础性疾病及机体内在的溶栓系统溶解血凝块的能力而异。

小栓子可能不产生急性生理学效应，许多栓子一形成即开始溶解，在数小时或数天内消失。较大的栓子可引起反射性通气增加（呼吸急促）；大栓子阻塞在肺动脉或小栓子阻塞远端肺动脉系统的50%以上的大面积肺栓塞可致右心室（RV）后负荷增加，使右心室张力升高，并可能导致右心室扩张；同时PE还可以引起支气管活性物质的释放，加剧通气/血流（V/Q）失调，肺循环无灌注或者低灌注区的生理无效腔增加，导致低氧血症。在氧供减少的情况下合并右心室耗氧增加，导致急性右心衰竭，亦可能累及左心，大面积PE病例能发生猝死，死亡危险性与右心室压力升高程度和速度及患者心肺基础功能状态有关。

（二）评估

1.基础评估

（1）常规进行心肺听诊及常规物理查体；肺栓塞的呼吸频率常≥20次/分（约50%的患者），心率≥100次/分（25%），伴胸部疼痛，部分患者可见小腿或大腿肿胀、发红、乏力或者有明显的界线。

（2）询问患者呼吸困难发作的性质（间断性、持续性或者只在运动时发作）。

（3）询问患者呼吸困难是否伴有发热、咳嗽、咯血等症状；是否突然发作，高龄患者是否出现精神症状。

（4）询问患者胸痛的性质（以胸膜性胸痛为主）。

（5）心脏检查出现右心衰竭时可见颈静脉怒张、肺动脉P2亢进、可闻及右心室奔马律。

（6）肺部检查可能是呼吸音清晰或者可闻及湿啰音。

2.症状评估

（1）病史：符合Virchow三要素。静脉淤滞（如卧床＞48小时、长距离乘坐交通工具、住院卧床病史等）；凝血功能改变（如恶性肿瘤、妊娠等）；血管损伤（如创伤、近期手术史、中心静脉置管术后等）。肺栓塞患者多有一个或多个危险因素。

（2）临床表现：PE的临床表现非常多样且有非特异性。

1）呼吸困难及气促：最常见症状，可伴发绀。多数PE患者表现为气促，常起病迅速，大部分患者表现为仰卧时明显，端坐呼吸，部分患者表现为活动后气促。栓塞较大时，呼吸困难严重且持续时间长。

2）胸痛：钝痛，较大的栓塞可有夹板感；胸骨后压迫性痛为肺动脉高压或右心室缺血所致；栓塞部位附近的胸膜有纤维素性炎症，产生呼吸有关的胸膜性疼痛。

3）晕厥：原因是有大块的肺栓塞存在，发作时均可伴脑供血不足。应与中枢神经系统疾病鉴别。

4）咯血：肺梗死或充血性肺不张时，可有小量咯血，每次数口，20～30 ml。

5）休克：10%可发生休克，均为巨大栓塞，伴肺动脉反射性痉挛，心排血量急骤下降，血压下降，患者大汗淋漓、焦虑等，严重者可猝死。

6）其他：室上性心动过速、充血性心力衰竭突然发作或加重。慢性阻塞性肺疾病恶化、过度通气等。

3. 辅助检查

（1）常规检查

1）心电监护：了解患者心率、血压及血氧（可能为PaO_2＜80mmHg）。

2）心电图：有助于除外心脏基础病变，对肺栓塞既不特异也不敏感。典型的$S_IQ_{III}T_{III}$波型只在＜20%的确诊病例出现（Ⅰ导联S波深、Ⅲ导联Q波显著和T波倒置），肺型P波，或肺－冠状动脉反射所致的心肌缺血表现，如ST段抬高或压低的异常表现。

（2）推荐类检查项目

1）超声检查：如果救护车上配备便携式超声设备，可以进行超声检查。肺栓塞的直接征象：直接检出肺动脉内栓子并评估其位置、阻塞程度累及范围，但检出率低。

2）推荐基于临床经验或应用临床可能性评分，如简化的Wells临床评分标准和修正的Geneva评分。

3）临床评估低度可能的患者，如D-二聚体检测阴性，可基本除外急性PE；临床概率高的患者检测D-二聚体，结果正常也不能完全排除肺栓塞。

4. 鉴别诊断

（1）冠状动脉供血不足：一部分肺栓塞可发生心绞痛，原因为巨大栓塞时，心排血量明显下降，造成冠状动脉供血不足，心肌缺血；右心室压力升高，冠状动脉中可形成反常栓塞。

（2）细菌性肺炎：有肺梗死相似表现，如呼吸困难、胸膜炎样胸痛、咳嗽、咯血、心动过速、发热、发绀、低血压，X线表现相似。但肺炎有寒战、脓痰、菌血症。

（3）胸膜炎：约1/3肺栓塞有胸腔积液，易被诊为结核性胸膜炎。但缺少结核病的全身中毒症状。胸腔积液常为血性、量少、消失也快。

急性心肌梗死、降主动脉瘤破裂、夹层动脉瘤、急性左心衰竭、食管破裂、气胸、纵隔气肿等也为剧烈的前胸痛，应与肺栓塞仔细鉴别。

（三）处置

1. 基本措施

（1）严密监测患者生命体征变化，如持续血压、心率、呼吸、心电图、血氧饱和度监测，并观察血气变化。

（2）采用经鼻导管或面罩吸氧。

（3）开放有效静脉通路，积极预防和纠正休克，低血压患者应用血管加压药物，如去甲肾上腺素（10μg/min），尽量避免大剂量静脉负荷给药。

（4）体位：绝对卧床，避免突然用力，尤其是大便时，由于腹腔压力突然增高，易使深静脉血栓脱落。

（5）肺栓塞的患者病情危急，须尽快充分交代病情，送高危肺栓塞患者到有条件的医院进行溶栓治疗。

2. 对症处理

（1）根据患者生命体征变化，如合并支气管痉挛，可应用氨茶碱、二羟丙茶碱（喘定）等支气管扩张剂改善呼吸。

（2）镇静镇痛：保持患者安静，可适当使用镇痛药物，必要时可给予吗啡、哌替啶。

（3）当合并严重的呼吸衰竭时，可使用经鼻或面罩无创性机械通气，或经气管插管行机械通气。避免做气管切开，应用机械通气时需注意尽量减少正压通气对循环的不利影响。

3.注意事项

(1)根据血流动力学不稳定的表现,对疑似或确诊肺栓塞患者进行分层,识别具有早期死亡高危的患者,对于没有血流动力学不稳定的患者,进一步分为中危和低危。

(2)明确急性PE溶栓治疗可以更快地恢复肺血流灌注。早期解除肺血管阻塞可以使肺动脉压力和阻力快速下降,同时可以改善右心室功能。

(3)需要特别注意,造血细胞、羊膜细胞、滋养层细胞和肿瘤细胞、细菌、真菌、寄生虫、外源性物质和气体均可导致肺栓塞。症状与急性静脉血栓栓塞症相似,包括呼吸困难、心动过速、胸痛、咳嗽和偶发的咯血、发绀和晕厥。

(4)肺栓塞可以在短时间内危及患者生命,且诊断没有特异性和敏感性,因此应充分交代病情,就近送医。

三、慢性阻塞性肺疾病急性加重

(一)概述

1.概念 慢性阻塞性肺疾病(chronic obstructive pulmonary diseases,COPD),简称慢阻肺,是一种常见、可预防和可治疗的疾病,其特征在于持续的呼吸道症状和气流受限,这是由气道和(或)肺泡异常所致,通常是由于大量暴露于有毒颗粒或气体并受到宿主因素的影响(包括肺部发育异常)。慢阻肺急性加重(acute exacerbation of chronic obstructive pulmonary disease,AECOPD)为呼吸症状急性恶化,导致需要额外的治疗。在临床上,AECOPD是一种急性起病的过程,慢阻肺患者呼吸系统症状出现急性加重:典型表现为呼吸困难加重、咳嗽加剧、痰量增多和(或)痰液呈脓性,超出日常的变异,并且导致需要改变药物治疗。

2.病理生理机制、解剖要点 AECOPD最常见的原因是呼吸道感染,78%的患者有明确的病毒或细菌感染依据,其他诱发因素包括吸烟、空气污染、吸入过敏原、外科手术、应用镇静药物、停用慢阻肺吸入药物、气胸、胸腔积液、充血性心力衰竭、心律失常及肺栓塞等。

(1)呼吸道病毒感染是AECOPD发病的重要原因,几乎50%的AECOPD患者合并上呼吸道病毒感染,同时与细菌感染相比,病毒感染恢复较慢。鼻病毒是最常见的病毒病原体,但是流感病毒、副流感病毒、呼吸道合胞病毒、冠状病毒和腺病毒也会随着季节变化诱发AECOPD。鼻病毒感染导致慢阻肺患者气道菌群改变,并参与继发的细菌感染。在鼻病毒感染之后,可出现细菌负荷增加,尤其是流感嗜血杆菌的显著增加。慢阻肺患者感染鼻病毒后改变了呼吸道微生物菌群,并可继发细菌感染。

(2)其中40%~60%是下呼吸道细菌感染引起的。最常见的病原体有流感嗜血杆菌、肺炎链球菌、卡他莫拉菌和绿铜假单胞菌,以及肠杆菌科细菌(如大肠埃希菌和肺炎克雷伯杆菌,后者在快速进展患者中起到重要作用)。

(3)AECOPD与非典型病原体感染:非典型病原体也是AECOPD不容忽视的因素,目前认为肺炎衣原体是慢阻肺患者病情急性加重的一个重要诱因。

(4)AECOPD与环境因素:气道炎症也可以由非感染因素引起,如吸烟、大气污染、吸入变应原等均可引起气道黏膜水肿、平滑肌痉挛和分泌物增加,从而导致细菌的过度生长。

AECOPD是一种急性炎症反应,该炎症会造成黏液分泌增加、气道水肿、气道高反应性,从而出现气道直径缩小,产生气流阻塞性改变、动态过度充气和通气血流比例失调等。AECOPD引起呼吸衰竭的原因是多因素的,感染和炎症反应导致肺泡容积减少和呼吸力学异常(如膈肌运动减弱或反常运动)。感染和炎症会引起弹性回缩力进一步减少,并进一步损伤通气和氧合。患者体内的残气量增加,导致其吸气容积和呼吸储备力下降。为纠正低氧血症而出现代偿性呼吸频率加快、减少呼气时间、增加气体交换时间、增加呼吸肌做功,导致呼吸肌疲劳,最终出现呼吸衰竭。

(二)评估

1.基础评估 重度AECOPD患者多有临床迅速恶化的风险,因此初步的临床评估非常重要,这样才不会延误挽救生命的治疗措施。

(1)快速评估患者的生命体征,病情严重的患者可能是坐位或前倾位,呈"三脚架状",即双手放在膝盖上,患者可能神志模糊伴大汗,无法自如交谈,需要用颈部和胸部的附属肌肉做辅助呼吸。

(2)询问其他可以解释的特异疾病:如肺炎、充血性心力衰竭、气胸、胸腔积液、肺栓塞和心律失常等。

（3）询问患者是否有COPD病史。绝大部分患者吸烟（>20支/天），并且有持续超过20年的吸烟史。呼吸道感染加重时，继续吸烟者或吸烟时间较长者症状常快速进展。

（4）询问COPD患者症状有无突然变化：基线呼吸困难、咳嗽和（或）咳痰情况，有无超过日常变异范围。

2.症状评估

（1）病史：有慢阻肺呼吸系统症状出现急性加重的病史，要评估急性发作的严重性，明确病因，排除其他类似COPD急性发作的疾病。很多患者有慢性疾病病史，常体弱，在判断急性发作的严重程度时要明确患者的基线健康状况。

（2）临床表现

1）目前AECOPD的诊断完全依赖于临床表现。主要症状是气促加重，常伴有喘息、胸闷、咳嗽加剧、痰量增加、痰液颜色和（或）黏度改变及发热等。也可出现心动过速、呼吸急促、全身不适、失眠、嗜睡、疲乏、抑郁和精神紊乱等非特异性症状。

2）AECOPD症状通常持续7～10天，但可能持续更久。AECOPD可使慢阻肺稳定期的疾病进展。若急性加重后恢复缓慢，则更可能加速疾病进展。

3）一些慢阻肺患者出现频繁急性加重（每年有2次及以上急性发作），与无频繁急性加重的患者相比，患者的健康状态更差，发病率更高。

3.辅助检查

（1）常规检查

1）心电监护：了解患者心率、血压及血氧情况。

2）心电图：对右心室肥厚、心律失常及心肌缺血诊断有帮助。多源性房性心动过速是COPD患者典型的心律失常。

3）血糖：不是AECOPD的常规检查，但当患者不明原因晕厥，或心慌、出冷汗时，需检查血糖以进行鉴别诊断。

（2）推荐类检查项目

1）超声检查：如果救护车上配备便携式超声设备，可以进行超声检查。

2）脑钠肽（BNP）常用来鉴别充血性心力衰竭患者。

3）心肌标志物（如肌钙蛋白）不是必要检查，可用来除外急性冠脉综合征。

4.鉴别诊断

（1）支气管哮喘：早年发病（通常在儿童期）；每日症状变化快；夜间和清晨症状明显；以发作性喘息为特征，发作时两肺布满哮鸣音，缓解后症状消失；常伴有过敏、鼻炎和荨麻疹、哮喘家族史；气流受限大多可逆；其支气管舒张试验阳性。

（2）充血性心力衰竭：听诊肺基底部可闻及细啰音；胸部X线片示心脏扩大、肺水肿；肺功能测定示限制性通气障碍（而非气流受限）。

（3）支气管扩张症：有反复发作咳嗽、咳痰特点，合并感染时有多量脓性痰，常反复咯血。肺部听诊粗湿啰音，杵状指。部分胸部X线片显示肺纹理粗乱或呈卷发状或蜂窝状，CT示支气管扩张、管壁增厚。

（三）处置

1.基本措施

（1）严密监测患者生命体征变化，尤其是血压、心率变化。

（2）合理应用氧疗可以维持患者动脉血氧饱和度在90%～93%，血氧饱和度目标不能设置过高，部分患者会因$PaCO_2$升高引起中枢神经系统抑制和呼吸功能减低，使用文丘里面罩，25%～30%的吸氧浓度能较精确改善低氧血症。

（3）短效$β_2$受体激动剂（如沙丁胺醇）定量吸入，每次2～4喷，每2～6小时一次。急性期患者应该尽早使用糖皮质激素，包括泼尼松30～60mg每日一次口服，酌情开放有效静脉通路。

（4）积极排痰治疗（如刺激咳嗽、叩击胸部等方法）。

（5）AECOPD的患者病情危急，须尽快送医院处理，并充分交代病情。

2.对症处理

（1）急性呼吸衰竭，有生命危险：呼吸频率＞30次/分，需要尽早应用辅助呼吸机。

（2）识别并治疗伴随疾病（冠心病、糖尿病、高血压等合并症）及并发症（休克、弥散性血管内凝血、上消化道出血等）。

（3）AECOPD并发右心衰竭时，可以适当配合使用利尿剂，通常无须使用强心剂。

（4）如果AECOPD患者的心律失常不对生命构成立即威胁，那么主要治疗方法是识别和治疗引起心律失常的代谢原因，如低氧血症、低钾血症、低镁血症、呼吸性酸中毒或碱中毒，以及治疗原发病。

（5）AECOPD并发肺栓塞的诊断和治疗是临床工作中的难题，其诊断往往被延误，而且并发存在的肺栓塞常为致死性的，如果高度怀疑AECOPD并发肺栓塞，临床上需同时处理。

3.注意事项

（1）治疗COPD急性加重的目标是最大限度地减轻当前急性加重的影响并防止随后发生的事件。

（2）因茶碱类（如氨茶碱）治疗效果一般，作用机制不明确，且不良反应发生率高，不推荐在AECOPD时使用。目前，AECOPD患者发生呼吸衰竭时不推荐使用呼吸兴奋剂，只有在无条件使用或不建议使用无创通气时，可使用呼吸兴奋剂。

（3）AECOPD发作病史的患者建议每年接种流感疫苗。

（4）AECOPD可以在短时间内危及患者生命，因此应充分交代病情，就近送医。

四、气道异物梗阻

（一）概述

1.概念　气道异物梗阻是指因失误或其他物品卡在咽喉部位或气管内，使空气无法进入肺部。完全性梗阻会导致窒息，如不及时解除，数分钟内即导致死亡。多见于老年人和3岁以内的婴幼儿，老年人发生率明显高于儿童，常伴有进食时突然不能讲话、咳嗽，并有窘迫窒息症状。

2.病理生理机制、解剖要点　主气管隆嵴偏左，右支气管口径较大，与气管形成直而小的角度，吸气时，进入右支气管的空气量大，故右支气管异物比左侧多3倍。小儿的咀嚼功能及喉反射功能不健全，容易误吸；中老年人神经末梢感受器反射功能差，咽喉反射差，气道灵敏度差，在进食、睡眠或昏迷时将呕吐物、血液或义齿吸入气管容易出现误吸。

（二）评估

1.基础评估

（1）现场快速评估ABC，行物理查体、心肺听诊，评估患者呼吸困难情况。

（2）询问患者病史等。

（3）胸部查体：异物未完全堵塞管腔，检查除听到出气延长外，阻塞一侧或一叶的呼吸音减低，语颤变弱，叩诊呈鼓音。严重者患侧胸部运动受限，呼气时心脏向健侧移位。异物完全堵塞管腔时，检查可发现一侧或一叶呼吸音减低，语颤增强，叩诊呈浊音。

2. 症状评估

（1）病史：有异物吸入史及异物吸入后出现呛咳、呕吐、憋气、发绀等症状为诊断的重要依据。

（2）临床表现：刺激性剧烈咳嗽，呼吸困难，声音嘶哑，说话极度困难或不能说话，窒息，反射性呕吐。异物位于声门下时，随呼吸上下移动可听到拍击声，而双侧呼吸音对称。患者常不由自主地手呈"V"字状紧贴于颈部，成为一种特殊的典型表现。

3. 辅助检查

（1）常规检查：意识状态，精神状态，呼吸，肺部触诊、听诊、叩诊，心电监护了解患者心率、心律、血压、血氧饱和度情况。

（2）推荐类检查项目：影像检查，如果救护车上配置便携式影像检测设备，建议行胸部X线检查。

4. 鉴别诊断　气道异物梗阻应与呼吸困难、心脏病发作鉴别。

（三）处置

1. 基本措施

（1）严密观察患者生命体征，尤其是呼吸、血压、心率、血氧饱和度、意识状态，保持气道通畅，根据患者异物去除后的情况给予心肺复苏、吸氧、输液及心搏骤停后综合处理，尽快转运。

（2）给氧，改善患者的缺氧状态。

2. 对症处理

（1）海姆立克急救法（Heimlich maneuver）是气道异物梗阻的首选急救措施。

1）成人：头部略低，嘴张开，院前急救人员从背后抱住患者腰部，一手空心握拳，将拇指一侧放在患者脐上两横指的腹部，另一手握住握拳之手，急速地、冲击性地向内及向上压迫其腹部，有节奏、有力地反复进行5～6次，冲击腹部-膈肌下软组织，突然的冲击产生向上的压力，压迫两肺下部，从而驱使肺部残留空气形成一股气流，长驱直入气管，将堵塞住气管、口喉部的食物等异物驱除。

2）无意识障碍的患儿：患者骑跨并俯卧于院前急救人员的前臂上，头部低于躯干，抢救者左手托患儿下颌固定头部，并将其手臂放在院前急救人员的大腿上，然后用另一手的掌根部用力拍击患儿背部肩胛间区，每4～6次为一个循环，利用拍击背部的力量使呼吸道内压力骤然升高，形成气流，推挤气道异物，使异物松动继而排出体外；患儿处于仰卧位，院前急救人员用手臂抱持患儿，并且将患儿放置于臂弯中，同样，患儿头要低于躯干，院前急救人员用2～3个手指（示指、中指、环指）按压患儿两乳头连线与胸骨中线交界处下一横指处（剑突上2～3横指处），向后向上用力冲击，每4～6次为一个循环。必要时可与背部拍击法交替使用，直至气道异物排出。

（2）呼吸困难、患者不合作，需立即抢救者及幼小婴儿可以可采用黏膜表面麻醉。

（3）直接喉镜（或前联合镜）下取异物法：在直接喉镜下，用异物钳钳取异物，或张开异物钳在声门下等待，当患者咳嗽，异物冲击钳子时将异物夹住取出。

（4）支气管镜下取异物法：位置较深的异物须用支气管镜伸入到接近异物的部位再钳取。先仔细吸出分泌物，看清异物的位置、方向和支气管壁间的关系。

3.注意事项

（1）心理干预：病情严重者会有明显的呼吸困难、濒死感，对患者的治疗、转运质量都有影响。

（2）钳取异物时用力要适度，用力过大易将异物夹碎，用力过小易将异物脱落。尤其患侧有肺不张时，异物在总气管脱落易吸入健侧，造成严重缺氧。有尖刺的异物如针、图钉等，须用异物钳夹持尖端取出，以免损伤黏膜。

（3）对意识障碍的患儿进行现场抢救时，应先检查患儿呼吸道有无梗阻，确定发生呼吸道梗阻的患儿，应立即通畅气道、清除异物，施行人工呼吸。

五、自发性气胸

(一)概述

1.概念 自发性气胸(spontaneous pneumothorax,SP)是在无创伤或者人为因素的情况下,肺部组织和脏胸膜发生破裂或是纵隔受到致病因子的干扰,气体由破裂的肺泡进入胸膜腔内的肺部急症,依据肺部有无基础病变分为原发性气胸(PSP)和继发性气胸(SSP)。主要临床表现为胸痛、呼吸困难、刺激性咳嗽、心悸、低血压等症状,病情严重时可危及生命。

2.病理生理机制、解剖要点

(1)原发性气胸近年来发病率明显上升,多见于体型瘦长、胸廓扁平的青年男性,常反复发作,其病因及发病机制尚未明确,多数学者认为原发性气胸的发病与肺大疱形成、身体发育、胸廓形状及性别等有关,吸烟会增加自发性气胸的患病风险,且男性吸烟者发病率更高。

(2)继发性气胸多见于年龄较大的患者,常由肺部基础疾病演变所致,心肺储备功能降低,多见于慢性阻塞性肺疾病、肺结核和肺纤维化等基础肺部疾病,并发气胸时,在临床表现、并发症和病死率等方面也表现得较为严重。

(3)张力性气胸引起的自发性气胸,由于脏胸膜缺损所致的单向活瓣作用,吸气时气体不断进入胸膜腔,呼气时胸膜腔内的气体不能呼出,造成胸膜腔持续性压力升高,进而导致循环、呼吸功能障碍而危及生命,需要紧急处理。

(二)评估

1.基础评估

(1)常规进行物理查体、心肺听诊,评估患者胸部呼吸运动情况、呼吸困难情况。

(2)询问患者既往史、基础病史等。

(3)询问患者胸痛部位及性质。

(4)胸部查体:积气量大时患侧胸廓膨隆,触诊肋间隙增宽,纵隔推向健侧,语颤减弱或消失,胸部叩诊呈鼓音,呼吸音减弱或消失;小量积气(100~200ml)时仅有患侧或局部呼吸音减低。

2.症状评估

(1)病史:青年人瘦高体型,有剧烈运动或咳嗽病史,中老年人既往有气胸、慢性阻塞性肺疾病、肺结核和肺纤维化等基础肺部疾病等病史,有吸烟史。

(2)临床表现

1)胸痛:90%的患者患侧由于胸膜牵拉、撕裂而有不同程度的胸痛,可突然向肩背部、腋侧或前臂放射,深吸气或咳嗽可使之加重,可一过性出现,严重者可持续存在。

2)呼吸困难:常与胸痛同时发生,肺萎缩小于20%、原来肺功能良好者,可无明显呼吸困难;反之,原有肺功能不全或肺气肿、肺纤维化患者,即使肺萎缩10%以下,呼吸困难也很明显;张力性气胸常呈进行性严重呼吸困难,有窒息感,不能平卧,甚至出现呼吸循环衰竭。

3)休克:患者除呼吸困难外,可出现血压下降、发绀、大汗淋漓、四肢厥冷、脉搏细速(大于140次/分)和大小便失禁等,多见于严重的张力性气胸或自发性血气胸,偶见于剧烈胸痛者,若不及时抢救可很快昏迷甚至死亡。

4)咳嗽:多为干咳,由胸膜反射性刺激引起,并发支气管胸膜瘘者可有脓性痰。

3.辅助检查

(1)常规检查:意识状态,精神状态,生命体征,胸部触诊、叩诊、听诊,心电监护了解患者心率、心律、血压、血氧饱和度情况。

(2)推荐类检查项目:影像检查,如果救护车上配置便携式影像检测设备,建议行胸部高分辨CT扫描以明确是否有肺大疱等病变的存在。

4.鉴别诊断

(1)气胸须与支气管哮喘、肺气肿、肺栓塞、膈疝、消化性溃疡穿孔相鉴别,既往支气管哮喘、肺气肿患者,突然呼吸困难加重,应考虑发生气胸的可能。

(2)急性心肌梗死可突发胸痛,但患有高血压和既往心绞痛病史,且无气胸体征,结合心电图和胸部影像学可做出诊断。

(三)处置

1.基本措施

(1)严密观察患者生命体征,尤其是呼吸、血压、心率、血氧饱和度、意识状态。

(2)给氧,高流量吸氧。肺的毛细血管每日可自行吸收胸腔内气体容积的 1.25% ～ 2.20%，高流量吸氧通过提高血氧分压降低血中的氮气分压，促使胸膜腔内的氮气向血液传递，加快改善患者的缺氧状态。

（3）开放有效静脉通路，积极纠正休克，对症使用药物。

（4）体位：卧位制动，尽快转运。

2.对症处理

（1）根据患者生命体征变化评估休克指数；评估呼吸困难指数。

（2）胸腔引流：如果患者无症状或症状轻者可只保守观察，对于初次发作的自发性气胸，如病情需要，可使用穿刺法直接进行细管（包括猪尾型导管和深静脉管）经肋间置入胸腔引流，尤其是张力性气胸，需要紧急置管排气。

3.注意事项

（1）心理干预：病情严重者会有明显的呼吸困难和强烈的胸痛感，痛感可向肩、背及腹部放射，对患者的治疗、转运质量都有影响。

（2）对于胸腔置管后出现延期漏气的患者，经胸腔引流管注入药物进行胸膜固定，常用的化学黏连剂有滑石粉、高糖、碘酊、四环素等，胸膜固定化学黏连剂的安全性存在隐患，易发生肺功能损害，滑石粉的使用与高的并发症发生率和死亡率有关，不推荐对延迟漏气的患者进行常规的化学性胸膜固定。

（3）张力性气胸是一种需要院前紧急诊断和处理的临床急症，常需在无影像检查的情况下行院前穿刺排气或置管引流以挽救生命。

第三节　神经系统急症

一、急性脑血管病

（一）概述

1.概念　脑血管病（stroke，apoplexy）常称为脑卒中，也称中风或脑血管意外，是指各种原因导致的急、慢性脑血管病变引起的脑功能障碍。

2.常见病因　有脑动脉硬化、心血管疾病、高血压、血液病、脑动脉瘤、脑动静脉畸形等，分为缺血性脑血管病和出血性脑血管病，前者约占所有脑卒中的87%，通常由大脑某一区域动脉阻塞造成；后者约占所有脑卒中的13%，常发生在颅内血管突然破裂至周围组织时。

（1）缺血性脑血管病

1）短暂性脑缺血发作（TIA）：突然起病；短暂的、局灶性缺血症状。多在1小时内缓解，持续不超过24小时，可反复发作，发作间期完全恢复正常。

2）脑梗死：依据发病机制的不同，分为脑血栓形成、脑栓塞和腔隙性脑梗死等主要类型。其中脑血栓形成是脑梗死最常见的类型，约占全部脑梗死的60%，脑血栓形成多有高血压、糖尿病、高脂血症等病症；脑栓塞多有心脏瓣膜病、心律失常（心房颤动），或主动脉弓及其发出的大血管的动脉硬化斑块及附壁血栓脱落，或长骨骨折的脂肪栓子，败血症的脓栓，肿瘤栓等。

（2）出血性脑血管病

1）脑出血：是指非外伤性脑实质出血。多见于中老年人，诱因常有情绪激动、过度劳累、剧烈运动及排便用力等。起病急，进展迅速。多有头痛、呕吐、言语障碍、偏瘫等症状，甚至伴有意识障碍。其最主要的原因是高血压、脑动脉硬化，其他原因有动静脉畸形、动脉瘤、血液病、抗凝或溶栓治疗中等。

2）蛛网膜下腔出血：颅内血管破裂后，血液流入蛛网膜下腔称为蛛网膜下腔出血（SAH）。临床上分为损伤性和非损伤性两类。典型症状为剧烈头痛，伴有恶心、呕吐、面色苍白、全身冷汗，或有畏光、头晕、颈背部及下肢痛；部分患者伴有意识障碍。

3.病理生理机制

（1）缺血性脑血管病：多为白色梗死。血管堵塞时会引起脑组织的血流急剧下降。早期缺血中心区发生肿胀、软化。面积大时，脑组织高度肿胀，可导致脑疝形成。镜下可见神经元出现急性缺血性改变，发病后的4～5天脑水肿达高峰，7～14天脑梗死区液化。面积小的病灶形成胶质瘢痕。

（2）出血性脑血管病：出血后血肿周围组织的血流可出现短暂下降，随时间延长，脑局部血流逐渐下降。出血后水肿形成机制、凝血酶及对血脑屏障的影响、炎症反应季度性及毒性反应是现代医学较热门的说法。

（二）评估

1.基础评估

（1）询问病史及既往史，尤其是发病前有无癫痫、心房颤动、肾功能不全等。

（2）脑卒中快速评估及评分。

（3）时间确定，缺血性脑卒中溶栓时间窗为3～4.5小时。

（4）瞳孔检查。

（5）病理征检查。

2. **症状评估**　大多数院前从业人员的评估方法很简单，AHA推荐所有医疗从业人员学会使用辛辛那提院前脑卒中量表（CPSS）。

（1）面部下垂（让患者露出牙齿或微笑）。

（2）上肢漂移（让患者闭合双眼并伸出双臂，掌心向上）。

（3）言语异常（让患者说一句话）。

注：每一项发现的敏感度为59%，特异度为89%。三项中任意一项异常，患脑卒中的可能性为72%，三项均存在，患脑卒中的可能性大于85%。

欧洲常用"FAST（face、arm、speech、time）"进行评估，即在CPSS的基础上将时间纳入。脑卒中现场评估分诊量表（FAST-ED）可预测大血管闭塞（LVO）。国内也有"脑卒中120（一张脸、两只手臂、聆听声音）"的说法。

推荐现场医疗从业人员使用CPSS、G-FAST（在FAST基础上增加眼球凝视）。

3. **辅助检查**

（1）常规检查：血压、血糖、心电图、多参数心电监护。

（2）推荐类检查：目前有部分地区实行移动CT脑卒中急救单元、经颅超声判别大脑中动脉闭塞性病变等方法。

4. **鉴别诊断**　应排除低血糖症或昏迷、中毒（药物、乙醇、毒物、气体等）。

（三）处置

1. **基本处置**

（1）脑卒中患者的最佳体位尚不确定，急救人员应根据具体病情分析选择，并兼顾患者的耐受性。对于能耐受平卧而且不缺氧的患者，推荐采取仰卧位。伴有气道阻塞或误吸风险及怀疑颅内压增高的患者，应将床头抬高15°～30°。

（2）及时清理流出的呼吸道分泌物或呕吐物，避免窒息。

（3）保持呼吸道通畅，如出现舌后坠，应放置口咽通气管。

（4）给予吸氧，使血氧饱和度达到94%以上。

（5）及时转送。

2. 对症处置

（1）对低血糖（<60mg/dl）患者，补充葡萄糖。

（2）血压管理：严密监测血压变化，避免血压急剧下降。

1）出血性脑卒中：收缩压≥220mmHg或舒张压≥110mmHg的患者可给予积极、降压治疗，在脱水治疗的同时平稳降至略高于发病前水平或在180/105mmHg左右。收缩压≥180mmHg且无颅压增高迹象，建议降至目标血压160/90mmHg。

2）缺血性脑卒中：溶栓前血压应控制在<185/110mmHg。收缩压≥220mmHg或舒张压≥120mmHg，血压下降约15%。对有低血压（指血压显著低于病前状态或收缩压<120mmHg的）疑似脑卒中的患者，保持头位放平和使用等渗盐水可增加脑灌注。

（3）颅内压增高应给予适当的渗透性利尿剂（给予甘露醇或甘油果糖快速静脉滴注）、过度通气、高渗盐水等，以降低颅内压。

3. 注意事项

（1）现场处置：可在健肢行静脉输液，应避免使用含糖液体。

（2）途中严密监测意识、瞳孔、呼吸等变化。

（3）溶栓宣教。

（4）建立脑卒中绿色通道。

（5）必要时填写院前院内交接单据及脑卒中的相关资料。

二、癫痫持续状态

（一）概述

癫痫（epilepsy）是中枢神经系统常见的慢性脑部疾病状态，表现为多种因素所致的电-临床变化，还具有持久的致痫倾向的脑部特征，脑神经元异常过度突发突止，同步化放电所造成的一过性临床表现，可伴或不伴意识障碍（失神、昏迷），运动障碍（痉挛和搐搦），感觉障碍（麻木、疼痛），自主神经障碍（面色苍白、潮红、心悸、胃肠蠕动增强、两便失禁）等认知减退、行为异常的临床表现。癫痫持续状态是指出现2次或多次的癫痫发作，而在发作之间神经功能没有完全恢复；或癫痫发作持续30分钟或更长时间。

(二)评估

1. 基础评估 常规生命体征评估,询问现病史(重点发作史,重视轻微发作的询问)、出生史、既往史、家族史及疾病的社会心理影响等。

2. 症状评估

(1)判断是否癫痫

1)至少2次(间隔至少24小时)的非诱发性发作(或反射性发作)。

2)1次非诱发性发作(或反射性发作)但需满足两个条件:①为非诱发性发作或反射性发作;②在未来10年再发风险与两次非诱发性发作再发风险相当(至少>60%)。

3)评估某种癫痫综合征。

(2)评估癫痫发作类型:根据意识状态存在与否判断局灶性癫痫发作类型(表6-1)。

表6-1 2017年国际抗癫痫联盟新版癫痫发作分类

局灶性起源	全面性起源	未知起源
运动性	运动性	运动性
自动症	强直-阵挛发作	强直-阵挛发作
失张力发作	阵挛发作	癫痫性痉挛发作
阵挛发作	强直发作	
癫痫性痉挛发作	肌阵挛发作	
过度运动发作	肌阵挛-强直-阵挛发作	
肌阵挛发作	肌阵挛-失张力发作	
强直发作	失张力发作	
	癫痫性痉挛	
非运动性	非运动性(失神)	非运动性
自主神经性发作	典型发作	行为终止
行为终止	不典型发作	
认知性发作	肌阵挛发作	
情绪性发作	眼睑肌阵挛发作	
感觉性发作		
局灶性进展为双侧强直-阵挛性		不能归类

（3）评估癫痫综合征的类型。

（4）评估癫痫病因，确定残障和共患病的情况。

3. 辅助检查

（1）常规检查：意识状态、精神状态，心电监护了解患者心率、血压、血氧情况。

（2）推荐类检查项目：脑电图检查，如果救护车上配置便携式检测设备，可以进行脑电图检查。

4. 鉴别诊断　癫痫与晕厥有相似的临床特征，均表现为突然发作、短暂性、可逆性的意识障碍，在儿内科急诊中可占1%～2%，需认真评估并进一步检查，同时注意和TIA发作及癔症鉴别。

（三）处置

1. 基本措施　癫痫的最终目标不仅仅是控制发作，更重要的是提高患者生活质量，癫痫发作时首先要将患者脱离刺激环境，去除诱发因素，保持呼吸道通畅，将患者头偏向一侧放到地板或平面上有依靠的位置，并及时清理吸出口腔分泌物及痰液；避免进一步损伤，取出义齿，将压舌板、毛巾等放置在白齿之间，防止舌、颊部被咬伤；当患者抽搐时，不可强行按压其肢体，以免造成韧带撕裂、关节脱臼，甚至骨折等损伤，也不要强行给其喂水、喂食、灌药。

2. 对症处理

（1）抗癫痫药物（antiepileptic drug，AED）治疗是目前癫痫治疗中最主要的治疗方案，常作为首选方案。苯二氮䓬类中的地西泮（安定）、苯巴比妥因吸收好、起效快、给药方式多样，一直使用于院前急救中。

（2）对于惊厥性癫痫持续状态（epileptic status，SE），用药意见如下：首选地西泮静脉注射或咪达唑仑肌内注射，观察5分钟后可重复一次，若仍有发作，推荐使用丙戊酸或苯巴比妥静脉滴注，若仍有发作可改为咪达唑仑静脉滴注，同时开始脑电监测，若脑电图示广泛暴发抑制后仍不能控制，患者可能发展为难治性。

3. 注意事项

（1）对于病因明确的癫痫患者，除抗癫痫治疗外，需积极控制病因治疗。

（2）脑电图正常不能排除癫痫诊断，正常人群中约1%可检测到癫痫样放电，脑电图的结果必须紧密结合临床表现进行正确判断。

（3）癫痫猝死（SUDEP）为癫痫患者突发的不明原因意外死亡，儿童患者具有罕见的SUDEP风险（约0.22‰），成人患者具有较小的SUDEP风险（约1.2‰），院前急救医师应告知癫痫患者本人或患儿监护人存在的风险。

第四节　内分泌和代谢系统急症

一、低血糖症

（一）概述

1. 概念　低血糖症是一组由多种病因引起的血中葡萄糖过低，临床上以交感神经兴奋和脑细胞缺糖为主要特点的综合征。低血糖患者的血糖浓度常低于2.8mmol/L（50mg/dl），严重而长期的低血糖症可发生广泛的神经系统损害与并发症。患者有面色苍白、心悸、肢冷、冷汗、手颤、腿软、周身乏力、头晕、眼花、饥饿感、恐慌与焦虑等临床表现，进食后可缓解。

2. 病理生理机制　当饥饿或低血糖时，通过高级神经、边缘系统、下丘脑腹内侧核刺激交感神经并抑制迷走神经，使儿茶酚胺分泌增多，胰岛素分泌减少；低血糖刺激胰岛A细胞分泌胰高血糖素、肾上腺皮质分泌糖皮质激素等，均可促使肝糖原分解及肝糖异生增加，血糖回升至正常水平。胰岛素分泌过多，应用外源胰岛素过多或口服降血糖药物用量过大，拮抗胰岛素的激素（又称升高血糖的激素）如儿茶酚胺、胰高血糖素，以及生长激素、糖皮质激素等相对或绝对过少，食物长期摄入不足或消化吸收不良、肝糖原贮存不足及肝糖异生的酶系异常等，均可引发低血糖症。

（二）评估

1. 基础评估　无论患者出现不能解释的中枢神经系统症状，还是不能解释的交感神经症状，确诊时均需要证据表明这些症状与低血糖异常有关，并且血糖升高后症状好转。低血糖诊断标准通常为≤2.8mmol/L。大多数低血糖见于胰岛素或磺酰脲类药治疗患者或新近饮酒者，诊断一般没有困难。

2. 症状评估　急性低血糖及病程短者呈交感神经兴奋症侯群，如激动不安、饥饿、软弱、出汗、心动过速、收缩压升高、舒张压降低、震颤、一过性黑矇、意识障碍，甚至昏迷。亚急性及缓慢血糖下降者呈脑病症状，形式多种多样，但同一患者每次发作往往呈同一类型的症状。多数患者表现为大脑皮质和（或）小脑的症状，如头痛、头晕、焦虑、激怒、嗜睡、注意力涣散、定向障碍、震颤、癫痫大发作或小发作、人格改变（哭、吵、闹、骂）、奇异行为、共济失调等，最后木僵昏迷。长期严重低血糖可致永久性脑损害。

3. 辅助检查

（1）常规检查：血糖检测、血压、心电图。

（2）推荐类检查项目。

4. 鉴别诊断 应与癫痫、晕厥、脑瘤、糖尿病酮症酸中毒昏迷、甲状旁腺功能减退、脑血管意外、尿毒症、癔症、肝性昏迷等症做鉴别诊断。

（三）处置

1. 基本措施 绝对卧床休息，迅速补充葡萄糖是决定预后的关键。及时补糖将使症状完全缓解；而延误治疗则出现不可逆的脑损害。因此，应强调在低血糖发作的当时，立即给予任何含糖较高的物质，如饼干、果汁等。重症者应注意勿使食物吸入肺中呛入气管，引起吸入性肺炎或肺不张。能自己进食的低血糖患者，饮食应低糖、高蛋白、高脂肪、少食多餐，必要时午夜加饮糖类饮料一次。

2. 对症处理

（1）急症处理：轻者速给糖类食物或饮料，不能口服或症状严重者立即静脉注射50%葡萄糖50～100ml，继以5%～10%葡萄糖静脉滴注。对补充葡萄糖无明显反应者可能为①长期低血糖；②低血糖伴有发热者；③内分泌功能减退的低血糖。须补充更大量的葡萄糖，并加用氢化可的松100～200mg，与葡萄糖混合滴注。还可用胰高血糖素肌内注射或静脉注射。神志不清者，切忌喂食，以避免呼吸道窒息。

（2）病因治疗：功能性及反应性低血糖宜给低糖、高脂、高蛋白饮食，少食多餐，并给少量镇静剂及抑制迷走神经的药物。肿瘤等其他原因引起的低血糖须做相应的病因治疗。

3. 注意事项 低血糖患者多次复发后可致低血糖性脑病、周围神经病变等而终身致残，甚至死亡。因此，低血糖患者应尽早诊断，及时治疗，力争治愈，若诊断不及时，延误治疗，可造成致残与死亡。

二、高渗性高血糖状态

（一）概述

1. 概念　高渗性高血糖状态（HHS）是糖尿病的严重急性并发症之一，也是高血糖危象的表现之一。以严重高血糖、高血浆渗透压、脱水为特点，无明显酮症，患者可有不同程度的意识障碍或昏迷（<10%）。部分患者可伴有酮症。主要见于老年2型糖尿病患者，超过2/3的患者原来无糖尿病病史。

2. 诱因　常见诱因：急性感染、外伤、手术、脑血管意外等应激状态，使用糖皮质激素、利尿剂、甘露醇等药物，水摄入不足或失水，透析治疗，静脉高营养疗法等。有时在病程早期因误诊而输入大量葡萄糖液或因口渴而摄入大量含糖饮料可诱发本病或使病情恶化。

（二）评估

1. 基础评估

（1）询问起病情况、诱因、患病时间及饮食情况。

（2）询问既往病史及诊疗经过。

（3）对于发生的可疑高渗高血糖综合征及意识障碍患者，需要及时测定血糖。

2. 症状评估　临床表现：起病缓慢，最初表现为多尿、多饮、食欲减退。逐渐出现严重脱水和神经精神症状，患者反应迟钝、烦躁或淡漠、嗜睡，逐渐陷入昏迷，晚期尿少甚至尿闭。就诊时呈严重脱水，可有神经系统损害的定位体征，易误诊为脑卒中。与糖尿病酮症酸中毒（DKA）相比，失水更为严重、神经精神症状更为突出。

3. 辅助检查

（1）血糖增高，达到或超过33.3mmol/L（一般为33.3～66.8mmol/L）。

（2）有条件者行血气分析和血清电解质等检查，有助于快速明确诊断。有效血浆渗透压达到或超过320mOsm/L（一般为320～430mOsm/L）。血钠正常或增高。尿酮体阴性或弱阳性，一般无明显酸中毒，借此与DKA鉴别，但有时两者可同时存在 [有效血浆渗透压（mOsm/L）= 2×（血清钠Na^+＋血清钾K^+）＋血糖（均以mmol/L计算）]。

4. 诊断与鉴别诊断　血糖和有效血浆渗透压达到或超过上述标准即

可诊断高渗性高血糖状态。临床上凡遇原因不明的脱水、休克、意识障碍及昏迷，均应考虑到本病的可能性，尤其是血压低而尿量多者，无论有无糖尿病病史，均应进行有关检查，以肯定或排除本病。

高渗高血糖综合征发生前，意识障碍多呈进行性加重，病情进展往往较酮症酸中毒快。糖尿病酮症酸中毒发生意识障碍前数天有多尿、烦渴多饮和乏力，随后出现食欲缺乏、恶心、呕吐，常伴头痛、嗜睡、烦躁、呼吸深快、呼气中有烂苹果味（丙酮）等特点。

（三）处置

1. 基本措施

（1）严密监测患者生命体征变化。

（2）保持呼吸道通畅，给予吸氧。

（3）建立静脉通路。

2. 对症处理　治疗原则同DKA。本症失水比DKA更为严重，可达体重的10%～15%，输液要更为积极小心，24小时补液量可达6000～10 000ml。目前多主张治疗开始时用等渗溶液，如0.9%氯化钠溶液。

3. 注意事项

（1）注意监测患者生命体征、瞳孔、神志、皮肤和尿量等，注意复查血糖。

（2）本症病情危重、并发症多，病死率高于DKA，强调早期诊断和治疗。

（3）高血糖是维护患者血容量的重要因素，如血糖迅速降低而补液不足，将导致血容量和血压进一步下降，胰岛素治疗方法与DKA相似，补钾要及时。

三、糖尿病酮症酸中毒

（一）概述

1. 概念　糖尿病酮症酸中毒（diabetic ketoacidosis，DKA）为最常见糖尿病急症。以高血糖、酮症和酸中毒为主要表现，是胰岛素不足和拮抗胰岛素激素过多共同作用所致的严重代谢紊乱综合征。

2. 病理生理

（1）酸中毒：β-羟丁酸、乙酰乙酸及蛋白质分解产生的有机酸增加在体内堆积，循环衰竭，肾脏排出酸性代谢产物减少，导致代谢性酸中毒。

（2）严重失水：①高血糖、高血酮和酸性代谢产物引起渗透性利尿。②酮体从肺排泄又带走大量水分。③厌食、呕吐使水摄入量减少，从而引起细胞外失水。④血浆渗透压增加，水从细胞内向细胞外转移引起细胞内失水。

（3）电解质紊乱：渗透性利尿同时使钠、钾、氯、磷酸根等大量丢失，厌食、恶心、呕吐使电解质摄入减少，引起电解质紊乱。

（4）携氧系统失常

1）DKA时，红细胞糖化血红蛋白增加且2,3-二磷酸甘油酸（2,3-DPG）减少，使血红蛋白与氧亲和力增高，血氧解离曲线左移。

2）酸中毒时，血氧解离曲线右移，释放氧增加（Bohr效应），起代偿作用。若纠正酸中毒过快，则失去这一代偿作用，可使组织缺氧加重，引起脏器功能紊乱，以脑缺氧加重、导致脑水肿最为重要。

（5）周围循环衰竭和肾功能障碍

1）血容量减少和酸中毒导致周围循环衰竭，可导致低血容量性休克。

2）肾小球滤过率减少引起少尿或无尿，严重者发生急性肾衰竭。

（6）中枢神经功能障碍：严重酸中毒、失水、缺氧、体循环及微循环障碍可导致脑细胞失水或水肿、中枢神经功能障碍。

（二）评估

1.基础评估

（1）询问起病情况、诱因与患病时间：患者是否为糖尿病患者，何时起病，病情的进展速度如何；发病前是否合并呼吸、泌尿、消化等系统及皮肤感染性疾病；发病前是否饮食控制不严格、过食糖类和脂肪、酗酒、饮水过少；是否遭受外伤、烧伤或处于急性心肌梗死及急性脑血管病应激状态；是否服用糖皮质激素等诱发高血糖的药物。

（2）询问诊疗经过：出现临床症状后，有无进行特殊处理；有无饮水、进食；有无补液、给予胰岛素治疗；若给予相应治疗，效果如何。

（3）询问既往健康状况：既往有无类似发作；有无高血压、冠心病、胰腺炎等疾病。

（4）对于发生的可疑糖尿病酮症酸中毒及意识障碍患者，需要及时测定血糖。

2. 症状评估

（1）病史：有糖尿病病史，特别是1型糖尿病病史。通常有诱因存在，如急性感染、控制血糖药物中断或治疗不足、精神刺激、应激状态、饮食失调和胃肠道功能失调、并发其他疾病、妊娠及分娩等。

（2）临床表现

1）早期"三多一少"症状加重，酸中毒失代偿后，疲乏、食欲缺乏、恶心、呕吐、多尿、口干、头痛、嗜睡、呼吸深快、呼气中有烂苹果味等。

2）后期严重失水，尿量减少、眼眶下陷、皮肤黏膜干燥、血压下降、心率加快、四肢厥冷。

3）晚期不同程度意识障碍、昏迷。

3. 辅助检查

（1）血糖增高，一般为13.9～33.3mmol/L，有时可达55.5mmol/L以上。

（2）有条件可进行其他血、尿检测，如血酮体升高，＞1.5mmol/L为高血酮，＞3.0mmol/L提示可有酸中毒；血实际HCO_3^-和标准HCO_3^-降低，CO_2结合力降低，酸中毒失代偿后血pH下降等。尿糖强阳性、尿酮阳性，可有蛋白尿和管型尿。

4. 诊断与鉴别诊断　早期诊断是决定治疗成败的关键，临床上对于原因不明的恶心呕吐、酸中毒、失水、休克、昏迷的患者，尤其是呼吸有酮味（烂苹果味）、血压低而尿量多者，不论有无糖尿病病史，均应考虑本病的可能性。立即查末梢血糖，有条件者可查血酮、尿酮等以肯定或排除本病。

如血糖＞13.9mmol/L伴酮尿和酮血症，血pH＜7.3和（或）血HCO_3^-＜18mmol/L，可诊断为DKA。

DKA诊断明确后，尚需判断酸中毒严重程度：pH＜7.3或HCO_3^-＜15mmol/L为轻度；pH＜7.2或HCO_3^-＜10mmol/L为中度；pH＜7.1或HCO_3^-＜5mmol/L则为严重酸中毒。

临床上凡出现高血糖、酮症和酸中毒表现之一者，都应排除DKA。鉴别诊断主要如下。

（1）其他类型糖尿病昏迷：低血糖昏迷、高渗高血糖综合征、乳酸性酸中毒。

（2）其他疾病所致昏迷：尿毒症、脑血管意外等。部分患者以DKA作为糖尿病的首发表现，某些病例因其他疾病或诱发因素为主诉，有些患者DKA与尿毒症或脑卒中共存等使病情更为复杂，应注意鉴别。

（三）处置

1. 基本措施

（1）严密监测患者生命体征变化。

（2）保持呼吸道通畅，给予吸氧。

（3）建立静脉通路。

（4）及时转送医院。

2. 对症处理

（1）补液是治疗的关键环节，只有在有效组织灌注改善、恢复后，胰岛素的生物效应才能充分发挥。基本原则为"先快后慢，先盐后糖"。轻度脱水不伴酸中毒者可以口服补液，中度以上DKA患者须进行静脉补液。血糖>13.9mmol/L时，通常先静脉滴注生理盐水，开始时输液速度较快，在1～2小时输入0.9%氯化钠1000～2000ml。血糖≤13.9mmol/L时，改为5%葡萄糖液或糖盐水，并加入胰岛素，根据血糖结果调整葡萄糖与胰岛素的比例[(2～4)：1]。

（2）胰岛素治疗：有条件可采用小剂量胰岛素治疗方案，即每小时给予0.1U/kg胰岛素，通常将短效胰岛素加入生理盐水中持续静脉滴注（应另建输液途径）。

（3）纠正电解质及酸碱平衡失调：该项措施在具备相应条件下可实行。患者经输液和胰岛素治疗后，酸中毒可自行纠正，一般不必补碱，对于严重酸中毒患者，应给予相应治疗，但补碱不宜过多过快。

（4）处理诱发病和防治并发症：在抢救过程中要注意维持重要脏器功能，及时处理休克、心力衰竭、心律失常等并发症。

3. 注意事项

（1）注意监测患者体温、脉搏、呼吸、血压、瞳孔、神志、皮肤和尿量等。

（2）部分患者可出现高热、寒战等表现；少数患者表现为腹痛，酷似急腹症，易误诊，应予以注意；部分患者可能合并急性心肌梗死、肺部感染等危重情况，需排查。

四、甲状腺危象

(一)概述

1. 概念　甲状腺危象又称甲亢危象,表现为甲亢症状的急骤加重和恶化,多发生于毒性弥漫性甲状腺肿(Graves病),偶见于毒性多结节性甲状腺肿,为甲亢患者可危及生命的严重表现。死亡原因多为高热虚脱、心力衰竭、肺水肿和严重水、电解质代谢紊乱等。

2. 病理生理机制、解剖要点　大量甲状腺激素释放至循环血中,患者血中的甲状腺激素骤然升高,这是引起甲亢危象的重要机制。实验室检查并不都伴有甲状腺激素水平显著增加,因此不能依据实验室检查判断是否为甲状腺危象,甲状腺危象的发生可能是由于全身疾病引起甲状腺结合球蛋白减少,使与蛋白质结合的激素过多转化为游离激素。另外,可能与同时合并的疾病引起细胞因子如肿瘤坏死因子α、白介素-6增高有关。此外,还与肾上腺素能活力增加、机体对甲状腺激素的适应能力降低所致的失代偿有关。

(二)评估

1. 基础评估

(1)常规进行呼吸、心率、脉搏、血压、体温、生命体征及一般体格检查,尤其注意患者的甲状腺是否肿大。

(2)患者是否伴有发热,危象期患者表现出与疾病不相称的高热或超高热为其特征,体温常高于40℃或更高,这是区别重症甲亢和甲亢危象的重要鉴别点。

(3)注意患者是否有大汗淋漓、脱水、皮肤干燥、周围循环衰竭、休克的临床表现。

(4)肺部听诊是否有肺水肿的体征。

(5)注意患者是否有脉压增宽、心动过速、心律失常及心力衰竭的体征,患者常伴有显著的心动过速,常在140次/分以上。

(6)腹部查体是否有腹部压痛、反跳痛体征。

(7)评估是否存在交感神经兴奋性增加、亢奋及大汗的临床表现。

2. 症状评估

(1)病史:询问患者既往是否有甲亢病史,目前服用何种药物或使用哪类方法进行治疗,近期甲状腺功能是否恢复正常。因为甲状腺危象的诱因以感染最为多见，故询问患者近期有无感染病史，是否充分治疗；是否近期有劳累或紧张情况发生，是否近期行碘化造影剂或放射碘治疗，是否接受CT强化检查，是否服用含有高碘的食物或药物；是否既往有循环系统基础疾病，是否有糖尿病近期血糖控制不良，是否妊娠或近期是否有分娩或流产史；是否存在创伤、拔牙病史；是否用力挤压甲状腺。

（2）临床表现：患者常表现为甲亢症状的急剧加重和恶化，大多数患者有诱因的表现，多发生于较重甲亢未予以治疗或治疗不充分的患者。典型表现为高热、多汗，之后因为脱水而出现皮肤干燥。循环系统方面表现为脉压增宽、心动过速（＞140次/分）、心律失常、心力衰竭、休克，冠状动脉粥样硬化性心脏病患者可有心绞痛表现。消化系统表现为恶心、呕吐、腹泻、黄疸。精神神经系统表现有焦虑不安、感觉迟钝、意识模糊、谵妄、昏迷。少见表现有腹痛，也可表现为急腹症、单纯精神病、癫痫持续状态、脑卒中、急性肾衰竭、难治性休克等。

3. 辅助检查

（1）心电监护：了解患者心电活动、心率、血压及血氧情况。

（2）心电图：有无心律失常、ST-T改变。

（3）血糖：监测患者血糖水平，是否存在低血糖或血糖异常。

（4）超声检查：如果抢救车上配备便携式超声设备，可以进行甲状腺及心脏超声检查。

4. 鉴别诊断

（1）严重感染：甲状腺危象以持续性的高热伴大汗淋漓为特征，脉率增快比体温升高更加明显，一般情况下，降温及抗感染治疗效果不佳，既往有甲亢或甲亢控制不良病史，同时或多或少存在甲亢的临床表现。

（2）心律失常：甲亢患者按一般心律失常治疗效果不佳，用β肾上腺素能受体阻滞剂效果较好，有其他方面甲亢表现存在是鉴别的重要依据。

（3）急性胃肠炎：以恶心、呕吐及腹泻为突出表现的甲亢危象酷似急性胃肠炎，但甲亢危象的腹泻以便次增多、溏便或稀便为主，腹痛不明显，大便常规可无异常，可伴有大汗、心动过速等其他甲亢症状。

（4）肝性脑病：有昏迷或躁动不安伴肝功能异常及黄疸的甲亢危象应与肝性脑病鉴别，患者昏迷情况难以用肝脏损害程度和血氨水平解释，伴有其他甲亢症状、体征时有助于鉴别诊断。

（三）处置

1. 基本措施

（1）严密监测患者生命体征变化，尤其是体温、血压、心率、血氧变化。

（2）持续低流量吸氧。

（3）开放有效静脉通路，补充能量及大量维生素，尤其是B族维生素，积极预防和纠正休克及心力衰竭。

（4）降温，可采用物理降温，严重者可用人工冬眠（哌替啶100mg，氯丙嗪和异丙嗪各50mg混合后静脉持续泵入）。

2. 注意事项

（1）降温治疗应注意避免应用乙酰水杨酸类解热药，因为其可使FT_3（游离三碘甲腺原氨酸）、FT_4（游离甲状腺素）升高。

（2）使用β肾上腺素能受体阻滞剂时，对有心脏储备功能不全、心脏传导阻滞、心房扑动、支气管哮喘等患者应慎用或禁用，如果有β肾上腺素能受体阻滞剂使用禁忌，可用钙通道阻滞药减慢心率。

（3）如患者对碘剂过敏，可用碳酸锂0.5～1.5g/d，分3次口服，抑制甲状腺激素的释放。

第五节　上消化道大出血

一、概述

（一）概念

上消化道出血是指屈氏韧带以上的消化道，包括食管、胃、十二指肠和胰胆等病变引起的出血，也包括胃空肠吻合术后吻合口附近病变引起的出血。临床以呕血、黑便为特征性表现。

（二）病因

上消化道疾病及全身性疾病均可引起上消化道出血。最常见病因为消化性溃疡、食管-胃底静脉曲张破裂、急性糜烂出血性胃炎和胃癌。

消化道急性大出血常伴血容量减少引起的急性周围循环障碍，通常出血量在1000ml以上或血容量减少20%以上，可继发失血性休克、感染、窒息等，严重者可危及生命。

二、评估

（一）基础评估

（1）尽快获取体温、呼吸、脉搏、血压等生命体征。

（2）意识状态，如意识障碍，应确保呼吸道通畅，避免出现窒息。

（二）症状评估

1. 呕血　呕血多为暗红色，如出血量大、速度快，则为鲜红色，可伴有血块。

2. 黑便　典型表现为柏油样便。临床中需要除外假性黑便，如服用药物（铁剂、某些中草药）或食物（动物血），但在停用后粪便隐血试验即可转阴。

3. 失血性周围循环衰竭　乏力、头晕、心悸、恶心、面色苍白、血压降低，甚至出现意识模糊、四肢湿冷、休克等。

4. 出血量的评估　临床上对出血量的精确评估比较困难，每日出血量在50～100ml以上时可出现黑便。

（三）辅助检查

1. 常规检查　多参数心电监护、心电图检查。

2. 推荐类检查项目　急诊内镜检查，主张尽早检查。检查的时间越早，阳性发现率越高，同时在检查过程中还能针对出血病变部位进行局部止血治疗。

（四）诊断及鉴别诊断

1. 诊断

（1）病史：结合既往是否患有肝病、消化性溃疡、食管-胃底静脉曲张等病史。

（2）症状、体征：呕血和黑便，查体需要注意有无腹部压痛、腹部包块及有无体表淋巴结肿大。

（3）病情评估：根据年龄、症状、体征、失血量等分为轻度、中度、重度（表6-2）。

表6-2 上消化道大出血的病情程度

分级	年龄（岁）	血压（mmHg）	心率（次/分）	症状	失血量（ml）
轻度	<60	基本正常	正常	头晕	<500
中度	<60	下降	>100	口渴、少尿等	500～1000
重度	>60	收缩压<80	>120	意识模糊、肢端湿冷	>1500

2.鉴别诊断　临床上以消化性溃疡最常见，其次为肝硬化所致食管-胃底静脉曲张破裂、急性糜烂性胃炎和胃癌所致（表6-3）。

表6-3 上消化道大出血的鉴别诊断

病因	病史/体征
消化性溃疡	结合既往有慢性、节律性、周期性上腹部疼痛，可有反酸、胃灼热等
食管-胃底静脉曲张破裂出血	有肝硬化等可引起门静脉高压疾病者，可有肝掌、蜘蛛痣、腹水及皮肤黏膜出血等
急性糜烂性胃炎	有导致急性胃黏膜病变出血的病因或疾病，如服用非甾体抗炎药、大量酗酒后引起急性胃黏膜糜烂出血或严重创伤、大面积烧伤等，从而引起应激性溃疡
胃癌	伴有乏力、食欲缺乏、进行性消瘦及贫血等

三、处置

（一）基本措施

（1）停止一切活动，卧床休息，禁食水。

（2）保持呼吸道通畅，避免误吸。

（3）持续监测生命体征及出血征象。

（4）酌情吸氧，维持氧饱和度大于94%。

（二）对症处理

（1）建立静脉通路，给予生理盐水或乳酸钠林格液输注。积极补充血容量，在补足液体的前提下，如血压仍不稳定，可适当使用多巴胺等血管活性药物，以维持重要脏器的血液灌注。

（2）给予静脉止血药物，如血凝酶、凝血酶等。

（3）尽快送院明确病因，防止再出血。
（三）注意事项
（1）预防吸入性肺炎。
（2）避免因输液量过多、速度过快引起急性肺水肿。

第六节　严重过敏反应

一、概述

1. **概念**　严重过敏反应是指机体在接触过敏原后突发的、严重的、可危及生命的全身性过敏反应。其主要的临床特征为快速出现威胁生命的呼吸系统和（或）循环系统问题，多伴有皮肤黏膜系统症状。

2. **病理生理机制、解剖要点**　过敏原进入特异体质的患者体内后，与致敏肥大细胞和嗜碱性粒细胞表面的抗体特异性结合，使细胞释放生物活性介质（组胺、前列腺素D等），引起平滑肌收缩、毛细血管扩大和通透性增强，腺体分泌物增多。患者通常在接触过敏原后数分钟至数小时内发作，院前急救常见表现有皮疹、呼吸困难、过敏性休克等。

二、评估

1. **基础评估**
（1）皮肤黏膜：数分钟或数小时内出现皮疹、唇舌红肿或麻木。
（2）胃肠道症状：腹痛、恶心、呕吐等。
（3）呼吸系统症状：声音嘶哑、喘鸣、呼吸困难、发绀等。
（4）循环系统症状：数分钟或数小时内出现血压下降、休克等。
（5）意识障碍：晕厥、嗜睡、昏迷等。

2. **症状评估**　根据患者接触过敏原后的表现，对严重过敏反应进行分级（表6-4），以患者出现的最严重的症状为准。

表6-4 严重过敏反应的分级

分级	临床表现
Ⅰ级	只有皮肤黏膜和胃肠系统症状,血压正常,呼吸系统功能稳定,临床表现有皮肤瘙痒或潮红,唇舌红肿或麻木、腹痛、恶心呕吐等
Ⅱ级	出现明显呼吸系统症状或血压下降、临床表现有胸闷、气短、呼吸困难、喘鸣、支气管痉挛,收缩压80~90mmHg
Ⅲ级	出现以下之一的临床表现,意识障碍、严重的支气管痉挛或喉头水肿、发绀、重度血压下降(收缩压<80mmHg)
Ⅳ级	出现呼吸和(或)心搏骤停

3.辅助检查

(1)常规检查:皮肤黏膜检查、血压监测、血糖检查、心电图检查、多参数心电监护。

(2)推荐类检查项目:血气分析、呼气末二氧化碳分压。

4.鉴别诊断

(1)速发型过敏反应:过敏者常出现皮疹、皮痒、喷嚏、流涕、哮喘发作,甚至全身水肿、血压下降、休克等,如过敏性鼻炎、支气管哮喘、荨麻疹及过敏性休克。

(2)细胞溶解型或细胞毒型过敏反应:过敏者可有贫血、出血、紫癜等症状,常见的有输血反应、药物过敏性粒细胞减少症、血小板减少性紫癜等。

(3)免疫复合物型过敏反应:过敏者伴有发热、淋巴结肿大、关节肿痛、肾脏损害等,表现为肾小球肾炎、类风湿关节炎、全身性红斑狼疮等疾病。

(4)迟发型过敏反应:过敏者往往出现湿疹、固定的疱疹、边界清楚的皮肤色素沉着等症状,如接触性皮炎、乙型肝炎、异体移植排斥反应等。

三、处置

1.基本措施

(1)迅速脱离过敏原。

(2)监测生命体征。

(3)吸氧。

（4）建立静脉通路。

2. 对症处理

（1）呼吸困难：保持呼吸道通畅、维持有效通气。必要时面罩给氧、气管插管及环甲膜穿刺，使用简易呼吸器或便携式呼吸器进行呼吸支持。

（2）抗过敏治疗：酌情给予苯海拉明、氯雷他定、异丙嗪、葡萄糖酸钙、糖皮质激素等药物治疗。

（3）过敏性休克：立即给予肾上腺素0.5～1mg皮下注射，同时选用上述药物治疗。

3. 注意事项

（1）注意询问病史，尽早明确过敏原。

（2）立即处置，避免延误治疗。

（3）避免患者抓挠皮疹。

第七节　急性白血病

一、概述

1. 概念　是一组由造血干细胞分化障碍导致单克隆增多的疾病，分为急性髓细胞性白血病（AML）和急性淋巴细胞白血病（ALL）。

2. 病因　白血病的病因尚未完全阐明。较为公认的因素如下所示。

（1）电离辐射：接受X线诊断与治疗、^{32}P治疗，受原子弹爆炸影响的人群白血病发生率高。

（2）化学因素：苯、抗肿瘤药如烷化剂和依托泊苷等均可引起白血病。

（3）病毒：如一种C型逆转录病毒——人类T淋巴细胞病毒-Ⅰ——可引起成人T细胞白血病。

（4）遗传因素：家族性白血病占白血病的7%。

（5）其他血液病：如慢性髓细胞白血病、骨髓增生异常综合征、骨髓增生性疾病如原发性血小板增多症、骨髓纤维化和真性红细胞增多症、阵发性血红蛋白尿、多发性骨髓瘤、淋巴瘤等血液病最终可能发展成急性白血病。

二、评估

1. 基础评估

（1）检查意识、呼吸、心率、脉搏、血压、生命体征及一般体格检查。

（2）检查是否伴有发热、皮肤颜色变化、是否有皮肤出血点、瘀斑、牙龈出血。

2. 症状评估

（1）病因：白血病的病因尚未完全阐明。

（2）临床表现

1）发热：是白血病最常见的症状之一，表现为不同程度的发热和热型。发热的主要原因是感染，其中以咽峡炎、口腔炎、肛周感染最常见，肺炎、扁桃体炎、齿龈炎、肛周脓肿等也较常见。耳部发炎、肠炎、痈、肾盂肾炎等也可见到，严重者可发生败血症、脓毒血症等。

2）感染：病原体以细菌多见，疾病后期，由于粒细胞长期低于正常和广谱抗生素的使用，真菌感染的可能性逐渐增加。病毒感染虽少见但凶险，须加以注意。

3）出血：部位可遍及全身，以皮肤、牙龈、鼻腔出血最常见，也可有视网膜、耳内出血和颅内、消化道、呼吸道等内脏大出血。女性月经过多也较常见，可以是首发症状。

4）贫血：早期即可出现，少数病例可在确诊前数月或数年先出现骨髓增生异常综合征，以后再发展成白血病。患者往往伴有乏力、面色苍白、心悸、气短、下肢水肿等症状。贫血可见于各种类型的白血病，老年患者更多见。

5）骨和关节疼痛：骨和骨膜的白血病浸润引起骨痛，可为肢体或背部弥漫性疼痛，亦可局限于关节痛，常导致行动困难。超1/3的患者有胸骨压痛，此征有助于本病诊断。

6）肝脾和淋巴结肿大：以轻、中度肝脾大多见。ALL比AML肝脾大的发生率高，慢性比急性白血病脾大更为常见，程度也更明显。淋巴结肿大ALL也比AML多见，可累及浅表或深部如纵隔、肠系膜、腹膜后等淋巴结。

7）中枢神经系统白血病（CNSL）：CNSL是急性白血病严重并发

症，常见于 ALL 和 AML 中的 M5 型，但其他类型也可见到。常用化疗药物难以透过血脑屏障，因此成为现代急性白血病治疗的盲点和难点。浸润部位多发生在蛛网膜、硬脑膜，其次为脑实质、脉络膜或脑神经。重症者有头痛、呕吐、颈项强直、视盘水肿，甚至抽搐、昏迷等颅内压增高的典型表现，可类似颅内出血，轻者仅诉轻微头痛、头晕。脑神经（第Ⅵ、Ⅶ对脑神经为主）受累可出现视力障碍和面瘫等。

8）其他组织和器官浸润：ALL 皮肤浸润比 AML 少见，但睾丸浸润较多见。睾丸白血病也常出现在缓解期 ALL，表现为单侧或双侧睾丸的无痛性肿大，质地坚硬无触痛，是仅次于 CNSL 的白血病髓外复发根源。白血病浸润还可累及肺、胸膜、肾、消化道、心、脑、子宫、卵巢、乳房、腮腺和眼部等各种组织和器官，并表现出相应脏器的功能障碍。

9）慢性粒细胞白血病的症状：起病缓慢，早期常无自觉症状，多因健康检查或其他疾病就医时才发现血常规异常或脾大而确诊。随着病情发展，可出现乏力、低热、多汗或盗汗、体重减轻等新陈代谢亢进的表现。由于脾大而感左上腹坠胀、食后饱胀等症状。检查时最为突出的是脾大，往往就医时已达脐平面。病情可稳定 1～4 年，之后进入加速期，迅速出现贫血及更多症状，然后很快进入急变期，可以急变为 AML 或者 ALL，临床表现与急性白血病完全一样，治疗效果和预后则比原发性急性白血病更差，通常导致患者迅速死亡。

（3）急性白血病分型（表 6-5）。

表 6-5 急性白血病分型

类型	亚型	过氧化酶染色	神经元特异性烯醇化酶	定义
AML	M1	>3%＋	-	原粒细胞 90% 非红有核细胞（NEC）
	M2	＋	-	原粒细胞＞30% 但＜90%NEC
	M3	＋	-	异常颗粒的早幼粒细胞＞30%NEC
	M4	＋	＋（NaF 抑制）	原粒细胞＞30%，单核（原/幼/成熟）＞20%NEC
			＋（NaF 抑制）	M4Eo：除上述外，嗜酸性粒细胞＞5% NEC
	M5	＋		M5a：原单核细胞＞80%NEC

续表

类型	亚型	过氧化酶染色	神经元特异性烯醇化酶	定义
	M6	+	−	M5b：原单核细胞＜80%NEC 原粒细胞＞30%NEC
	M7	+	−	红系比例＞50% 原始巨核细胞＞30%
ALL	L1	−	−	原始及幼淋巴细胞以小细胞为主
	L2	−	−	原始及幼淋巴细胞以大细胞为主
	L3	−	−	原始及幼淋巴细胞以大细胞为主，内有大量空泡

注：在WHO分型中，原始细胞比例以＞20%为标准。

（4）辅助检查

1）心电监护：了解患者心电活动、心率、血压及血氧情况。

2）心电图：有无心律失常、ST-T改变。

3）血糖：监测患者血糖水平，是否存在低血糖或血糖异常。

（5）鉴别诊断

1）骨髓增生异常综合征：两者外周血中有原始和幼稚细胞、全血细胞减少和染色体异常。但骨髓增生异常综合征出现两系以上的病态造血，同时骨髓中原始细胞小于30%。

2）巨幼细胞贫血：共同点，骨髓象（BM）中幼红细胞增多，但巨幼细胞贫血患者的骨髓中原始细胞不增多，幼红细胞糖原染色（PAS）反应常为阴性。

3）某些感染引起的白细胞异常：两者都存在血白细胞升高，但感染引起的白细胞异常原发病一般为重症感染，白细胞一般低于$50×10^9/L$，NAP增高，幼稚细胞为中性晚幼粒细胞。

三、处置

1.基本措施

（1）严密监测患者生命体征变化，尤其是血压、心率的变化。

（2）吸氧。

2.对症处理

(1)控制体温。

(2)预防或控制出血。

(3)维持水电解质平衡。

3.注意事项

(1)注意询问病史。

(2)减少感染风险。

第七章

外科急症

第一节 多发伤/复合伤

一、概述

（一）概念

多发伤（multiple trauma）是指在同一致伤因素作用下，机体同时或相继遭受两个或两个以上解剖部位或脏器的较严重损伤，至少一处损伤危及生命或并发创伤性休克，如车祸导致颅内血肿和骨盆骨折。

复合伤（combined injuries）是指两种或两种以上致伤因素同时或相继作用于人体所造成的损伤，如矿井瓦斯爆炸所致的冲击伤、烧伤和有毒气体中毒。主要致死原因为活动性出血导致休克、有害气体急性中毒、急性肺水肿等。

（二）病理生理机制和临床特点

多发伤具有加重效应，总伤情重于各脏器伤相加。其应激反应严重、伤情相互影响、临床经过复杂，可在短时期内致机体内生理功能失衡、微循环紊乱及严重缺氧等，影响组织细胞功能的循环和氧代谢障碍，处理不当可迅速危及生命。

复合伤的基本特点是有多种致伤因素，其中一种主要致伤因素在伤害的发生、发展中起主导作用。在机体遭受两种或两种以上致伤因素的作用后，创伤不是单种伤的简单相加，而是相互加强和扩增，使伤情变得更为复杂，这会给临床诊断和治疗带来困难。

二、评估

（一）基础评估

多发伤和复合伤的评估，在不耽误必要的抢救时机前提下，要求采用简便的评估方法,在最短的时间内明确是否存在致命性损伤。

1. D-danger　识别危险,确保环境安全。评估事发现场环境是否安全,如不安全,不要进入现场,直到现场已被消防人员、执法机关或危险物质技术人员清理。

2. R-response　判断患者意识反应和总体印象。

(1) 意识反应状态分级(AVPU)

1) A——警醒(清醒、位置感明确,服从指令)。

2) V——对声音刺激有反应(意识模糊或意识不清,但对声音刺激有反应)。

3) P——对疼痛有反应(意识不清,但对疼痛刺激有反应)。

4) U——无反应(无呕吐和咳嗽反射)。

(2) 总体印象:观察并记录伤者的年龄、性别、体重、面容表情、皮肤颜色、体位、自主活动等,尤其要注意是否有明显外伤和活动性出血。

3. A-airway　判断气道是否通畅。

4. B-breathing　判断有无呼吸运动,呼吸频率和深度是否正常。

5. C-circulation　检查循环情况。外出血是否已被控制,桡动脉或颈动脉搏动是否存在,脉搏的频率、节律和强度,毛细血管充盈时间等。

(二) 症状评估

1. 快速创伤检查　是一个快速寻找各种致命性威胁的简要查体,按照头部、颈部、胸部、腹部、骨盆、四肢和背部的顺序进行检查,以免漏诊。

2. 系统检查　伤员血流动力学和呼吸功能稳定后,应进行详细的系统检查,以进一步确定诊断。

(三) 辅助检查

1. 常规检查　穿刺:简单、快速、经济、安全,为胸腹部创伤的检查方法。

2. 推荐类检查项目　B超:主要用于腹部创伤,对腹腔积血、实质性脏器损伤和心脏压塞的准确性高,对空腔脏器和腹膜后损伤的准确性差。可在院前配备便携式B超设备,经培训后使用。

三、处置

（一）基本措施

对多发伤和复合伤的伤员，在进行伤情评估的同时，要积极进行生命支持。

1. 呼吸道管理　颅脑损伤出现昏迷，舌后坠阻塞咽喉入口；颈部、面颊部受伤时，血凝块和移位肿胀的软组织可阻塞气道；痰、呕吐物、义齿可阻塞气道。上述情况均可导致窒息，如不及时解除，会导致死亡。急救时应迅速解除造成气道梗阻的各种因素，保持气道通畅。昏迷患者放置口咽通气管。建立人工气道最可靠的方法是气管插管，能确保呼吸道通畅、防止误吸，也可保证供氧及气道给药。紧急情况下可行环甲膜穿刺术。

2. 控制活动性出血　对于未控制的活动性外出血，应立即采取有效的方法止血。常用的止血方法包括加压包扎法、直接压迫止血法等，必要时可使用止血带。

3. 应对心搏骤停　心肺复苏、必要时给予除颤及高级心血管生命支持。

4. 抗休克治疗　多发伤者大多伴有低血容量性休克，应在控制外出血的同时，根据伤者的血压、脉搏、皮温、面色等判断休克程度，并予以积极处理。

（1）建立静脉通路，首选外周静脉通路，有条件的可以建立骨髓腔输液通路。

（2）静脉输入乳酸林格液或生理盐水。

（3）当血容量基本补充后，平均动脉血压仍＜65mmHg，应使用血管活性药，如小剂量多巴胺[＜10μg/（kg·min）]。

（二）对症处理

多发伤和复合伤的伤者，在初步复苏和生命支持后，生命体征相对趋于平稳，可行进一步的检查，根据检查结果再进行相应的处理。

1. 颅脑伤处理　多发伤中颅脑损伤的发生率很高，如有颅内压增高，应即刻输入甘露醇降低颅压。如有脑疝发生，可行过度通气。

2. 胸部伤处理　胸部多发伤合并腹部或四肢损伤时，多数情况下应优先处理胸部损伤。闭合性气胸者如确定是张力性气胸，应立即用胸腔穿刺针或9～16号注射器针头,在锁骨中线第2、第3肋间或腋前线第4、第5肋间刺入胸膜腔紧急排气,并给予高流量吸氧,以改善缺氧状态。开放性气胸伤者用制式胸壁封闭器(有一个出气的活瓣)或者用消毒的辅料封闭伤口的四边,并严密监测有无张力性气胸的出现。

3.腹部伤处理　　多发伤合并腹内脏器损伤是导致伤者死亡的主要原因之一,尤其对昏迷伤缺乏主诉、腹部体征不明显者,容易漏诊。注意伤员神志、血压及腹痛的变化。腹部内脏膨出物用无菌碗状物扣盖,保护内脏,再行包扎,禁止还纳,以免导致腹腔污染。

4.骨盆、四肢、脊柱伤处理　　对不稳定性骨盆骨折,使用骨盆固定带或床单等进行骨盆固定。肢体骨折可用夹板将断骨上、下方两个关节固定,若无固定物,可将受伤的上肢固定在胸部,将受伤的下肢同健肢一并固定。开放性骨折伴有大出血者,先止血,再固定,外露的断骨不可推回伤口内。无法排除颈椎损伤,予以颈托固定,有条件地使用长脊板和头部固定器固定。

5.搬运　　对于脊柱损伤患者的搬运应数人合作,保持平稳,不能扭曲患者躯体。搬运中应严密观察伤员,防止伤情突变。

(三)注意事项

(1)多发伤和复合伤多数伤情严重,应尽快转运,在现场只做必要治疗,其他治疗可在转运途中进行。

(2)现场治疗与评估应同时进行,不可等待评估结束后才开始治疗。

(3)在处理顺序与救治原则发生矛盾时,应抓住主要矛盾,先救命后治伤,先救重后救轻。

第二节　颅脑损伤

一、概述

(一)概念

颅脑创伤是暴力作用于头部,导致头皮、颅骨及脑组织发生的损伤。颅脑创伤无论在平时或战时都是各类创伤中死亡率、致残率最高的创伤，在急性颅脑损伤中，重型伤占20%左右，其死亡率、致残率则更高。

（二）病理生理机制、解剖要点

脑位于头皮及颅骨所形成的密闭颅腔之内，在受到外力作用时，头皮及颅骨对脑组织起一定的保护作用。当外力小、速度慢时，首先头皮遭到创伤，外力较大时颅骨也将受到一定的创伤，当外力超过头皮及颅骨抗外力的强度而突破其屏障作用时，头皮、颅骨及脑组织可同时遭受损害。脑组织创伤当时或数分钟至数小时内发生组织形态的改变，如脑组织挫裂、肿胀、血管破裂出血等为原发性的脑损伤；其后缺血、水肿等一系列神经生理反应的继发性脑创伤可导致颅内压增高，使伤情加重。经治疗或创伤累及部位较局限、颅内压增高不严重时，创伤的脑组织可逐渐修复；如累及的脑组织范围广泛，颅内压居高不下或严重增高，最终可导致脑干功能衰竭。生命体征难以维持，致使多脏器功能衰竭而死亡。

颅脑创伤类型总体上可以分为直接及间接创伤两大类，直接创伤是指外伤直接作用于头部，如打击、冲撞、砸伤、跌伤等；间接创伤指外力并非作用于头部而是作用于身体的其他部位，如挥鞭样创伤、近距离的雷电和巨大爆炸的冲击波引起的创伤。颅脑创伤根据硬膜是否开放分为开放性及闭合性创伤；按致伤因素和病理变化可分为头皮的擦伤、挫伤、裂伤、颅骨骨折、脑震荡、脑挫裂伤、脑水肿、脑出血、脑梗死等；按时间可分为急性、亚急性和慢性；根据创伤程度的不同，又可分为轻型、中型、重型、特重型四型。

二、评估

（一）基础评估

1.生命体征变化　定时监测脉搏、呼吸、血压和体温，这对急性颅脑创伤判断极为重要。颅脑损伤后立即出现的血压降低、脉搏细弱快速、呼吸浅慢，可于短期内恢复，多为创伤性休克或脑功能障碍。若伤后血压持续性下降，应考虑合并复合伤。若颅脑创伤后逐渐出现脉搏缓慢而宏大有力，伴血压进行性升高，特别是收缩压升高，则为急性颅内压增高的一种临床表现。创伤后呼吸变慢或出现中枢性呼吸障碍多为脑干器质性损伤。

2.头部损伤情况　根据头皮损伤的部位、大小、性质（如擦伤、挫伤、血肿、裂伤、撕脱伤等），可以推断着力点的部位、外力的性质、颅骨与脑损伤的关系；根据眼、耳、鼻、口腔、乳突、颈部软组织等处有无瘀斑、肿胀、出血和脑脊液外漏，可以判断有无颅底骨折。对于开放性颅脑损伤，注意伤口有无活动性出血及污染，有无毛发、泥沙、碎骨折片等异物存留，有无挫碎的脑组织外溢。此外，检查有无搏动性突眼和头部血管性杂音。以便确定有无早期海绵窦动静脉瘘。

3.全身检查　颅脑损伤常合并身体其他部位的损伤。应注意检查有无颌面部、四肢、脊柱与骨盆骨折，有无胸腹腔损伤伴内脏破裂大出血、广泛组织损伤等，在检查头部创伤的同时，一定要进行认真的全身检查，以了解有无合并伤。

（二）症状评估

1.意识状态　根据患者对语言、疼痛刺激的反应，判断其能否配合检查。根据正常生理反射、生命体征和括约肌功能情况等指标，可将意识分为五级：嗜睡、昏睡、浅昏迷、中昏迷、深昏迷。颅脑外伤后意识障碍的临床分级采用"格拉斯哥昏迷量表"，依据患者的睁眼、语言及运动的三项不同反应，以检查所得的记分相加的总和来判断患者的昏迷程度或伤情的轻重程度。总计分最高15分，最低3分，计分越高说明意识状态越趋正常。优点：标准明确，较为客观可靠。但若存在眼眶肿胀不能睁眼、肢体骨折不能活动、气道插管不能说话等情况，检查会受到影响。

2.头痛、呕吐　患者主诉为头痛，当脑震荡和颅内压高时会呕吐，多为喷射性。

3.眼部征象

（1）瞳孔：重点观察瞳孔是否等大、对光反射是否灵敏。

（2）眼球运动：眼球是否能随检查者手势运动；是否有眼球震颤；视物是否清晰；有无视野缺失。

4.神经系统局灶症状与体征　颈项强直、布鲁津斯基征阳性、凯尔尼格征阳性常表示蛛网膜下腔出血。

5.脑疝　双侧瞳孔不等大。

6.情绪　观察患者面部表情，通过交谈了解其情感反应与周围环境或刺激是否一致等。

7.语言与思维　注意患者谈话的方式和内容，言辞是否清楚，有无多言寡语、构音困难、谈吐迟钝、口吃、失语等。

（三）辅助检查

（1）心电图检查。

（2）血氧饱和度监测。

（3）测血糖。

三、处置

（一）基本措施

（1）测量生命体征。

（2）优先处理：①立即控制活动性出血；②维持呼吸道通畅，必要时进行脊柱运动限制；③高流量吸氧；④注意保暖。

（3）有较多伤者时，应分清轻重缓急，进行重点救治。

（4）病情随时变化，急救人员应该每5分钟评估一次。

（5）除颅脑损伤外，还要充分暴露患者，查找颅脑外伤以外的重要伤情并进行相应处置。

（二）对症处理

基本创伤急救措施（心肺复苏、创口包扎止血、骨折固定）和高级创伤急救措施［气管插管、建立静脉通路、静脉用药（包括使用抗休克药等）、输液］。

（三）注意事项

（1）有耳漏或鼻漏者，应保持外耳道或鼻孔周围清洁，用无菌棉签擦拭，严禁堵塞或冲洗耳道或鼻腔，避免漏液逆流，以免导致颅内感染。

（2）中、重度颅脑创伤患者不能完成自主排尿，转送医院所需时间较长时，应留置导尿管。

（3）担架要平坦，上下楼梯时保持相对水平位或头部略高。

（4）车速要平稳，不要紧急刹车和突然提速，患者要妥善固定，避免二次损伤、减少痛苦。

（5）转运途中密切监测患者生命体征、意识状态、瞳孔变化等情况。

第三节 颌面部损伤

一、概述

（一）概念

虽然颌面部外伤对生命的威胁不如颅脑等重要脏器伤那么严重和直接，但是对咀嚼功能、面部外形及患者心理障碍的影响远远超过身体其他部位的损伤。据统计，颌面外伤多发生于交通事故，受伤者以青壮年居多。

颌面部损伤的分类：根据创伤的原因，可分为火器伤和非火器伤；按创伤部分可分为额、颞、眶、眶下、颧、鼻、耳、唇、颊、腮腺咬肌区、颏部等损伤；按受损组织可分为软组织伤、硬组织伤和复合伤；按伤型可分为闭合伤及开放伤。颌面部多处伤指在颌面部发生的多个损伤，如多个软组织伤口、下颌骨两处以上的骨折、全面部骨折等。

（二）病理生理机制、解剖要点

（1）血供丰富：受伤后易出血或形成颌面部组织血肿；舌、口底及颌下组织疏松，易形成水肿或血肿，影响呼吸通畅，造成窒息；颌面部组织再生能力好，抗感染能力强。

（2）牙齿：受伤的牙齿常成为"二次致伤物"，增加周围软组织损伤和感染的机会。同时牙齿也是颌面部骨折固定时的对位标志。

（3）窦腔多，易感染：由于颌面部有口腔、鼻腔、鼻窦、咽腔和眼眶等，在这些窦腔中常存在一定数量的致病菌，故应尽早关闭与这些窦腔相通的异常通道，减少感染机会。

（4）易发生颅脑和颈部的损伤。上颌骨或面中1/3损伤时，易并发颅脑损伤，如脑震荡、脑挫伤、颅内血肿、颅底骨折等；下颌骨或面下1/3损伤时，易并发颈部损伤。

（5）口腔颌面部创伤可影响呼吸及进食。伤后组织肿胀、移位、舌后坠、血凝块及分泌物堵塞等可造成呼吸困难。

（6）与面神经、三叉神经及涎腺关系密切。面神经损伤可引起暂时性或永久性面瘫；三叉神经、舌神经损伤可引起暂时性或永久性神经分布区域麻木感;腮腺、颌下腺损伤可影响其分泌功能,处理不当可能导致涎瘘。

(7)易发生畸形和功能障碍。

二、评估

(一)基础评估

(1)测量生命体征。

(2)全身检查:创伤常合并身体其他部位的损伤。应注意检查有无颌面部、四肢、脊柱与骨盆骨折,有无胸腹腔损伤伴内脏破裂大出血、广泛组织损伤等,在检查创伤的同时,一定要进行认真的全身检查,以了解有无合并伤。

(二)症状评估

(1)是否有活动性出血。

(2)损伤是否与窦腔相通。

(3)是否有骨折。

(4)是否有血肿影响气道畅通。

(三)辅助检查

(1)心电图检查或心电监护。

(2)血氧饱和度监测。

(3)测血糖。

三、处置

(一)基本措施

(1)保持呼吸道通畅。

(2)注意观察患者的全身情况,全面详细检查有无休克、窒息、大出血、颅脑及内脏损伤等。

(3)对由于血凝块、脱落的牙齿、分离的组织及颌骨骨折后组织移位等造成的呼吸道阻塞,应根据不同病因迅速处理。

(二)对症处理

基本创伤急救措施(心肺复苏、创口包扎止血、骨折固定)和高级创伤急救措施[气管插管、建立静脉通路、静脉用药(包括使用抗休克药等)、输液]。

（1）预防和解除窒息。

（2）止血：指压法止血；包扎填塞止血；结扎大血管留置血管钳、固定后送医；药物止血。

（3）预防创伤性休克：根据神志、呼吸、脉搏、血压和尿量等进行休克程度的判断。对休克的预防主要根据其成因，要保持足够的血容量，注意胶体与晶体的比例，保持呼吸道的通畅，保证氧的吸入，并注意保暖、通风，防止感染的发生。

（4）包扎：压迫止血，暂时固定骨折，减少继发性出血。保护并缩小伤口，减少污染。可使用新型创面敷料和包扎材料，但包扎不能压迫颈部，必须保证呼吸通畅。

（5）运送：运送患者应注意保持呼吸道通畅。一般伤员侧卧位或头偏一侧，防止舌后坠，预防窒息。运送过程中随时观察伤情变化。怀疑颈椎损伤者，应多人平直整体移动，注意头颈部的固定。

（三）注意事项

（1）有耳漏或鼻漏者，应保持外耳道或鼻孔周围清洁，用无菌棉签擦拭，严禁堵塞或冲洗耳道或鼻腔，避免漏液逆流，导致颅内感染。

（2）中、重度口腔颌面外伤患者，要注意检查有无颅脑和颈部的损伤。

（3）担架要平坦，上下楼梯时保持相对水平位或头部略高。

（4）车速要平稳，不要紧急刹车和突然提速，患者要妥善固定，避免二次损伤，减少痛苦。

（5）转运途中密切监测患者生命体征、意识状态、瞳孔变化等情况。

第四节　脊柱损伤

一、概述

（一）概念

脊柱损伤多指脊柱受到直接或间接暴力所致的脊柱骨、关节及相关韧带伤，常伴有脊髓和脊神经损伤。

（二）病理生理机制、解剖要点

按照解剖结构将脊柱损伤分为颈椎（上中下位）损伤、颈胸段损伤、胸椎损伤、胸腰段损伤、腰椎损伤、骶尾椎损伤、骶髂关节损伤。

损伤包括骨折、脱位、局部穿刺伤等。临床统计的脊柱损伤中，颈椎损伤最多见，其次是腰椎损伤和胸椎损伤。

二、评估

（一）基础评估

损伤机制：患者受伤前的姿势、损伤发生时体位的变化，以及暴力的大小、作用方向和速度等均与脊柱损伤部位和程度有密切关系。损伤可以是直接暴力，但多见的是间接暴力。损伤一般与暴力大小成正比，最常见的是头部撞击或坠落时站立式着地。

（二）症状评估

（1）持续背部疼痛（静止或移动时），但常被其他伤势掩盖，颈部活动障碍。

（2）腰背部肌肉痉挛，肢体瘫痪、肢体无力，不能翻身起立。

（3）感觉异常。

（4）由于腹膜后血肿对自主神经的刺激，肠蠕动减慢，常出现腹胀、腹痛等症状。

（5）脊柱有触痛、明显畸形或伤口。

（6）合并脊髓损伤：感觉障碍损伤平面以下的痛觉、温度觉、触觉及本体觉减弱或消失（表7-1）。

（7）神经源性休克：低血压，皮肤颜色和温度正常，不正常的心动过缓。损伤节段以下表现为软瘫，反射消失。

表7-1 不同脊髓损伤位置的临床表现

颈椎	$C_1 \sim C_5$	呼吸肌及其上下肌肉瘫痪，致死
	$C_5 \sim C_8$	下肢瘫痪，上肢可轻微弯曲
	$C_6 \sim C_7$	下肢和部分手腕麻痹，可保留肩部活动和肘部弯曲
	$C_8 \sim T_1$	下肢和躯干瘫痪，眼睑下垂，前额无汗，臂部相对正常，手部瘫痪
胸椎	$T_2 \sim T_4$	下肢和躯干瘫痪，乳头以下失去感觉
	$T_5 \sim T_8$	下肢和躯干瘫痪，肋缘以下感觉缺失
	$T_9 \sim T_{11}$	下肢瘫痪，脐以下感觉缺失
	$T_{12} \sim L_1$	腹股沟以下瘫痪和感觉缺失

续表

腰椎	$L_2 \sim L_5$	不同类型的下肢无力和麻木
骶椎	$S_1 \sim S_2$	不同类型的下肢无力和感觉缺失
	$S_3 \sim S_5$	膀胱和肠控制功能丧失，会阴感觉缺失
脊柱任何一个部分的严重损伤都会引起膀胱和肠的控制功能丧失		

三、现场诊断

1.受伤机制　交通事故、潜水、跳水、其他损伤及摔伤、高处坠落（>2倍身高）、伸展过度、屈曲过度、压迫、旋转、侧向应力、牵拉，还要受到肌肉张力的影响。此外，还须考虑到时间的相关性，脊柱、脊髓从损伤开始到完成之间，结构在几何形状方面发生变化，外伤力在方向和大小方面也在改变。因此，我们分析的不仅仅是某一瞬间发生的某一结构的孤立损伤，同时亦应考虑一系列快速变化的损伤机制。

2.查体　运动及感觉功能。

（1）清醒患者：活动手指及足趾，任何异常反应都是可疑的。

（2）不清醒患者：捏手指和足趾，迟缓性瘫痪、没有反应或退缩意味着受伤。

3.伤者的主诉或现场目击者提供的线索

4.不配合的患者的判断

现场无法断定受伤的机制，可根据患者主诉（背部或脊柱活动时出现疼痛）、伤情（运动功能丧失或减弱、明显畸形）、背部活动时肌肉收紧（反射性收缩）、大小便失禁、阴茎异常勃起、神经源性休克、第一目击者提供的线索、现场的环境判断。

四、处置

根据损伤机制，我们可以选择是否应用或启动脊柱损伤的救治流程。有时候并非所有创伤患者都需要脊柱运动限制（SMR），如胸部或腹部贯通伤、与脊柱不相邻、没有脊髓损伤的症状。限制后可能会造成其他伤势无法检查，或者稳定后掩盖其他伤情的评估。

（一）整体翻转

1.救治器材

（1）脊柱板：适用于怀疑脊柱、脊髓损伤的患者。X线可穿透，可以漂浮于水面,用于水上救生。

(2)颈托:确保颈部的稳定和支撑。

(3)头部固定器:限制头部的运动装置。

(4)约束带

1)头部约束带:固定头、颈部,使受损部位危险降至最低。

2)躯体约束带:固定躯体,使其在搬运、呕吐中能保证伤者全身的稳定。

2.当进行脊柱固定限制其活动时,往往需要适当的填充,维持患者的颈椎中间位 如果有需要,稍微抬高头部,使颈部保持在一个中立的位置,往往使患者更舒适,也使得气管插管更容易。垫在头颈部的运动限制装置或填充背板是和其他许多急救设备同时放置的。老年患者的脖子上有一个自然弯曲的姿势,将需要更多的填充。对于儿童患者,因为他们的头相对较大,通常需要在肩膀填充,以防止背板应用时颈部弯曲。

3.6种徒手固定头部的方法

(1)头背锁:适用于俯卧位时固定头部手法。

(2)头锁:适用于仰卧位时头部稳定手法。

(3)双肩锁:适用于仰卧位时身体平移手法。

(4)头肩锁:适用于身体翻转手法。

(5)头胸锁:适用于仰卧位时换锁时的过渡手法。

(6)胸背锁:适用于坐位固定头部及侧位时换锁的过渡手法。

4.现场脊柱损伤患者评估及解救流程(表7-2,表7-3)

表7-2 俯卧位伤者(无肢体骨折)的现场评估及解救流程

	护士	医生	司机
1		头背锁	脊柱板放远侧
2	双臂交叉头肩锁	检查背部	
3		调整伤者手臂,置于身体两侧	将伤者双腿并拢
4		一手扶肩,另一手扶大腿上部	一手扶髋,另一手扶腿
5	指挥口令"1、2、3"	向远侧翻转90°(一条直线),直接上脊柱板	
6	头锁(固定)		
7	双肩锁(固定)		将腿放于脊柱板上

续表

	护士	医生	司机
8	指挥口令"123"	双臂交叉推上	双臂交叉推上
9	（需要时）	调整高低（顶肩推腋）	调整高低（顶肩推腋）
10		头胸锁（固定）	
11	头锁（固定）		
12		松手，找中点	拿颈托到对侧准备
13	轻柔复位头部		
14		判断RABC，检查头部、颈部（正常无外伤）	戴颈托
15		检查胸部、腹部、骨盆、上肢、下肢	
16		系胸部约束带（打开双臂，从肩上交叉系）	协助约束
17		上头部固定器	约束大腿和下肢
18		固定器槽对准耳部	
19		头胸锁（固定）	
20	调整固定器推紧卡住		
21	贴上带	松头额部的手	
22	贴下带	松颧骨部的手	
23		三角巾捆绑手腕部	

表7-3　仰卧位伤者（无肢体骨折）的现场评估

	护士	医生	司机
1	头锁（固定）	判断RABC，检查头部、颈部（正常无外伤）	
2	轻柔复位头部	松手，找中点	戴颈托
3		检查胸部、腹部、骨盆、上肢、下肢	
4		头胸锁（固定）	
5	头肩锁	调整伤者手臂置于身体两侧	将伤者双腿并拢

续表

	护士	医生	司机
6		一手扶肩，另一手扶大腿上部	一手扶髋，另一手扶腿
7	指挥口令"1、2、3"	向近侧翻转90°（一条直线），拉脊柱板紧靠患者身体	
8		检查背部	
9	指挥口令"1、2、3"	向远侧翻转90°（一条直线），平放脊柱板上	
10		头胸锁（固定）	
11	双肩锁（固定）		将腿放于脊柱板上
12	指挥口令"1、2、3"	双臂交叉推上	双臂交叉推上
13		调整高低（顶肩推腋）	调整高低（顶肩推腋）
14		系胸部约束带（打开双臂，从肩上交叉系）	协助约束
15		上头部固定器	约束下肢
16		固定器槽对准耳部	
17		头胸锁（固定）	
18	调整固定器推紧卡住		
19	贴上带	松头额部的手	
20	贴下带	松颧骨部的手	
21		三角巾捆绑手腕部	

5. 特殊情况

（1）密闭、狭窄空间：安全是最重要的。在狭窄密闭空间中，还可能面临窒息和有毒气体的威胁，需准备好氧气瓶、安全绳索等。快速解救，原则是防止重大的脊柱运动。

（2）水上救援：患者在一条直线上移动，可将漂浮板或脊柱板放在患者身下，稳定好后从水中移出。

（3）坐位：使用短脊柱板（解救套）或者有效固定的装置稳定患者颈椎和胸椎，再将伤者移动到长的脊柱板上。

（4）车内的儿童：可将其放在安全座椅内固定，运输到医院。用毛巾或毯子填充头颈部空隙，用胶布固定，保持呼吸道畅通并安慰儿童。若座位已损坏或儿童卡在一个内置座椅中，不能被移动或脱离，须对儿童先进行脊柱限制，再解除座椅，之后用手法将儿童转移到儿科脊柱固定设备上。

（5）老年患者：用毛巾、毯子或枕头垫在老年患者与直板间的空隙处，防止不适。必要时需进行吸氧。

（二）药物治疗

1. 脱水疗法　应用20%甘露醇250ml，目的是减轻脊髓水肿。
2. 激素治疗　应用地塞米松10～20mg静脉滴注。对缓解脊髓的创伤性反应有一定意义。但现场不建议应用。

第五节　胸部创伤

胸部创伤是导致严重创伤患者死亡的重要因素，院前早期急救至关重要。由于胸部创伤院前伤情往往难以评估，以及因缺乏致命性胸部创伤的"典型"临床征象而常得不到及时处理，严重影响患者预后。

（一）胸部创伤院前快速评估

1. 采用SAFE路径开展院前急救　SAFE路径包括：①呼喊/呼救（shout/call for help, S）；②现场环境评估（assess the scene, A），确保现场救援人员与患者的安全；③迅速接近患者，帮助脱离危险（free from danger, F）；④评估伤亡情况（evaluate the casualty, E），是否需要院前急救人员和物资增援。

2. 院前伤情评估顺序　按照创伤急救ABCDE程序（A即airway，在颈椎保护下维持患者气道通畅；B即breath，呼吸和通气；C即circulation，循环/控制出血；D即dysfunction，功能障碍/神经状态；E即exposure，暴露患者/环境温度控制）进行伤情评估，在颈椎稳定下评估气道、呼吸和循环，迅速辨别和处理危及生命的情况：气道阻塞，通气障碍（张力性气胸、开放性气胸、大量血胸、连枷胸、双肺广泛挫伤），循环障碍（大出血、心脏压塞、识别心搏骤停、决定是否启动心肺复苏）。一般而言，严重通气障碍是比失血性休克更快的致死因素，须尽快解除。但应特别注意，在灾难性致命性大量外出血时，快速控制失血应优先于气道处理。

3.院前评估方法

(1)物理诊断方法

1)望诊。在现场或院前评估时,望诊重要,但易忽视。包括:①呼吸频率和呼吸模式,这一指标常是病情恶化的首要征象,需间隔一定时间后重复评估。②胸壁伤口(特别是吮吸性胸部伤口)或胸壁擦挫伤。③双侧胸廓活动是否对称、呼吸动度是否减弱,警惕伴反常呼吸的连枷胸或部分胸壁连同腹部运动的情况。一侧胸壁膨隆伴呼吸动度减弱提示张力性气胸等,呼吸动度减弱也可由疼痛、气胸或血胸引起。④颈部伤口、皮下气肿或颈部肿胀,组织内积气导致的皮下组织肿胀提示气胸可能,颈部穿透伤可能伴气胸或血胸。⑤颈静脉怒张,特别是出现在低血容量时,这是一个矛盾的征象,只有在去除保护性颈托后才能发现。⑥咯血可能是气管支气管损伤或肺挫伤的表现,也可能是由面部损伤出血引起或鼻出血经咽部咯出。

2)触诊。包括:①肿胀;②捻发音提示皮下气肿;③胸壁压痛或骨折;④喉部捻发音;⑤气管移位提示张力性气胸;⑥如果现场环境安静,有经验的医师应进行叩诊;⑦必须检查背部及腋窝,避免漏诊后壁、侧壁胸部创伤。

3)听诊。由于现场环境混乱和噪声,听诊往往很难进行。在环境条件许可时,应在侧胸壁和腋前区听诊,避免对侧呼吸音传导造成误听。

(2)基本观察指标:每隔10分钟或患者病情变化时,以下指标需重新评估和记录。

1)所有创伤患者都应该记录:呼吸频率、外周动脉(桡动脉)脉搏和意识水平(警觉性、对声音的反应、对疼痛的反应)。

2)如果院前急救人员知识和技能允许,则需增加SpO_2监测、血压测定、意识水平(GCS)和心电图监测。

(3)收集和分析致伤机制:由于胸部创伤、特别是纵隔损伤可能没有明显的外部损伤,收集和分析致伤机制对指导后续评估和治疗非常重要,也可提示腹部或骨盆等部位致命伤的存在。对于交通伤,记录撞击速度及减速度,检查安全带、气囊或其他安全保护装置是否使用或打开,在事故发生时有无车辆或地面变形等。对于高处坠落伤,记录坠落高度及落地处地面情况,有无空中阻挡物。

(4)转运决定:随时考虑是否需要立即将患者转送入院。胸部创伤伤情变化很快，除非院前人员训练有素、具有足够专业技能可以进行必要的干预，否则应尽快将患者转送入院。需综合分析致伤机制和条件（如现场到医院的时间和转运方式）等因素，决定在现场暴露患者进行伤情评估和处理还是快速转运到医院。

（5）伤情评估准确性的影响因素：现场伤情评估的准确性依据评估人员的经验不同而有所差异，现场救援第一反应者（自愿者）评估的准确性肯定低于有经验的急救医师。根据急救技能实施需要，现场适当暴露患者身体利于伤情评估和现场干预。全面评估需要完全暴露患者身体，以便正确评估伤员前、后、左、右的损伤情况，同时注意避免低体温及受凉，因此不鼓励对患者进行不必要的暴露。

（二）胸部创伤院前急救

1.一般处理

（1）颈椎保护下保持气道开放：采用没有头部倾斜的仰头提颏法和双手托下颌法打开气道，检查并吸引或用手指清除口腔及上呼吸道内的阻塞物（分泌物、黏膜、血液、呕吐物、义齿、骨碎片、异物等），保持气道通畅；如患者意识丧失并伴咽反射消失，需放置口咽通气道，暂时维持气道通畅；对于可能无力维持气道完全开放者，需气管插管。

（2）给氧和通气支持：高流量面罩给氧（15L/min），人工通气频率12～16次/分。

（3）封闭包扎胸部开放性伤口。

（4）胸部伤口敷料加压包扎止血。

（5）连枷胸的暂时胸壁手法固定，维持$SpO_2 > 95\%$，如果出现严重呼吸困难，应给予气管插管。

（6）张力性气胸针刺减压。

（7）快速麻醉诱导不常使用，只能由有经验的医师操作。

（8）如果患者休克或多发伤，应立即转送入院，有指征者途中行气管插管和静脉补液。除非转运时间很长，院前急救人员在紧急转运前不应坐等医师和医疗支援的到来。转运时间长时，应考虑用直升机转运，或先将伤员及时转运至途中与医师或医疗支援汇合，以节约宝贵的抢救时间。

2.开放性气胸的处理　采用消毒敷料封闭胸壁的开放伤口，将开放性气胸变为闭合性气胸，也可防止张力性气胸的发生，一旦出现张力性气胸征象，应及时开放覆盖的敷料减压。

3.张力性气胸针刺减压

（1）诊断

1）在短暂的院前阶段，特别是在钝性胸部创伤患者，很少发生张力性气胸。在张力性气胸发生前多数已实施胸腔穿刺术，因此很难确切估计发生例数。据文献报道，张力性气胸发生率＜6%，张力性气胸更多地发生在正压通气的时候。

2）临床表现，如果多发伤患者不明原因地病情恶化，应特别注意张力性气胸，如果没有发现局部的体征，应考虑双侧气胸可能。清醒患者通常的特征是胸痛、呼吸窘迫、伴心动过速和同侧呼吸音减弱者占50%～75%；在机械通气患者，通常表现为SpO_2降低和血压下降致病情迅速恶化，气道高压、胸壁运动减弱和呼吸音减弱占33%。

（2）穿刺减压的操作

1）避开厚实的肌肉、乳腺组织、皮下气肿区域。

2）首选穿刺点在锁骨中线第2肋间。研究表明，找准解剖位置的准确度不高，因此，要求操作者必须熟悉解剖标志。

3）标准的14G穿刺套针的长度是4.5cm，取决于患者体型，有可能不够长以致不能减压所有张力性气胸。

4）穿刺导管也可因血液、组织或扭曲堵塞致穿刺减压效果不好，因此穿刺导管针进胸后如果无明显的气体溢出，穿刺针应连接一个注射器，推2ml气体，以确保导管通畅。穿刺减压效果不好的其他原因包括原有肺病患者局限性张力性气胸，或肺破口大致使气体聚集在胸膜腔的速度比从狭小的穿刺针抽出的速度快。

5）如果胸壁厚导致前路穿刺减压失败，应在胸壁厚度薄一点的第5肋间隙腋前线尝试穿刺。如果在这两点穿刺减压都失败，在确定诊断者，可行胸腔闭式引流术。一般情况下，穿刺减压已足以达到减压效果。

6）穿刺减压不能用于单纯气胸或血胸。

7）如果误诊张力性气胸而行穿刺减压，则有造成医源性气胸或医源性张力性气胸的风险。

8）包括在转移途中，如果需要反复穿刺减压，应持续观察和再次评估；张力性气胸再次形成者，穿刺应在靠近最初成功的区域进行。

4.胸腔闭式引流　应由具备专业技能的医师实施。

5.气管插管

（1）指征

1）连枷胸的浮动胸壁广泛，一般暂时固定未能改善严重通气障碍和低氧血症，需要正压通气支持。

2）双侧广泛肺挫伤致严重通气障碍，需要尽早正压通气支持。

3）判断为主支气管断裂引起的张力性气胸，行胸腔引流后呼吸窘迫恶化。

（2）方法

1）连枷胸反常呼吸和广泛肺挫伤需要正压通气时，做一般气管插管，使用呼吸机。

2）主支气管断裂时，全部潮气量从断裂处逸出，应做选择性单侧（健侧）插管，以保健侧通气。

6.液体通道　建立液体通道的主要目的是镇痛和必要的输液。最好在转运途中建立液体通道，以免延长现场滞留时间。遵循低压复苏原则，液体入量以能维持桡动脉搏动即可，大量液体输入对胸伤患者特别有害。

7.镇痛　应该常规镇痛，除非患者有迫切须处理的损伤。镇痛的选择主要取决于医师的技能水平。主要包括：①手法夹板固定或枕头维持体位；②静脉注射吗啡（并考虑增加止吐药）；③静脉注射氯胺酮；④儿童可经鼻腔使用二乙酰吗啡；⑤局部麻醉剂肋间神经阻滞等。

8.体位

（1）侧卧位时，健侧向下，因为向上的1/3胸部通气-灌注最佳；有气道污染者（气道内积血或呕吐物）则患侧向下。

（2）单侧连枷胸，患侧卧位（类似于夹板）可控制胸壁浮动和镇痛。

（3）前壁型连枷胸，可手法稳定胸壁。

（4）单纯胸伤、意识清楚、无颈部疼痛及其他部位明显疼痛或损伤者，最理想的体位是坐立位，在平躺时患者依靠胸壁肌肉自身固定的能力会减弱，应避免长时间仰卧在平板床上。

（5）致伤机制明确、无意识的胸部创伤患者需要全脊柱制动。

（三）其他

1.儿童患者

（1）伤后短时间内，儿童对创伤可较好代偿，休克征象往往出现较晚；儿童常在胸壁外伤很轻甚至没有的情况下，有严重胸腔内损伤的可能；儿童肋骨骨折表明致伤暴力明显，可能存在严重胸伤。

（2）儿童单纯胸部创伤罕见，需注意有无多发伤。

（3）要考虑非意外损伤。

（4）儿童肋间间隙窄，胸腔引流时需使用较小号的胸腔引流管，要求有更专业的医师，在院前急救场合中，儿童胸部创伤很少有胸腔引流的指征。

2. 冲击伤

（1）任何爆炸致伤的伤员都应转送至医院。

（2）没有鼓膜损害不能排除肺爆震伤。

（3）免于遭受爆炸碎片伤也不能排除肺爆震伤。

（4）院前处理需更多支持。

3. 异物存留

（1）刀或其他刺入胸部的穿透性物体应原位保留，不能随意拔除。

（2）转运过程中妥善保护异物，以防进一步移动。

（3）随心脏搏动的穿透性异物不能用绷带或纱垫压迫包扎。

（4）休克、呼吸困难者可因烦躁不安和意识迷惑，试图拔出插入胸部的锐器而给自己和救援者带来危险，因此，搬运或转运途中须加倍小心和严密观察。

4. 心搏骤停　胸部创伤后，导致心搏骤停的潜在可逆因素有缺氧、低血容量、张力性气胸和心脏压塞。应针对这些因素进行处理。值得注意的是复苏成功者罕见。

（四）院前预警、院前院内交接

针对所有时间紧迫的严重胸部创伤或潜在严重胸部创伤患者的转运，院前急救人员需要向接收医院的急诊室提前预警，通知具备处理这些创伤能力的专科医师到达急诊室待命。获得胸部创伤救治的恰当的专业技术支持的时间可能会比其他预案长，因此，此类预警应在合理时间范围内越快越好。选择接收医院时，须考虑到有恰当的专业技术支持，即有心胸外科及专科设备。预警内容包括致伤机制、可疑损伤、目前观察到的情况（包括呼吸、脉搏、血压）、已进行的处理、预定到达时间。

第六节 腹部创伤

腹部创伤的发生概率较胸部创伤更高,处理复杂,并发症多。腹腔内脏器分实质脏器和空腔脏器,实质脏器损伤可导致严重血流动力学状态不稳定,患者早期即休克死亡,空腔脏器损伤早期可能症状隐匿,但延迟的诊断处理可导致严重腹腔污染,带来后期感染性休克、脓毒症死亡的恶劣预后。

(一)腹部创伤院前快速评估

1.腹部创伤也要采用SAFE路径开展院前急救 SAFE路径包括:①呼喊/呼救(shout/call for help,S);②现场环境评估(assess the scene,A),确保现场救援人员与患者的安全;③迅速接近患者,帮助脱离危险(free from danger,F);④评估伤亡情况(evaluate the casualty,E),是否需要院前急救人员和物资增援。

2.院前伤情评估顺序 可以根据患者整体情况灵活采用,如按照创伤急救ABCDE程序进行伤情评估。也可以快速地按照CRASH-PLAN顺序(即cardiac,心脏;respiratory,呼吸;abdomen,腹部;spine,脊柱;head,头部;pelvis,骨盆;limb,四肢;arteries,动脉;nerves,神经)检查患者,然后展开相关处置。院前救治评估中一般采用的检查顺序如下:呼吸、循环、意识、头部、颈部、胸部、腹部及骨盆(含盆腔脏器)、脊柱、四肢(感觉、运动、循环)、体表,这个评估顺序考虑到了检查的方便性和完整性,结合了生命体征指标和重点部位。在实际应用中,根据损伤的具体情况,可以选择重点部位重点检查,在院前和院内都可以按照这个顺序进行反复检查评估。

3.院前评估方法

(1)物理诊断方法

1)望诊。是现场或院前评估时的基本内容,对诊断有重要提示作用。包括:①腹部是否膨隆,这一现象提示腹腔积血积液量的大小,尤其在动态观察过程中膨隆出现并伴随休克加重提示活动性出血,但对于肥胖体型,可能观察困难,需要反复比较。②腹壁伤口或擦挫伤,左季肋部擦挫提示脾脏损伤,右季肋部挫伤提示肝脏损伤,中上腹部方向盘或安全带勒痕警惕胰腺十二指肠伤,下腹部伤痕警惕肠管损伤等。③腹壁是否完整，是否有腹内网膜或肠管脱出。④是否有蜘蛛痣、静脉曲张等原发疾病体征。

2）触诊。包括：①腹壁张力。②压痛反跳痛，实质脏器破裂出血不如空腔脏器破裂消化液泄漏导致的腹膜刺激症状重，后腹膜脏器损伤有深压痛。③压痛部位有助于损伤定位。

3）叩诊和听诊。在急救现场往往很难进行，且对伤情评估的价值相对有限。条件允许时再行检查，可进一步获得腹腔积液、肠鸣、腹部大动脉杂音等信息。

4）腹腔穿刺。如条件允许，可进行腹腔穿刺。但要注意肥胖患者或腹水量较少时穿刺结果可能为阴性，采用右季肋缘下穿刺点的阳性率较高。

（2）创伤重点超声评估（FAST）：FAST是能够对腹部闭合性创伤患者进行初期评估的一种有效的方法，准确度高，比传统B超、CT等检查用时更少，可以有效节约患者救治反应时间。该技术主要在院内急诊使用较多，但随着超声设备的小型化、可移动化，车载超声逐步装备院前急救，经过一定程度超声检查训练的医师在院前急救中应用该技术具有以下优势：①可以缩短救治反应时间。这个检查过程需要2～6分钟就可以完成，结果可以通过车载移动互联设备（如视频120）与院内进行信息沟通，院内提前制订救治方案，能够提高院内急诊和检查的通过速度，缩短反应救治时间。②操作简单，易于掌握。由于检查目的明确，主要是发现出血和初步确定损伤脏器，因此通过较短时间培训就能够熟练掌握急诊条件下快速诊断的技术。③对人体安全，能反复多次使用。FAST可分别用于腹部、胸腔、血管、心包积液的探查，具有良好的穿透性和分辨率，对老年人、儿童、孕妇可以安全使用。

（3）收集和分析致伤机制：当没有明确的腹部体征时，详细了解分析致伤机制对诊断处理非常重要，不仅有助于判断具体的腹腔内脏器损伤及程度，还有助于发现其他部位的隐匿性伤情。对于交通事故伤，要了解伤者是司机、行人还是乘客，了解车辆大小、种类、撞击速度及减速度，是否使用安全带及安全带类型，气囊或其他安全保护装置是否使用或正常打开，在事故发生时有无车辆翻滚，有无车辆或地面变形等。对于高处坠落伤，记录坠落高度、落地姿势及身体触地部位、落地地面情况，有无空中阻挡物等。

对于腹部创伤，闭合性损伤和开放性损伤致伤机制不同，要区别对待。

1）闭合性损伤：低位肋骨刺破肝脾；方向盘、安全带等将脏器向脊柱挤压损伤，如胰腺十二指肠断裂、小肠破裂；减速导致的肠系膜损伤，可以导致延迟性肠破裂；腰部直接暴力导致肾脏破裂；空腔脏器内压力突然增加导致破裂，小肠多见，结肠、膀胱亦可损伤；骨盆骨折端导致的盆腔内脏器损伤，如耻骨骨折刺破膀胱，坐骨支骨折移位引起的结直肠损伤。

2）开放性损伤：刀、动物犄角刺伤，损伤范围较局限，集中在伤道周围；子弹（尤其步枪弹）动能高，损伤范围广，损伤往往不限于伤道，伤情更重；某些致伤机制更复杂的开放性腹部创伤，如高坠伤在下坠过程中被阻拦树枝或地面钢筋等刺伤，则兼具两种损伤机制的特点。

（4）转运决定：腹部创伤要积极将患者转送入院。腹部实质脏器破裂往往导致循环状态不稳定，需要尽快送医院处理。腹内空腔脏器损伤，尤其肠管破裂延迟处理导致的污染可能比伤情本身更影响预后，需要积极手术治疗。除非院前人员训练有素、具有足够专业技能且有条件进行必要的现场干预（如大型灾害事故时急救移动医院前移至现场附近），否则应尽快将患者转送入院。在转送患者时要尽可能根据现场评估情况，转至有能力处置的创伤中心，避免再次甚至多次转运带来的处理延迟。如果伤情严重，转运距离远，可以考虑在就近医院进行损伤控制性手术后再行转运，有条件者也可以考虑直升机航空转运。

（5）伤情评估准确性的影响因素：高能量暴力往往导致腹内多脏器损伤，院前早期精确判断难度很大且无必要。只需要做出是否有腹内脏器伤、是实质脏器还是空腔脏器损伤、是否影响血流动力学状态的判断即可。院前急救人员是否接受过创伤专业培训、是否掌握FAST检查技术、是否全面检查腹部（包括季肋部、腰背部、腹盆部）都影响伤情评估的准确性。

（二）腹部创伤院前急救

1. 一般处理　腹部创伤院前急救一般处理包括以下内容：开放并保持气道通畅（注意颈椎保护）；给氧和通气支持，尤其是有休克存在时，需要及时提高流量面罩给氧；建立两个以上液体通道并进行限制性液体复苏；封闭包扎开放性伤口；简单固定肢体骨折；注意保温，避免低体温。院前急救人员在医疗支援到来前应针对呼吸、循环稳定进行处理，为及时转运创造条件。

2. 损伤控制性复苏　其理论起源于战伤的救治,是损伤控制外科理论的一部分。强调在损伤控制原则的指导下,遵循允许性低血压和止血性复苏两个策略,对重创伤患者进行限制性液体复苏。允许性低血压策略是重点强调在院前急救阶段,尤其是在确切的外科止血措施未实施前,严格控制液体输入量,维持收缩压在90mmHg左右。腹部创伤患者在院前应进行损伤控制性液体复苏,避免"死亡三联征"(低体温、酸中毒、凝血功能障碍)出现,提高患者接受院内手术的耐受力,降低创伤患者的死亡率。

3. 开放性的腹部穿透伤的处理　对于开放性的腹部穿透伤患者,要充分暴露腹部,仔细检查伤口,探查到伤道底部。院前急救优先控制活动性外出血,其方法包括局部棉垫加压包扎止血、填塞止血、止血钳或结扎止血(血管损伤慎用,可能会导致后期处理困难)、止血气囊止血等;对于消化道或泌尿生殖道的破裂,要控制污染源,结扎断端肠管,防止内容物进一步污染腹腔;有脏器外露者避免直接还纳,可用无菌纱布或干净的容器包裹暂时固定,以便转运。

4. 闭合性腹部创伤的处理　对于闭合性腹部创伤患者,要重点关注血压、心率和腹部体征,动态观察很重要。急救医生使用车载监护仪进行动态心率和无创血压监测。对于腹部创伤出现休克的患者,在确定性外科手术之前,急救医生应采用限制性液体复苏策略,将心率维持在100次/分、收缩压维持在90mmHg左右即可,如果腹部创伤同时合并颅脑损伤可维持血压在100mmHg水平,则有利于脑血供。

5. 液体通道　建立液体通道的主要目的是复苏和必要镇痛。有条件者最好建立两条以上上腔静脉系的大静脉通路,考虑到缩短现场停留时间,可以在转运途中建立液体通道。对儿童等特殊病例,血管通路建立困难时,可以在股骨远端或胫骨近端建立骨输液通路。

6. 镇痛　和胸部创伤常规镇痛不同,腹部创伤尽量避免早期使用镇痛药,以免掩盖腹部体征,干扰院内评估判断。但如果诊断比较明确,或者患者对疼痛极其敏感,产生恐惧、不配合,或者疼痛休克,也可以适当选用非强效镇痛药。

7. 体位

(1)为避免患者在转运途中呕吐窒息,最好采取侧卧位,如采取平卧位,则将头偏向一侧。

(2)对于致伤机制明确的高能量损伤,如椎体损伤不能明确排除,转运途中常规全脊柱制动。

(3)如患者循环不稳定,可以采用下肢抬高位。

(三)现场处置后需转运至医院的情况

腹部创伤现场处置后,大多数需转运至医院诊治,包括但不限于:①开放性腹部创伤;②高能量暴力导致的闭合性腹部创伤;③有腹部体征;④腹腔穿刺阳性或可疑阳性;⑤FAST检查腹水;⑥腹腔内脏器损伤轻微,但有确切的血流动力学状态不稳定存在;⑦腹部创伤的特殊人群(如醉酒、吸毒);⑧特殊年龄者(如儿童和老年患者);⑨遭受腹部创伤的孕妇。

(四)特殊情况

1.吸毒患者 腹部创伤患者如有吸毒行为,可能有腹内脏器损伤程度和血流动力不稳定状态不匹配的情况,影响判断。如果创伤发生在吸食毒品后或戒断症状发作时,可能因神经反射导致心搏骤停死亡,需要高度警惕。

2.心搏骤停 腹部创伤后,发生在现场或转运途中的心搏骤停大都是休克失代偿,CPR往往不能奏效。但对于青壮年患者,仍需积极复苏,争分夺秒送至具有开腹手术能力的医院进行外科止血尚有一线生机。

(五)院前预警、院前院内交接

腹部创伤救治时效性很强,处理复杂,早期的正确处理与否往往比伤情本身更影响预后。要避免多次转院导致的治疗延误。院前急救人员须熟悉服务范围内医院的创伤救治能力,要向接收医院急诊室提前预警,预警内容包括致伤机制、可疑损伤、目前情况(包括呼吸、脉搏、血压)、已进行的处理、预定到达时间。通知具备处理这些创伤能力的专科医师到达急诊室待命。进一步优化救治绿色通道和抢救流程可提高腹部创伤的救治成功率。

第七节 骨盆损伤

一、概述

(一)解剖要点与损伤特点

骨盆损伤多为直接暴力造成的严重创伤,约有50%以上合并其他脏器伤或多发伤，常合并大出血，休克发生率很高，病情比较复杂且危重，院前对其救治必须争分夺秒、及时有效。

骨盆为环形结构，是自两侧的髂骨、耻骨、坐骨经"Y"形软骨融合而成的两块髋骨和一块骶尾骨经前方耻骨联合和后方的骶髂关节构成的坚固骨环。躯干的重量经骨盆传递至下肢。骨盆边缘有许多肌肉和韧带附着，特别是韧带结构，对维护骨盆起着重要作用，在骨盆的底部，更有坚强的骶结节韧带和骶棘韧带。

骨盆环的骨折死亡率约为6%，而其开放性骨折的死亡率则超过50%。失血是骨盆骨折患者的主要致命因素，其他致命因素包括外伤性脑损伤和多器官衰竭。由于骨盆十分坚固，不容易发生骨折，骨盆骨折的患者大多存在多发伤，包括外伤性脑损伤（51%）、长骨骨折（48%）、胸廓损伤（20%）、男性尿道断裂（15%）、脾破裂伤（10%）和肝肾损伤（每种7%）。

（二）分类

骨盆骨折分类的目的在于指导临床治疗、评价伤情特征、了解损伤机制、判断病程转归及推测预后。常用的分类方法主要依据骨盆骨折的部位、骨折的稳定性或损伤暴力的方向进行分类。

1.按骨折部位分类

（1）骨盆边缘撕脱性骨折：肌肉猛烈收缩造成骨盆边缘肌附着点撕脱性骨折，骨盆环整体结构和稳定性不受影响，多见于青少年运动损伤。常见的有①髂前上棘撕脱骨折；②髂前下棘撕脱骨折；③坐骨结节撕脱骨折。

（2）髂骨翼骨折：多为侧方挤压暴力所致，移位多不明显，可为粉碎性。单纯的髂骨翼骨折不影响骨盆环的稳定。

（3）骶尾骨骨折：①骶骨骨折，可能引起腰骶神经根与马尾神经的损伤。②尾骨骨折，多由跌倒坐地所致，常伴骶骨末端骨折，一般移位不明显。

（4）骨盆环骨折：骨盆环的单处骨折较为少见，多为双处骨折。骶髂关节脱位中，后脱位常见，偶见前脱位，即髂骨脱位至骶骨前方，多见于儿童。多为高能量暴力所致，如交通伤、高坠伤，常伴骨盆变形，并发症多见。

2.按骨盆环的稳定性分类　Tile分型基于骨盆稳定性，将其分为三型（表7-4）。

表7-4 骨盆环损伤的Tile分型

分型	亚型
A型：稳定性（后环完整）	A_1：撕脱损伤
	A_2：稳定的髂骨翼或者前弓骨折
	A_3：骶尾骨横行骨折
B型：部分稳定型（旋转不稳定，但垂直稳定；后环不完全损伤）	B_1："开书样"损伤（外旋）
	B_2：侧方压缩损伤（内旋）
	B_{2-1}：同侧前方或后方损伤
	B_{2-2}：对侧（桶柄状）损伤
	B_3：双侧损伤
C型：旋转、垂直均不稳定（后环完全损伤）	C_1：单侧损伤
	C_{1-1}：髂骨骨折
	C_{1-2}：骶髂关节骨折、脱位
	C_{1-3}：骶骨骨折
	C_2：双侧，一侧为B型，另一侧为C型
	C_3：双侧C型损伤

3.按暴力的方向分类　Young和Burgess基于损伤机制将骨盆骨折分为四型。

（1）侧方挤压损伤（lateral compression，LC骨折）：侧方挤压力量使骨盆的前后部结构及骨盆底部韧带发生一系列损伤，约占骨盆骨折的38.2%。

（2）前后挤压损伤（antero-posterior compression，APC骨折）：约占52.4%，通常是由来自前方的暴力造成的。

（3）垂直剪切损伤（vertical shear，VS骨折）：约占5.8%，通常为高处坠落伤。前方的耻骨联合分离或耻骨支垂直骨折，骶结节和骶棘韧带均断裂，后方的骶髂关节完全脱位或髂骨、骶骨的垂直骨折，半个骨盆可以向前上方或后上方移位。

（4）混合暴力损伤（combined mechanical，CM骨折）：约占3.6%，如LC/VS，或LC/APC。以LC/APC Ⅲ型骨折与VS骨折最为严重，并发症也多见。

二、评估

（一）基础评估

1. 外伤史　除老年患者骨质疏松，可由摔跤等低能量损伤导致骨盆骨折外，多数患者有强大暴力外伤史，如交通事故、重物挤压、地震、高空坠落和工业意外。

2. 意识状态评估

3. 血压、脉搏、血氧饱和度的检查

（二）症状评估

1. 出血及血肿　骨盆的主要组成成分是松质骨，有较为丰富的血供系统，且骨盆的内壁和外壁也有大量的血管。一旦出现骨折，出血量往往比较大，很容易导致伤处皮下血肿及深部血肿，会阴部位可见瘀斑。

2. 疼痛　骨盆骨折后，意识清醒的患者会感觉到激烈的疼痛，此疼痛会在搬动、翻身、查体触摸时加重，疼痛的症状还会放射到下腹部及会阴部。

3. 骨盆变形　不稳定性的骨盆骨折可能会导致骨盆变形，较严重的表现为骨盆环一侧增高、一侧降低。

4. 休克　若出血量较大，可在原发症状为主的情况下出现不同休克时期的表现，如休克早期表现为烦躁焦虑、精神紧张、面色苍白、出冷汗、脉搏细速、心率加快；休克中期表现为意识障碍、呼吸表浅、四肢温度下降、心音低钝、脉细数而弱、皮肤湿冷发花、尿少或无尿；休克晚期表现为弥散性血管内凝血和多器官功能衰竭。

5. 合并症的表现

（1）盆腔内脏器损伤：会阴部出现淤血肿胀，下腹部膨隆伴有尿道口出血，多为尿道损伤；下腹部疼痛、压痛及肌肉紧张，导尿为血性，多为膀胱破裂；肛门内出血，或血液自肛门流出，多为直肠损伤；非经期阴道出血，应考虑生殖道损伤；下肢皮温降低，足背动脉触不清，考虑有髂外动脉损伤可能。

（2）坐骨神经损伤：下肢运动障碍感觉异常，腿部麻木或足部无力，足不能跖屈。

6. 会阴部瘀斑　是耻骨和坐骨骨折的特有体征。

（1）直腿抬高试验（straight leg raisetest，SLR）：多用于疑似骨盆

骨折患者的诊断，主要检查患者在初次查体时是否有积极的、无疼痛的直腿抬高能力，以排除严重的骨盆创伤，这将有助于对患者早期的临床决策，并避免不必要的检查。

（2）骨盆挤压试验与分离试验阳性：患者仰卧位，检查者用双手挤压患者的两髂嵴，伤处出现疼痛为骨盆挤压试验阳性。检查者双手交叉撑开两髂嵴，使骨盆前环产生分离，如出现疼痛即为骨盆分离试验阳性。检查时应先进行骨盆挤压试验，当骨盆挤压试验阳性时不再进行骨盆分离试验，以免加重受损骨盆的出血。进行以上两项检查时偶尔会感到骨擦音。检查时双手用力应轻柔，逐渐增加压力，避免重复多次检查。

（3）肢体长度不对称测量：测量胸骨剑突与两髂前上棘之间的距离，向上移位的一侧长度变短，也可测量脐孔与两侧内踝尖端之间的距离。

（三）辅助检查

有条件的院前急救机构可在救护车上通过超声、诊断性腹腔穿刺、留置导尿管等方法辅助诊断，但由于院前时间短、人手普遍不足，应将更多精力放在维持患者生命体征的平稳上，而非辅助检查。

1.院前超声检查 近年来，腹部创伤重点超声检查（focussed assessment sonograph trauma，FAST）在院前急救的推广使其可成为腹、盆腔脏器损伤的无创筛查方法。

2.诊断性腹腔穿刺 有腹痛、腹胀及腹肌紧张等腹膜刺激症状者可行诊断性腹腔穿刺。如抽吸出不凝的血液，提示腔内脏器破裂的可能。阴性结果不能否定腹腔内脏器损伤可能，必要时可重复进行。

三、处置

骨盆骨折的治疗原则是优先救治失血性休克和危及生命的内脏损伤，其次才是骨盆骨折。

（一）基本措施

1.严密监测生命体征 骨盆骨折病情危重，急救人员应严密观察患者意识、表情、皮肤和黏膜变化，持续心电监护，记录血压、脉搏、呼吸和血氧饱和度，及时发现病情变化并做相应处理。

2.保暖 在院前急救环境及冬季，患者在失血状态下，通常容易出现低体温。低体温可引起凝血障碍、心功能不全、免疫功能抑制，而心功能不全会进一步加重酸中毒，酸中毒又会损害凝血功能，三者互为因果，形成恶性循环，故在抢救中应把保暖当作基础急救措施。

（二）对症处理

1. 尽快控制活动性外出血　开放性骨盆骨折，除与闭合性骨盆骨折一样，有来自骨折断端或静脉丛的骨盆出血外，常伴有髂部大血管、大片软组织撕裂、会阴、阴道、直肠破裂引起的大出血。可根据病情选择不同的止血方法，如盆腔脏器出血可进行填塞；断裂的大血管外露或搏动性出血，可进行钳夹；软组织撕裂可进行局部加压包扎。

2. 抗休克　对于血流动力学不稳定的骨盆骨折，现场需尽快建立两条以上静脉通路补充血容量。有条件的院前急救机构可中心静脉置管或骨髓腔输液，骨髓腔输液亦应避开下肢骨，选择肱骨大结节等位置进行穿刺操作。

3. 固定骨盆　院前急救时应及早对不稳定骨盆进行固定，环绕法固定骨盆可以缩小骨盆容量，减少不稳定性骨盆骨折引起的内出血。

4. 积极创造后送条件　骨盆骨折是严重创伤，严重的失血和休克，以及骨盆以外的受伤，如头部、胸部、腹部伤等与高死亡率有明显关系，故院前还应关注患者其他部位是否受伤，并积极采取相应的救治措施。

5. 搬运与护送　对于骨盆损伤患者，在搬运过程中应严格避免翻转，以免加重损伤处出血，当患者存在脊柱损伤风险时，应使用带有脊柱限制功能的铲式担架进行固定转运。

（三）合并症

骨盆骨折常伴有严重合并症，而且常较骨折本身更为严重，应引起重视。常见的有以下几种。

1. 腹膜后血肿　骨盆各骨主要为松质骨，邻近又有许多动脉、静脉丛，血液供应丰富。骨折可引起广泛出血，巨大血肿可沿腹膜后疏松结缔组织间隙蔓延至肠系膜根部、肾区与膈下，还可向前至侧腹壁。如为腹膜后主要大动、静脉破裂，可迅速导致患者死亡。

2. 盆腔内脏器损伤　包括膀胱、后尿道与直肠损伤，尿道的损伤远比膀胱损伤多见。耻骨支骨折移位容易引起尿道损伤、会阴部撕裂，可造成直肠损伤或阴道壁撕裂。直肠破裂如发生在腹膜反折以上可引起弥漫性腹膜炎；如在反折以下，则可导致直肠周围感染。

3.神经损伤　主要是腰骶神经丛与坐骨神经损伤。腰骶神经丛损伤大多为节前性撕脱，预后差；骶骨Ⅱ区与Ⅲ区的骨折则容易发生腰骶神经根损伤。骶神经损伤会导致括约肌功能障碍。

4.脂肪栓塞与静脉栓塞　盆腔内静脉丛破裂可引起脂肪栓塞，其发生率可以高达35%～50%，症状性肺栓塞发生率为2%～10%，其中致死性肺栓塞发生率为0.5%～2%。

第八节　四肢损伤

一、概述

(一) 概念

四肢损伤是指致伤因素导致的四肢骨折、关节的脱位、离断伤、血管的损伤、软组织挫伤等。本节将重点阐述四肢骨折、关节脱位、离断伤、软组织挫伤。

(二) 病理生理机制、解剖要点

四肢损伤无论战时还是平时均为最常见的创伤。发生的机制多为直接暴力、间接暴力、肌肉猛烈牵拉、积累性损伤等。对四肢骨关节损伤的救治原则如下：抢救生命、提高伤者的存活率是救治的首要目标，其次是减少伤残率、恢复受伤肢体的功能。

四肢由骨、关节和骨骼肌组成，骨与骨之间借纤维组织、软骨或骨相连，称为关节或骨连结，骨骼肌附着于骨，在神经系统支配下产生收缩，牵拉骨骼产生运动。在运动中，骨起杠杆作用，关节是运动的枢纽，骨骼肌则为运动的动力器官。

(三) 常见的四肢损伤分类

1.骨折　骨的完整性或连续性发生断裂称骨折。骨折可分为闭合性骨折和开放性骨折。

(1) 闭合性骨折：骨的连续性被破坏但表面的皮肤未发生破损。闭合性骨折可能与开放性骨折一样危险，因为损伤的软组织可能会有广泛的出血。

(2) 开放性骨折：骨的连续性被破坏，是在骨折后形成伤口，且骨折端暴露于伤口下,可能有部分骨经过浅表的皮肤穿出或曾经穿出,所以称之为开放性骨折。骨折端非常锐利,对骨周围的软组织可能造成严重的损伤。同时,神经、静脉、动脉通常邻近骨,通常在关节的屈曲侧,或在手足部位邻近皮肤,因此很容易受损。这些神经血管可能是骨折端直接损伤,也可能是由肿胀或血肿压迫导致的间接损伤。

2.关节脱位　关节面完全失去接触,关节完全被破坏。关节脱位后患者常感到剧烈疼痛。因正常的解剖结构明显被破坏,依据患者症状、体征,通常比较容易识别。尽管大部分的脱位并不危及生命,但有些脱位是急症,因为伴随的血管神经损伤如未及时诊断及处理,会导致肢体严重的功能障碍,甚至是截肢。因此,评估关节脱位远端的脉搏、运动、感觉非常重要,而且在夹板固定、复位、搬运后要反复进行评估。

3.离断伤　是一种肢体、部分身体或器官被切割或撕脱的开放性损伤。离断伤会导致功能丧失,有时会危及生命,伤处可以是部分或完全的离断。离断伤会导致大量出血,但通常可以通过残端直接加压进行止血。残端可以用无菌敷料和弹性绷带包扎,以使残端均匀受压。如果直接压迫不能控制危及生命的大出血,应该应用止血带进行止血。在这种情况下,止血带是可以挽救患者生命的。

4.软组织挫伤　包含扭伤和拉伤。

(1)扭伤:关节突然的扭伤伴随韧带的牵拉或撕脱。

(2)拉伤:肌肉或肌肉肌腱复合体的牵拉或部分撕裂。

二、评估

(一)基础评估

1.现场环境安全　任何评估的第一步都要评价所处的环境,确保现场的安全。在现场安全的前提下,方可对患者施救。

2.创伤事件的一般情况

(1)年龄:创伤患者多为青壮年。老年人及儿童对创伤打击的耐受力相对较弱。

(2)性别:大宗病例资料显示,创伤患者中男女性别比例为(4~5):1。

(3)精神状态:患者的精神状态对于判断病情并进行急救处置有直接影响。同时,患者的精神状态也影响患者及其家属对治疗方案的依从性，进而影响急救和治疗的最终效果。可以肯定的是，良好的精神状态有益于创伤急救。

（4）基础健康状态：有基础病或体质较差的患者对创伤的耐受力较弱。对患者基础健康状况的了解和掌握有助于制订更合理的急救方案。

3.生命体征

（1）意识及瞳孔情况。伤员的语言交流能力可以集中体现当前的意识状况。密切观察患者意识、瞳孔及生命体征变化。意识及瞳孔是判断病情的重要标志，尤其是瞳孔的变化是判断脑疝存在及脑干功能损害程度的主要指标之一。

（2）呼吸道是否通畅，呼吸节律、频率是否正常。

（3）循环状况、血压是否正常，脉搏有无异常。

4.致伤因素　四肢损伤的常见原因有车祸、高处坠落伤、压砸伤、碾挫伤、钝器伤、锐器伤等。一般来说，高能量伤所致外伤伤情重且复杂，受伤范围大，患者全身状况差。低能量伤相对较轻，伤情简单。

5.骨折的部位、类型　单一的、闭合的、稳定的、肢体远端的骨折对全身状况影响较小；多发骨折、开放性骨折、肢体近端的骨折对全身状况影响较大。合并内脏伤、大血管伤、脊髓损伤的骨折危险性大，急救时要优先考虑。

6.快速转送的可行性　是否可以实现、什么时候可以实现，这些都是急救人员要关注的问题。

（二）症状评估

在对患者进行基础评估时，不仅要注意到四肢长骨的明显骨折，还要注意发现并控制伤口的大出血。

在进行进一步评估时，快速全面评估每个肢体，寻找有无畸形、挫伤、擦伤、刺伤、烧伤、软组织伤、撕裂伤、肿胀。探寻不稳定性骨折和骨擦音。若无明显的畸形和疼痛，检查关节是否有疼痛或反常活动。检查并记录末端循环、运动和感觉功能。探查到的最强脉搏的位置可以用笔标注下来，以确定其位置。骨擦感和骨擦音是骨折比较确切的证据。一旦确定，骨折端要及时固定，以防止进一步的软组织损伤。探寻骨擦音时要小心轻柔，以防进一步损伤。

（三）辅助检查

1.常规检查　心电监护：有条件者应立即采用多功能监护仪持续监

测心电图、呼吸、血压、血氧饱和度的变化，根据监测结果及时采取相应急救措施，稳定有效循环。

2. 推荐检查　超声检查：便携式超声在急救中可初步明确骨折是否合并腹腔脏器损伤、泌尿系统损伤，还能用于检查和诊断骨折及指导手法复位。

三、处置

（一）基本措施

1. 一般处理　迅速使伤员脱离危险现场，排除可能继续造成伤害的因素。

2. 体位　一般患者采取仰卧位，呼吸困难者可采取半卧位；意识不清、可能有颅脑损伤者和呕吐者应平卧并使头偏向一侧，以防窒息。

3. 保持呼吸道通畅和吸氧　保持呼吸道通畅是急救过程中最基础也是最主要的措施之一。

4. 快速建立有效的静脉通路　由于创伤伤员常有多处骨折、大量出血、血容量不足，当呈现明显休克状态时，估计失血量为1000～2000ml。建立有效的静脉通路，尽快恢复有效循环血量是抢救成功的关键。补液时应遵循"先晶后胶，先盐后糖，先快后慢"的原则。

5. 保暖　要注意创伤伤员的保暖，这对稳定生命体征、改善精神状态、提高救治效果有非常积极的作用。

6. 搬运　搬运过程中，动作应轻巧、敏捷、协调一致，避免震动。

7. 抢救记录　抢救过程中人员少、工作量大，要认真填写抢救记录，及时准确记录伤员的意识、瞳孔、面色、生命体征、伤口渗血情况；记录体温、呼吸、脉搏、血压、瞳孔、尿量的变化；记录主要急救护理措施、用药和病情变化，尤其是抢救用药的种类、剂量、时间要准确；记录止血带的捆扎时间和放松时间。

8. 尽快转送至医院　为更好地抢救生命、减少致残、应尽快将伤员转送至有救治能力的医院。

9. 院前院内的衔接　利用通信设备与医院保持联系，通报伤员病情，为院内提供信息，以便医院做好专科医师、急救器械、药品等的准备工作。

（二）对症处理

1. 止血

（1）物理止血方法：可根据不同的部位选择加压包扎止血法、止血带止血法等不同的止血方法。

（2）止血药的使用：对于直接压迫和应用止血带无效的出血，止血药可以通过促进凝血块的形成减慢出血或止血。止血药的类型（敷料、粉末、纱布等）依据产品类型的不同而异。

2. 骨折的固定 对四肢骨折的合理处置可以减少疼痛、残疾和一些严重并发症的发生概率。

（1）使用夹板的目的：防止骨折端的移动。骨折点往往邻近神经。骨折会损伤神经，引起剧痛。夹板不仅可以减少疼痛，而且通过限制骨折断端移位还可以减少对肌肉、神经和血管的破坏。

（2）使用夹板的时机：不同的伤者使用夹板的次序并无统一规定。一般来说，怀疑颈椎损伤的伤者在转运之前应进行颈椎、脊柱固定（长脊板），以限制运动。

（3）常用的夹板类型

1）硬质夹板：可由多种材料制成，如硬纸板、硬塑料、金属或木材。有一种可塑形的夹板，将空气排出后其质地变硬（真空夹板），也归类为硬质夹板。使用硬质夹板时，要在骨质突起处放置足够的衬垫，并且通常将骨折上下两个关节同时固定。

2）软质夹板：包括枕头、绷带悬吊夹板、充气夹板。

3）充气夹板：可以用于前臂和小腿骨折。其提供的挤压力使得出血速度减慢。缺点是随着温度升高或海拔升高，其压力也会增加。甚至导致肢体远端脉搏消失，移动患肢时，可引起潜在的疼痛。充气夹板不能用于成角骨折，因为充气后会对伤处直接施压。

4）牵引夹板：被设计用于固定股骨中段骨折，通过在耻骨、腹股沟和踝关节之间施加牵引力来固定骨折。这种稳定的牵拉力可以克服强大的大腿肌肉的痉挛收缩倾向。

（4）夹板使用中的注意事项

1）必须能够推测受伤的部位。要除去衣服，最好是用剪刀剪开并除去，以便于评估伤情和恰当地固定。

2）在使用夹板前后，应检查并记录末端循环、运动、感觉功能。

3）若肢体有严重的成角畸形、脉搏消失且距离送达医院较远时，可以对肢体施加轻微的牵拉使其变直。若此时遇到较强的阻力，可以发现时的位置将肢体固定。

4）开放性损伤在使用夹板固定之前最好能够用湿润的无菌敷料覆盖伤口。无论是否可能，夹板都应该放在开放性伤口的对侧以离开伤口。

5）使用的夹板要能够将损伤处上下两个关节同时固定。

6）给夹板足够的衬垫，尤其是当皮肤有损伤或有骨性突起时，因为骨性突起会和坚硬的夹板之间相互挤压，引起疼痛或损伤皮肤。

7）在现场不要试图将外露的骨折断端回纳到皮肤内。若对患肢施加牵引力时骨折断端缩回到皮肤以内，则不再增加牵引力。转送患者入院时务必告知接诊医师患者为开放性骨折。应小心地用湿润的无菌纱布覆盖骨折断端。在转运路程较长时，此操作有利于骨折的愈合。

8）若伤者生命体征不稳定，有生命危险，可在转运途中对患者进行夹板固定。若伤者病情稳定，骨折或畸形的固定应在转运之前进行。

9）对于可疑骨折，也要进行夹板固定。

3.镇痛　　疼痛会造成患者心理、生理上的不良反应，引起反射性血管扩张，加重组织灌注不足，使休克不易被纠正。

4.心理护理　　重视心理支持是抢救的关键，可提高急救护理效应。

（三）注意事项

（1）院前急救是一个整体性工作，有主次顺序和分工，要按照现场实际情况灵活处置。快速敏捷的应急能力与熟练的急救技术是提高抢救成功率的根本保证。在早期紧急救治工作中，首要的任务是维持伤员的生命。

（2）在复杂的伤害现场，切忌将伤肢从重物下硬拉出来，以免造成继发性损伤。

（3）大量快速补液时，穿刺时要注意部位选择，不能在受伤肢体的远端输液，下肢或骨盆、腹部损伤时多取上肢静脉穿刺；上肢或头、胸部损伤时多采取下肢静脉穿刺，以避免输入液体未进入心脏前自伤处流出。

（4）警惕骨筋膜隔室综合征（osteofascial compartment syndrome）。在一个密闭的空间内增加对组织的压力会引起血流减少、组织缺氧，进而引起骨骼肌、神经、血管损伤，若持续缺氧则会引起细胞死亡，导致不可逆性损伤，以上是骨筋膜隔室综合征的机制。

骨筋膜隔室综合征在前臂、大腿、手、足均能发生，而小腿骨折时最易发生。骨筋膜隔室综合征早期症状主要是疼痛，晚期为"5P征"：疼痛、苍白、无脉、感觉异常、麻痹瘫痪。

（5）在肢体移动、应用夹板或牵引的前后都要检查患肢的脉搏、运动功能及感觉。

（6）开放性骨折在外出血之外还增加了污染的危险。任何骨折端周围的皮肤破损都要认为可能会伴随骨折端的污染。

（7）通常情况下，骨折与脱位要用适当的衬垫夹板固定在原来的位置。如果有条件，可以考虑应用镇痛药。如果发现肢体远端动脉搏动消失，则不要求夹板固定在原来的位置。

（8）对于离断伤，在现场环境安全且伤者生命体征平稳的前提下，急救人员应尽力寻找离断的残端部分并随身携带。离断残肢如污染严重，要冲洗干净，包在无菌纱布中，放入塑料袋，之后放入盛有冰块或冰水的容器内。注意不要让断肢直接接触冰块或冰水，在袋子上标注伤者姓名、日期、离断时间、肢体包装及冷藏时间，与患者一同送往医院。冷却可以减慢化学反应，延长可再植的时间。

第九节　火　器　伤

一、概述

（一）概念

火枪所使用的枪弹是铅弹，由于铅比较软，在击中人体后往往将所有动能全部释放出来，弹头严重发生形变乃至破裂，导致人体组织出现喇叭形空腔，创伤面积是弹丸截面积的上百倍，再加上瞬间对人体的血液循环系统产生巨大压力，从而对人体造成损害。

（二）枪伤机制、解剖要点

根据牛顿第一定律，爆炸力一旦作用于子弹，子弹会保持这种速度并一直携带同等能量，直到子弹作用于其他外物前。当子弹击中某个物体，如人的身体时，它击中的是人体的组织细胞，会造成以下伤害。

1. 滚摆　子弹不断翻滚，并且在体内的角度与进入体内时的角度有所不同，这样在体内运行时产生的"拖拉力"比在空气中运行时产生的"拖拉力"要大。因而在运行时会损伤更多组织。能量转化总量更多，组织损伤也更严重。

2. 破碎　破碎是指子弹破裂，留下很多碎片，因此产生更大的"拖拉力"，能量转化总量更多。有两种类型的破碎：①子弹在离开枪口后破碎（如散弹枪子弹）；②进入身体后破碎，破碎分为主动破碎和被动破碎。损伤分布范围大，散弹枪伤是碎片损伤模式最典型的代表。

3. 空腔　由于子弹的偏心性和转动，基本垂直射入。子弹滚摆，在体内不停转动，因此会产生两个甚至三个空腔（取决于子弹在体内运行时间的长短）。

二、评估

（一）原则

由于枪伤的机制，院前必须要进行快速判断与处置，边评估边处置，本节仅对枪伤特点进行介绍。

（二）症状评估

1. 伤史　明确的枪击史。

2. 一般枪伤特点

（1）头部：子弹穿透颅骨后，能量分散在封闭空间内。子弹撞开脑组织，导致脑组织压迫颅骨。如果子弹以某个角度进入头部，会把所有的能量都传递到大脑，造成伤害。

（2）胸部：胸腔中有4个重要器官——肺、心脏、大血管和食管。穿透物会造成一个或多个系统的解剖结构损伤。肺组织密度低于血液、实体器官和骨头，因此，穿透物会碰撞到较少组织、转换较少能量，对肺组织造成较小损伤。

（3）腹部：腹部有3种结构类型——充气状、固态和骨状。腹部被低能量物穿透后可能不会造成严重伤害，仅有30%穿透腹腔的刀伤需要手术探查来修复。院前医护人员可以及时将患者转移到合适的场所，以便进行有效的手术治疗。

（4）四肢：四肢的渗透性损伤包括对骨、肌肉、神经和血管的伤害。当骨头受到撞击，骨头碎片会成为二次投射物，撕裂周围组织。

3. 霰弹枪创伤　霰弹枪虽然不是高速度武器，但它们却是高能量武器。近距离内，霰弹枪可能比有些极高能量的来复枪更加致命。手枪和来复枪主要在枪管内利用膛线（糙线）使单个投射物以旋转姿态飞向目标。而多数霰弹枪有平滑、圆柱形管筒。引导所负载的投射物飞向目标，许多投射物以扩散状成喷雾状射出，提前扩宽了投射物的弹道。

霰弹枪所致伤口被分为四大类别：接触型伤口、近距离型伤口、中程型伤口、远程型伤口。在检查所有受伤患者时，充分暴露十分必要。

（三）辅助检查

（1）枪伤患者的辅助检查目的是发现是否有残留体内的子弹或爆炸物。

（2）其他辅助检查的目的在于评估创伤造成血液、体液流失的情况，以及了解损伤对器官功能的影响。

三、处置

（一）现场急救

1.预防窒息 颅脑、颌面、鼻咽腔、颈部和胸腹部的伤员都可能发生通气障碍或窒息。

2.止血、包扎 防止伤口再污染同时还可以起到压迫止血、制动和镇痛的作用，开放性气胸包扎还可以挽救生命。对于深的伤口，可予以止血纱布填塞。

3.固定 防止骨折患者的骨断端在搬运中错位而刺伤神经血管，减少疼痛。

4.转送 快速做好止血包扎、固定后，及时转运到附近有救治能力的医院是提高存活率的关键。

（二）基本原则

（1）普通伤口尽早清创，时间越短越好，通常在伤后6～8小时进行。

（2）如果伤道复杂，受损器官组织广泛，难以清创者一般不做初期缝合。

第十节　爆　炸　伤

一、概述

（一）概念

爆炸一般是指大量能量（物理或化学）在瞬间迅速释放或急剧转化

成机械、光、热等能量形态的现象。爆炸事故是指爆炸失控，并给人们带来生命和健康损害及财产损失的事故。

（二）分类

常见的爆炸类型包括3种：核爆炸、物理爆炸和化学爆炸。

（1）核爆炸：是杀伤力最大的爆炸，源于原子和亚原子结构改变的爆炸威力所造成的破坏是具有毁灭性的，能够摧毁城市的中心区域。

（2）物理爆炸：是物理作用的结果，在压力环境下，当盛有液体的密封容器暴露在温度足够到达其液体沸点的热量时，沸腾液体蒸气爆炸就会发生。

（3）化学爆炸：是最常见的类型。其是由于固体或液体的易爆炸性材料会迅速发生化学转化而成为急剧膨胀的气体，能力释放便随之而来。

二、损伤机制

多重损伤机制与作用在人体的爆破效果息息相关。与爆炸有关的冲击伤通常是由化学爆炸造成的。冲击波、冲击风、对当地环境的破坏及对人体的影响都是冲击上损伤机制的主要组成部分。损伤机制分为以下5级。

（一）一级损伤

当冲击波本身穿过身体时，通过集中不同的机制造成损伤。冲击波通过耳朵和鼻窦这样含气泡的器官时导致气泡的内爆，冲击波通过后就会出现回弹膨胀。因为空气可以容易地被通过的冲击波压缩，而含有液体的组织则不能够。惯性的差别结合这些物质，使得气液界面发生切断力，由此引发身体组织的撕裂和破坏。一级损伤是爆炸特有的气压伤的一种形式，可对充气器官造成伤害。这些损伤仅限于高能量爆炸，是由作用在人体表面的高压波的影响引起的。

（二）二级损伤

二级损伤是通过与冲击波相关的力造成的。加速的碎片和那些冲击波穿过人体表面会导致穿透性创伤或是钝挫伤。爆炸事件中大多数人员的伤亡都是由继发性冲击伤造成的。从某种程度上来说，二级损伤是冲击伤中最常见的类型。武器和爆炸装备通常都被设计为有造成二级损伤的可能性。

(三) 三级损伤

三级损伤是指人体被冲击风推动着穿过空气或是建筑物倒塌带来的人员伤亡。爆炸冲击力带来的动能会使人撞上静止不变的物体，引起撞伤。这类事件导致颅骨骨折、头部受伤和长骨骨折的概率很高，不仅如此，因为人体是被抛掷出去的，身体的任意部分都可能会被影响。有身体位移引起的受伤类型也包括闭合性或开放性颅脑损伤、胸部腹部外伤、贯穿伤和创伤性截肢。建筑或其他的结构倒塌会导致骨筋膜隔室综合征、钝器伤，也是导致高死亡率的原因。

(四) 四级损伤

四级损伤是指除一级、二级和三级损伤以外的附加伤害。这其中包含几项重要的物理伤害，如火灾、有毒污染物、危险气体、灰尘、烟雾，以及一些其他的以环境为基础的物质，另外还有心理伤害。这些相关伤害和在爆炸中恶化的潜在慢性疾病显著增加了爆炸事件的复杂性，发病率、死亡率显著增加。

(五) 五级损伤

指爆炸物内含有核放射、生物武器、化学武器等物质对人体造成的损伤。

三、救治基本原则

(一) 设立高层急救指挥机构

爆炸事故的医学应急救援工作是一个完整的系统工程。必须加强应急救援的组织指挥，建立强有力的指挥机关担任应急救援及抢救的总指挥，迅速组织强有力的抢救组进行抢救，加强治疗和护理，这些都是保证抢救成功的关键措施。

(二) 创建安全有效绿色通道

建立快速爆炸事故致伤分类系统。

(三) 对伤员救治必须迅速、正确，防止继续中毒

立即阻断致伤因素，迅速脱离爆炸事故现场。当有毒气体中毒时，应立即终止接触毒雾，快速有效地切断毒雾进入途径，伤员应立即撤至上风向的安全地域。

(四) 先重后轻，首先处置危及生命的伤情

及早、全面诊断爆炸事故致复合伤的部位、类型、程度，对于危

及生命、内脏、颅脑损伤、中毒及窒息等，以及影响肢体存活的重要血管，在休克复苏的同时，应优先处理。

（五）迅速抗休克抗中毒治疗

积极有效地防治肺水肿和脑水肿对改善爆炸事故致复合伤的预后起着重要的作用。

（六）注意爆炸事故给公众造成心理的危害程度

突发爆炸事故给伤员造成的精神创伤是明显的。对伤员的救治除现场救护及早期治疗外，还要重视对公众精神上造成的创伤并采取正确的应对策略。

第八章

环境及理化因素损伤

第一节 急性中毒

一、概述

（一）概念

中毒是指机体暴露于化学品、药物或其他外来物质后，发生的与剂量有关的组织与器官损害。急性中毒是指机体一次大剂量暴露或24小时内多次暴露于某种或某些有毒物质，引起急性病理生理变化而出现的临床表现。

（二）中毒途径与机制

1.毒物暴露途径

（1）消化道途径：消化道摄入为毒物暴露主要途径。

（2）呼吸道途径：急性一氧化碳中毒是呼吸道途径中毒死亡的主要原因。

（3）皮肤黏膜途径：也包括局部皮肤损害和眼损害。

（4）注射途径：包括血管内、皮下、肌肉及组织间隙注射。

2.急性中毒机制

（1）干扰酶的活性。

（2）破坏细胞膜的功能。

（3）阻碍氧的交换、输送和利用。

（4）影响新陈代谢功能。

（5）改变递质释放或激素的分泌。

（6）损害免疫功能。

（7）光敏作用。

（8）对组织的直接毒性作用。

二、评估

(一)基础评估

(1)常规查体,评估体温、脉搏、呼吸频率、血压和意识状态。

(2)询问毒物暴露史,应包括暴露的时间、毒物暴露途径、暴露持续时间及相应情况(环境、位置、周围事件和意图等),尽可能了解暴露所涉及的每种化学品、药物或其他外来物质成分的名称和数量。

(3)询问暴露后的发病时间、详细症状及严重程度。

(4)询问已采取的自救、互救或其他医务人员所提供急救措施的时间和类型。

(5)询问既往史、用药史。

(6)安排关系人搜查衣服、物品和事发地点有无自杀记录或毒物容器。

(二)症状体征评估

(1)应首先关注生命体征、呼吸和循环系统功能和神经系统状况,神经学检查需包括神经肌肉异常记录,如运动障碍、肌张力障碍、肌阵挛、强直和震颤等。

(2)生理状态正常不能除外急性中毒。

(3)体温、脉搏、呼吸频率、血压和神经肌肉活动的增加是生理亢进状态,结合毒物暴露史,常有下列急性中毒综合征表现。

1)烟碱样综合征:主要表现为心动过速、血压升高、肌束颤动、肌强直或肌无力等。常见于烟碱样杀虫剂中毒、烟碱中毒等。

2)抗胆碱能综合征:主要表现为心动过速、体温升高、瞳孔散大、吞咽困难、皮肤干热、口渴、尿潴留、肠鸣音减弱甚至肠梗阻,严重时甚至出现谵妄、幻觉、呼吸衰竭等。常见于颠茄、阿托品、曼陀罗、某些毒蘑菇、抗组胺类药物、三环类抗抑郁药等中毒。

3)交感神经样中毒综合征:主要表现为中枢神经系统兴奋、抽搐、血压升高、心动过速、体温升高、多汗、瞳孔散大,考虑与体内儿茶酚胺升高有关,常见于氨茶碱、咖啡因、苯环己哌啶、可卡因、苯丙醇胺、麦角酰二乙胺等中毒。

4)戒断综合征:主要表现为心动过速、血压升高、瞳孔扩大、多汗、中枢神经系统兴奋、定向障碍、抽搐、反射亢进、哈欠、幻觉等。常见于停用乙醇、镇静催眠药、阿片类、肌松剂(氯苯胺丁酸)及三环类抗抑郁药物等时。

（4）体温、脉搏、呼吸频率、血压和神经肌肉活动的下降是生理抑制状态，结合毒物暴露史，常为下列急性中毒综合征表现。

1）毒蕈碱样综合征：主要表现为心动过缓、流涎、流泪、多汗、瞳孔缩小、支气管分泌液过多、呕吐、腹泻、多尿，严重时可导致肺水肿。常见于有机磷酸盐、毛果芸香碱和某些毒蘑菇中毒等。

2）麻醉样综合征：主要表现为中枢神经系统抑制，如呼吸抑制、血压下降、瞳孔缩小、心动过缓、肠蠕动减弱、体温降低、严重时昏迷等。常见于可待因、海洛因、复方地芬诺酯、丙氧酚中毒等。

3）阿片综合征：主要表现基本同麻醉样综合征。常见于阿片类、严重乙醇及镇静催眠药等中毒。

（5）生理亢进和生理抑制的表现可在某些毒物急性中毒的临床表现中一起发生，或在不同的时间发生。

（6）查体时应同时注意检查创伤和潜在疾病的证据。局灶性神经学检查异常在急性中毒时少见，如存在应该及时评估是否有中枢神经系统病变。

（7）检查眼睛（眼球震颤、瞳孔大小和光反射）、腹部（肠蠕动和膀胱大小）和皮肤（烧伤、颜色、温湿度、压疮和穿刺痕迹）对诊断可能有帮助。

（8）呼吸气味或呕吐物的气味、颜色异常，皮肤或尿液的颜色异常可能提供重要的诊断线索（表8-1）。

表8-1　某些毒物中毒特征

中毒特征表现	常见毒物
特殊气味	
酒精味	乙醇、甲醇
水果味	丙酮、氯仿、盐酸碳氢化合物、酮酸类
枯草味	光气
苦杏仁味	氰化物、苦杏仁苷
大蒜味	有机磷、砷、二甲基亚砜、铊、硒
臭鸡蛋味	硫化氢、硫醇
冬青油味	甲基水杨酸盐

续表

中毒特征表现	常见毒物
芳香味	有机氯农药（毒杀芬）、苯类芳香烃
鞋油味	硝基苯
樟脑味	樟脑萘、二氯苯
皮肤颜色异常	
化学性发绀	亚硝酸盐、胺碘酮
樱红色	一氧化碳
黄染	蛇毒、毒蕈、苯的氨基或硝基衍生物、磷、四氯化碳、蚕豆病及氯丙嗪引起的黄疸（致肝损伤毒物及溶血毒物引起的黄疸）、米帕林（阿地平）
红色	硼酸、双硫仑反应、万古霉素
出血点、瘀斑、紫癜、黏膜出血	抗凝血灭鼠剂（敌鼠钠盐和溴敌隆）、氯吡格雷、肝素、华法林、水杨酸制剂
呕吐物颜色异常	
紫红色	高锰酸钾
蓝绿色	铜盐、镍盐
粉红色	钴盐
黄色	硝酸盐、苦味酸
亮红色	红汞、硝酸
咖啡色	硝酸、硫酸及草酸
棕褐色	盐酸
暗处发光	黄磷
无色或白色	碱类
尿色异常	
蓝色	亚甲蓝
棕褐-黑色	苯胺染料、萘、苯酚、亚硝酸盐
樱桃红-棕红色	安替匹林、锌可芬，可以引起血尿及溶血的毒物
橘黄色	氟乐灵
绿色	麝香草酚
黄色	引起黄疸的毒物、呋喃类

(三)辅助检查

1. 常规检查

(1)血糖：是急性中毒的常规检查，尤其是患者存在意识障碍时，这是必需的检查。

(2)心电图：是急性中毒的常规检查，是有无心律失常、心肌缺血及缺氧的客观指标之一。

(3)心电、血压监护：了解患者心率、心律及血压的情况。

(4)脉搏容积血氧饱和度监测：是中度以上急性中毒的常规检查，了解有无呼吸功能障碍。

2. 推荐类检查项目　如果救护车上配备有现场快速检验设备，根据配套的试剂（测试卡片），可进行以下检查。

(1)电解质检测：了解有无电解质紊乱，尤其是致命性低（高）钾血症情况。

(2)血气分析：了解有无急性呼吸衰竭、酸碱失衡情况。

(3)部分凝血功能指标检测：了解有无凝血功能障碍情况。

(四)诊断

虽然急性中毒症状可能与其他疾病相似，但正确的诊断通常可以通过基础评估时了解的病史，结合体格检查、特征性临床表现，以及常规和毒性实验室的检测来确定。毒物暴露史不明确时，出现以下情况，院前也要考虑急性中毒的可能性。

(1)不明原因突然出现恶心、呕吐、头痛，随后出现惊厥、抽搐、呼吸困难、发绀、昏迷、休克，甚至呼吸、心搏骤停等一项或多项表现者。

(2)难以解释的精神、意识改变，尤其是精神、心理疾病患者的突然意识障碍。

(3)在相同地域内的同一时段突现类似临床表现的多例患者。

(4)不明原因的多部位出血。

(5)原因不明的皮肤黏膜、呼出气体及排泄物出现特殊改变（颜色、气味）。

(6)发病突然，出现急性器官功能不全，用常见疾病难以解释。

(7)犯罪嫌疑人突发意识障碍，应考虑体腔内摄取或隐藏非法药物的可能性。

三、处置

(一) 基本措施

(1) 判断现场环境,确保自身安全。遇职业中毒时必须配备必要的个人防护装备,在安全区域救治患者。

(2) 迅速脱离暴露环境,终止继续暴露毒物,气体中毒要尤其注意风向。

(3) 群体中毒救治,按突发事件紧急医学救援进行现场检伤分类。

(4) 迅速判断患者生命体征,对心搏骤停者,立即实施心肺复苏术。

(5) 呼吸道梗阻者,立即清理呼吸道,开放气道,必要时建立人工气道通气,腐蚀性气体吸入易造成气管黏膜脱落,鼓励患者咳出,意识障碍者应尽量避免气管插管。

(6) 立即脱去被污染的衣物,对可能经皮肤吸收中毒或引起化学性烧伤的毒物,用清水充分冲洗,若毒物遇水发生反应,先用干布抹去沾染的毒物后再用清水冲洗,尽量避免使用热水,以免增加毒物的吸收,同时注意保温。

(7) 毒物沾染眼部,要优先彻底冲洗,立即用清水或生理盐水冲洗,至少10分钟,必要时反复冲洗。冲洗过程中要求患者做眨眼动作,有助于充分去除毒物。

(8) 经消化道途径中毒患者,神志清楚,无禁忌证的,现场可考虑通过刺激咽后壁催吐,可喝适量温清水或盐水后催吐,如此反复,直至吐出液体变清。因催吐可能致命,必须慎重,中枢神经抑制剂中毒,以及有休克、意识障碍的,食入腐蚀性毒物、惊厥未控制、孕妇等风险大者也不可催吐。食入腐蚀性毒物的,可予以牛奶、豆浆、蛋清与水的混合液,或口服植物油200ml左右,稀释毒物。

(9) 严密监测患者生命体征变化,尤其是心率、心律、血压的变化。

(10) 开放有效静脉通路。

(11) 对血氧饱和度下降的患者予以吸氧,但需注意,百草枯中毒时不应常规氧疗。

(12) 对可明确的毒物,现场有条件时,尽快采用有效拮抗剂和特效解毒剂。

（13）对明确以原型从肾脏排出的毒物，通过快速大量补液扩充血容量，同时给予强力利尿剂静脉注射增加尿量，促进排泄。心、肺、肾功能不全者慎用。

（二）对症处理

1. 低血压与休克　在补充血容量的基础上，重视血管活性药物的使用，由吩噻嗪类药物引起的，应用去甲肾上腺素较为有效。

2. 心律失常　可根据心律失常的类型选择相应的抗心律失常药物。

3. 中毒性肺损伤　给予氧疗，可应用糖皮质激素治疗，必要时给予机械通气。

4. 中毒性呼吸衰竭　积极氧疗，因呼吸中枢抑制致低通气量的，可酌情应用呼吸兴奋剂；必要时建立人工气道，予以机械通气。

5. 中毒性脑病　有脑水肿征象、昏迷时，应用脱水疗法，可予以甘露醇快速静脉滴注及地塞米松静脉注射，也可予以强力利尿剂及低温疗法。纳洛酮有促醒、抗休克、保护脑细胞作用。

6. 惊厥　肌内注射苯妥英钠为药物中毒所致癫痫的理想药物，地西泮、苯巴比妥一般不用于昏迷患者，因其可加深中枢神经系统抑制作用。

7. 抗胆碱能综合征　水杨酸毒扁豆碱可用于暂时性逆转抗胆碱能药物所致的周围及中枢神经系统，以及心脏方面的毒性作用，但因其自身毒性，需谨慎使用。

8. 高热　应用物理降温法，如无禁忌可同时使用氯丙嗪药物降温。

（三）注意事项

（1）很多毒物目前无有效拮抗剂和特效解毒剂，抢救措施主要依靠及早排毒和积极支持疗法，维持患者的生命是急救中毒的救治基础。

（2）毒物检测分析是急性中毒的确诊方法，有助于评估病情和判断预后。当诊断或疑为急性中毒但毒物不能明确时，尽可能留取残余物或可能含毒物的标本，如剩余食物、呕吐物等，适当保存，随患者一同送入医院。

（3）大多数毒物具有剂量相关效应，中毒的严重程度和可逆性也取决于个体或靶器官的功能储备，受年龄和既往疾病等影响，因此要充分交代病情，安排送医。

第二节 电击伤

一、概述

（一）概念

电击伤是指人体与电源接触后，电流进入人体，引起组织不同程度损伤或器官功能障碍。严重者可导致呼吸、心搏停止。

（二）病理生理机制、解剖要点

电击损伤程度与电流强度、电流种类、电压高低、通电时间、人体电阻、电流途径有关。电压越高，电流量越大，对人体的损伤越大。电流在体内一般沿着电阻小的组织前行，骨骼肌的电阻最大，脂肪、肌腱、皮肤、肌肉、血管和神经依次递减。不同皮肤有不同的角质层厚度、干湿程度，电阻也不同，潮湿和油腻的皮肤比干燥清洁的皮肤电阻小。电流通过皮肤时，部分电流在皮肤组织内转化为热能，使皮肤碳化凝固，皮肤碳化后，电阻减小，继续进入机体的电流造成内部烧伤。通过组织的电流强度决定了损伤程度。

二、评估

（一）基础评估

（1）常规进行生命体征及物理检查：神志、呼吸、脉搏和血压等。

（2）神志清醒的伤者，询问电击伤情况，查看电击伤部位。

（3）神志不清伤者，立即检查呼吸和颈动脉搏动情况，查看呼吸道是否通畅。

（二）症状评估

1.全身性损害　电流通过人体，轻者有恶心呕吐、心悸、头晕和短暂性意识丧失，恢复后多无后遗症。重者会出现休克、心室颤动或者呼吸、心搏骤停，不及时抢救可立即死亡。

2.局部损害　电流入口略凹陷，周边皮肤呈灰白色坚韧坏死，外层为黑色或鲜红色狭窄环，伴有略高的边缘。出口可能较小，干燥而呈圆形，好像电流向皮肤外"爆破"。作为容量导体，四肢因其截面直径小，电损伤严重。此外，由于受筋膜限制，肌肉肿胀水肿而产生肌筋膜腔综合征，可进一步扩大坏死区域，导致缺血性挛缩。

（三）辅助检查

1. 心电监护　了解患者心率、血压及血氧情况。

2. 心电图　不是电击伤常规检查，但心脏受伤情况不明时需做心电图检查。

三、处置

（一）基本措施

（1）立即切断电源，使伤者脱离与电源的接触。

（2）有心室颤动的，立即给予电除颤。呼吸、心搏骤停的，立即施行心肺复苏术。

（3）迅速了解病史，明确电源、电压、入口、出口、接触时间、高处坠落等情况。检查和警惕有无颅脑和内脏损伤、骨折、气胸等。

（4）包扎伤口，不随意用药。对怀疑骨折的伤者，应进行止血、包扎、固定后再搬运。

（二）对症处理

1. 根据伤者生命体征变化，评估休克指数　电烧伤休克期补液量多少需全面权衡，并进行严密监护。对有血红蛋白尿者，在静脉补液血容量得以恢复的同时，宜用甘露醇利尿，使每小时尿量达200～300ml，并可酌情使用碳酸氢钠碱化尿液。

2. 焦痂和筋膜切开减压　高压电烧伤后，深部组织坏死，体液大量渗出，造成筋膜下水肿，静脉回流障碍，压力增加加重，促进了组织坏死。因此，应及早行焦痂和筋膜切开减压术。

3. 预防厌氧菌感染　电烧伤是开放性损伤，且伴有深层组织的广泛坏死，厌氧菌感染的发生率较高。因此，需常规注射破伤风抗毒素和类毒素，并大剂量注射青霉素，直至坏死组织彻底清除干净。

4. 创面处理　电烧伤为体表的损伤创面，一般与处理火焰烧伤相同。电烧伤至深层组织坏死的，既要积极清除坏死组织防止腐烂及大血管和全身性感染，又要尽可能保留健康组织，以修复功能。

（三）注意事项

（1）电击伤是抢救成功率最高的意外伤害，要积极进行心肺复苏抢救。

（2）骨组织电阻大，产热多，可导致骨周围软组织的坏死，需引起注意。

（3）电烧伤的肢体，除非主要动脉已栓塞，筋膜切开后血压没有恢复而威胁患者生命时，不宜过早进行截肢手术。

第三节 淹　　溺

一、概述

（一）概念

国际复苏联络委员会（ILCOR）将淹溺定义为一种处于液态介质中而导致呼吸障碍的过程。淹溺并非时间上某一点的概念，其含义是气道入口形成一道液/气界面，它可阻止人进一步呼吸，在这一过程之后，无论患者存活或死亡，都属于淹溺概念的范畴。淹溺（drowing）可分为淹没（submersion）和浸泡（immersion）。淹没指面部位于水平面以下或被水覆盖，此时数分钟后即可出现窒息与心搏骤停。浸泡是指头部露出于水平面之上，大多数情况下是借助救生衣时的表现。尽管水花溅在脸上或者在失去意识状况下脸部下垂沉入水中会造成水的误吸，但大多数情况下气道是开放的。两类患者都经常会出现低体温。了解这两个淹溺的不同状态，对于理解流行病学、病理生理、临床表现及其预后非常重要。

（二）病理生理机制

1. 呼吸道相关损伤　肺中有水的为湿性淹溺，肺中无水的为干性淹溺（2015相关国际指南已经不用这种分类方法了）。

2. 胃进水相关损伤

3. 溶质的影响　海水、淡水、冰水、泥浆和粪水的差异，以及过敏反应等。

4. 淹溺后的并发症　癫痫发作、颈髓损伤、减压病和毛细血管渗漏综合征。

二、评估

一旦有人溺水，后果往往是致命的。与其他类受伤不同的是，淹溺的生还几乎完全取决于事故现场，而且取决于两个高度可变的因素：①将人从水中救出的速度；②实施适当复苏的速度。

（一）基础评估

1. 询问患者涉水及被淹史
2. 常规进行心肺听诊及常规物理查体　双肺呼吸音减弱或满肺湿啰音，血压下降或测不到，血氧降低。
3. 全身查体　神志不清，面部水肿，双结膜充血；皮肤黏膜苍白和发绀，四肢厥冷；呼吸、心搏微弱甚至停止；口鼻充满泡沫状液体或污泥、杂草；腹部可因胃扩张而隆起；有的甚至合并颅脑及四肢损伤。

（二）症状评估

（1）淹溺1~2分钟：一过性窒息的缺氧表现：神志多清醒，呛咳，呼吸频率加快，血压增高，胸闷胀不适，四肢酸痛无力。

（2）淹溺2~3分钟：可有神志模糊、烦躁、剧烈咳嗽、喘息、呼吸困难、心率慢、血压降低、皮肤冷、发绀，在喉痉挛期之后，水进入呼吸道、消化道，可有脸面水肿、眼充血、口鼻血性泡沫痰、皮肤冷白、发绀、呼吸困难、上腹膨胀。

（3）淹溺5分钟以上：神志昏迷，口鼻血性分泌物，皮肤发绀严重，呼吸憋喘或微弱浅表、不整，心音不清，呼吸衰竭、心力衰竭，以致瞳孔散大，呼吸、心搏停止。

（4）复苏过程中可出现各种心律失常、心房颤动、心力衰竭和肺水肿；经心肺复苏后常有呛咳、呼吸急促、两肺布满湿啰音；重者出现脑水肿、肺感染、急性呼吸窘迫综合征、溶血性贫血、急性肾衰竭或弥散性血管内凝血等并发症。

（三）辅助检查

1. 常规检查

（1）心电监护：了解患者心率、血压及血氧情况。

（2）心电图：常见表现有窦性心动过速、非特异性ST段和T波改变，通常数小时内恢复正常。出现室性心律失常、完全性心脏传导阻滞时提示病情严重。

2. 推荐类检查项目

（1）动脉血气分析：几乎所有患者都有不同程度的低氧血症。如果救护车上配备便携式设备，可以进行此项检查。

（2）电解质检查

1）淡水淹溺：可出现血液稀释，甚至红细胞溶解，血钾升高、血和尿中出现游离血红蛋白。

2）海水淹溺：出现短暂性血液浓缩，轻度高钠血症或高氯血症。幸存者，无论是淡水淹溺还是海水淹溺，罕见致命性电解质紊乱，但溶血或急性肾衰竭时可有严重高钾血症。重者出现弥散性血管内凝血的实验室监测指标异常。

（四）鉴别诊断

根据淹溺病史及临床表现即可诊断，但需鉴别继发于其他疾病的淹溺，要通过详细了解既往史和辅助检查进行判断。

三、处置

（一）基本措施

（1）尽早通气：迅速清除口、鼻中的污物，以保持呼吸道通畅，溺水是窒息缺氧性心搏骤停。供氧是首要目标，因而采用A—B—C顺序急救。先进行2～5次人工呼吸，再进行胸外按压30次，随后2次人工呼吸，继之30次胸外按压（2∶30），随后重复2∶30循环。

（2）尽早供氧：尽早给予吸入充足的高浓度氧，在发生低氧血症（脉搏氧饱和度＜94%）时要及早地进行插管（不论有或没有快速查体），有条件者可使用呼吸机。

（3）心电监护：溺水者容易发生心律失常，故心电监护不可或缺。

（4）开放有效静脉通路，治疗淡水淹溺用3%的氯化钠注射液500ml静脉滴注；海水淹溺用5%葡萄糖溶液500～1000ml静脉滴注，或用右旋糖酐500ml静脉滴注。

（5）心肺复苏：对于心搏、呼吸停止者，如条件许可，持续进行心肺复苏术直到复温后确定死亡或被送到医院（详见"心肺复苏"章节）。

（6）如有条件，固定好头颈和脊椎。

（7）考虑将伤者送至具备冠状动脉旁路移植和体外膜氧合（ECMO）条件的医院。

（8）保暖：给患者保暖，有条件可以给予伤者保温毯。

（二）对症处理

（1）防止脑缺氧损伤、控制抽搐；有颅内压升高者应适当过度通气，维持$PaCO_2$在$25 \sim 30mmHg$。同时防治脑水肿、肺水肿，可应用大量糖皮质激素及脱水剂（20%甘露醇、呋塞米）。

（2）防止低温，可采取体外和体内复温措施。

（3）预防和治疗肺部感染者，应选用作用强的抗生素；可酌情使用呼吸兴奋剂。

（4）心力衰竭者可用去乙酰毛花苷和呋塞米。

（5）防治急性肾衰竭、溶血反应，纠正水、电解质和酸碱失衡等。

（三）注意事项

（1）淹溺者现场急救是关键，不要由于转运丧失抢救时机。

（2）淹溺后遗症主要为肺损伤及非肺后遗症等。

（3）不要因为短时间的复苏无用就轻易放弃；低温淹溺复苏时间可延长至1小时以上。

（4）注意检查有无颈椎及脊髓损伤。

（5）对淹溺者尽快进行动脉血气检查。

第四节 烧烫伤

一、概述

烧烫伤一般是指由热力（水、汤、油等）、蒸汽、高温气体、火焰、炽热金属等引起的组织损伤，主要是指皮肤和（或）黏膜的损伤，严重者也可伤及皮下组织，如肌肉、骨骼，甚至内脏。

二、评估

（一）基础评估

（1）确定烧烫伤的原因。

（2）评估患者的意识、呼吸、循环、脉搏、血压等。

（3）对重症患者评估血压、尿量、创面的变化，以及继发感染的征象。

（二）伤情评估

1.烧烫伤面积评估　烧烫伤面积以相对于体表面积的百分率表示。

（1）中国九分法：我国烧伤外科通常使用"九分法"。按解剖部位，根据测量结果，将人体以"九"为单位进行烧伤面积估算，即头颈一个"九"，双上肢两个"九"，躯干三个"九"，双下肢（包括臀部）五个"九"加"一"。儿童因头部面积相对大，双下肢面积相对小，且这种情况随年龄而变化，通常以12岁作为年龄分界线，以相应加减年龄因素计算烧伤面积，即儿童头颈体表面积占比（%）＝[9＋（12－年龄）]%，双下肢（含臀部）体表面积占比（%）＝[46－（12－年龄）]%。

（2）手掌法：无论成人或儿童，将五个手指并拢，其一掌面积即估算为1%体表面积。小面积烧伤一般用手掌法估计烧伤面积，大面积烧伤常与九分法联合使用。若医务人员与伤者的手大小相近，可用医务人员的手掌来估算。

2.烧烫伤深度评估　烧伤深度采用三度四分法，即一度、浅二度、深二度和三度。分类依据如下：①一度烧伤为表皮角质层、透明层、颗粒层的损伤。②浅二度烧伤伤及真皮浅层，部分生发层健在。深二度烧伤伤及真皮乳头层以下，但仍残留部分网状层。③三度烧伤为皮肤全层烧伤，可深达肌肉甚至骨骼、内脏器官等。目前也有四度五分法，与三度四分法不同，四度五分法将三度四分法中的三度烧伤中损伤达深筋膜以下的烧伤称为四度烧伤。

3.烧烫伤严重程度评估　根据烧伤深度和面积，将烧伤分为轻度、中度、重度和特重度4类。以下数字修改参考人民卫生出版社《外科学》第3版。

（1）轻度：总面积9%以下的二度烧伤。

（2）中度：总面积在10%～29%的二度烧伤或三度烧伤面积在10%以下。

（3）重度：总面积在30%～49%，或三度烧伤面积在10%～19%，或烧伤面积不足30%，且有下列情况之一者：①全身情况严重或有休克；②复合伤（严重创伤、冲击伤、放射伤、化学中毒等）；③中、重度呼吸道烧伤（呼吸道烧伤波及喉以下者）。

（4）特重度：总面积50%以上或三度烧伤面积达20%以上者。

三、处置

（一）基本措施

（1）火焰烧伤时，可用水将火浇灭，或跳入附近水池、河沟内，或尽快脱下着火的衣服，特别是化纤材质的衣服。亦可就地打滚，使身上的火熄灭，切忌奔跑。

（2）化学烧伤往往同时有热烧伤和中毒，受伤者及抢救人员务必弄清化学物质的性质。任何化学烧伤者均应迅速脱下被化学物质浸渍的衣服，并立即用大量清水冲洗至少20分钟以上，头面部化学烧伤者应优先冲洗眼睛。

（3）电击伤时应立即拉下电闸或用不导电的物品（如木棒）拨开电源，在未切断电源前，急救者切不可接触伤员，以免触电。如发现伤员呼吸、心搏停止，应立即现场进行心肺复苏术。

（二）对症处理

（1）输液。凡成人烧伤面积在15%以上及小儿烧伤面积在5%以上，有发生休克的危险，应予以输液治疗。输液时必须严格观察各项指标，及时分析，及时处理。

（2）疼痛较明显者，给予镇静镇痛剂。

（3）对有呼吸困难者，给予吸氧或使用呼吸机辅助呼吸。

（三）注意事项

（1）计算烧伤面积时，不论是哪种方法，均为估计，力求近似，并以整数记录。

（2）吸入性损伤不计算面积，但在诊断中应表明其严重程度。

（3）对烧伤深度的早期诊断主要是靠肉眼观察和医生的主观判断，缺乏客观标准。

（4）现场创面处理可用烧伤制式辅料、急救包、三角巾等进行包扎，或用身边的被单、衣服等加以简单保护。

（5）电击伤首要的现场急救是立即切断电源，使患者脱离与电源的接触，转移到安全的地方，有呼吸、心搏骤停者，应立即施行心肺复苏术，其余现场处理基本与烧伤相同。

第五节 动物伤害

一、毒蛇咬伤

我国已知毒蛇50余种，剧毒的10余种，如眼镜蛇、眼镜王蛇、金环蛇、银环蛇、海蛇、蝰蛇、蝮蛇、五步蛇、竹叶青蛇、烙铁头蛇等，咬伤后能致人死亡。蛇毒的主要毒性成分为神经毒素、血液毒素和混合毒素。

（一）临床表现

（1）有毒蛇咬伤史，毒蛇咬伤后伤口周围常有一对或3～4个毒牙牙痕。无毒蛇咬伤后，伤口周围可有两排锯齿形牙痕。

（2）神经毒致伤表现为伤口局部麻木，30分钟至2小时后出现头晕、眼花、嗜睡、恶心、呕吐、四肢乏力，继而出现眼睑下垂、吞咽困难、声嘶、失语、肌张力下降，呼吸由快变浅慢，严重者可出现呼吸肌麻痹和肌肉瘫痪。神经毒素吸收速度快，危险性大，局部症状轻，易被忽略，但后果严重。

（3）血液毒产生症状早且表现明显，咬伤的局部迅速肿胀，并不断向周围发展，伤口剧痛，流血不止。伤口周围的皮肤常伴有水疱或血疱、皮下瘀斑、组织坏死。全身症状可在2～3小时出现。主要表现为血液系统受损害，有寒战发热、呕吐、皮下或内脏出血（尿血、血红蛋白尿、便血、鼻出血和吐血），继而发生贫血、黄疸。

（4）混合毒致伤的表现：兼有神经毒及血液毒的症状。从局部伤口看，类似血液毒致伤，如局部红肿、瘀斑、血疱、组织坏死及淋巴结炎等。从全身来看，有头晕头痛、寒战发热、四肢无力、恶心呕吐、全身肌肉酸痛、肝大、黄疸，严重者可出现心力衰竭、呼吸停止。此类伤员死亡的原因仍以神经毒为主。

（二）救治原则

防止蛇毒继续被吸收，并尽可能减少局部损害。

1.防止毒素扩散

（1）保持镇静，患肢制动放于低位。伤后走动要缓慢，不能奔跑，以减少毒素吸收。

（2）绑扎伤肢近心端、伤口肿胀范围的上方10cm左右，或在伤指（趾）根部捆扎，以阻断静脉和淋巴回流，每隔20分钟放松1分钟，防止肢体坏死。

2.伤口处理　若发现毒牙残留，立即拔除。用清水或生理盐水或高锰酸钾溶液清洗伤口。冲洗时可用负压吸引。也可做局部皮肤切开排毒，即以牙痕为中心做"十"字形或纵行切口，长2～3cm，以促使毒液排出，进行彻底清洗。

3.中草药解毒，蛇药片内服及外敷　临床上用得较多的是南通蛇药片（又称季德胜蛇药片）。

4.建立静脉通路　给予抗炎、止血、强心、利尿、抗溶血等对症支持治疗。

5.尽快转送医院　接受规范治疗，使用抗蛇毒血清，注射破伤风抗毒素。

（三）转送注意事项

（1）转运途中给予吸氧。

（2）密切观察生命体征。

二、猫、犬、蝙蝠咬伤、抓伤

我国每年被犬咬伤的人数达到100万人，犬类能传播多种疾病，其中最严重的是狂犬病（疯犬咬伤）。疯犬唾液中的狂犬病毒沿创口侵入神经系统到大脑内繁殖，引起严重的症状。猫、犬、蝙蝠咬伤、抓伤均易导致狂犬病。狂犬病发病后病死率为100%，伤后应及时诊治。

（一）临床表现

（1）有猫、犬、蝙蝠咬伤、抓伤史或被这些动物舔过伤口。

（2）狂犬病的潜伏期为10天至数年以上。

（3）咬伤、抓伤的局部有齿痕及（和）抓痕，广泛组织水肿，皮下出血，血肿，严重者伴有肌肉或软组织的撕裂伤。

（4）恐水、怕风、怕声、怕光；看见水、听到水声时都会发生严重的喉肌痉挛。

（二）救治原则

被任何猫、犬、蝙蝠咬伤、抓伤后，均应立即处置。

（1）冲洗伤口：快速、就地用大量肥皂水或清水彻底冲洗伤口，至少15分钟，为避免非无菌的肥皂水或清水残留在伤口内，最后用无菌生理盐水冲洗伤口，再用乙醇或碘酊消毒。彻底冲洗前不要包扎伤口。

（2）伤口彻底清创。

（3）立即注射狂犬疫苗，还可在伤口周围肌内注射抗狂犬病血清，以增强预防效果。注射破伤风抗毒素。

（4）严重者送医院救治，途中密切观察生命体征。

三、蜂蜇伤

蜂的种类有蜜蜂、黄蜂、土蜂等。蜂尾的毒刺刺入皮肤，将毒液中的蚁酸、神经毒素和组胺等注入人体内，引起中毒反应。

（一）临床表现

（1）有蜂蜇伤史。

（2）轻症患者仅局部红肿、疼痛，1～2天可自行消失。

（3）严重者可出现肌肉痉挛、晕厥、嗜睡、多器官功能障碍等，危及生命。

（二）救治原则

（1）立即小心、仔细拔除折断的毒刺。

（2）早期用冰冷敷患部，延缓毒液吸收，减轻毒性反应。

（3）蜜蜂毒一般为酸性，可用肥皂水冲洗。黄蜂毒汁为碱性，可用食醋洗敷。

（4）建立静脉通路，抗过敏、抗休克、补液利尿、预防肾衰竭。

（5）送往医院进行进一步治疗，途中密切观察生命体征。

四、蜘蛛咬伤

毒蜘蛛种类多，在我国，黑寡妇蜘蛛的毒性最强。蜘蛛的毒牙是头胸部最前面的一对角质附肢，咬人时毒液通过毒牙注入伤口，毒液具有神经毒性，有组织溶解、溶血等作用。

（一）临床表现

（1）蜘蛛咬伤史，咬伤部位常有两个小红点。

（2）局部红肿、疼痛、出现水疱，严重时可出现昏迷、休克、弥散性血管内凝血等。

（二）救治原则

（1）伤口在四肢，将布带绑扎于伤口近心端，以免毒液扩散。每隔20分钟放松布带1分钟，防止肢体坏死。

（2）用清水、肥皂水或高锰酸钾溶液彻底清洗创面，可酌情给予冰敷，但时间不宜过长。

（3）内服或外敷蛇药片治疗。

（4）注射破伤风抗毒素。

（5）立即转送医院治疗，途中密切观察生命体征。

第六节　热相关急症

一、概述

（一）概念

热相关急症是指在高温环境下人体体温调节功能紊乱而引起的以中枢神经系统和循环系统障碍为主要表现的急性疾病。高温、烈日暴晒等均为常见诱因。主要分为热痉挛、热衰竭、热（日）射病三种类型。

（二）发病机制

人体通过辐射、传导与对流、蒸发三种形式散热，机体由于种种原因，产热大于散热或散热受阻，则体内有过量热蓄积，引起器官功能紊乱和组织损害，从而产生热相关急症。

1.热痉挛　过度出汗，水、盐过量损失，致使细胞外液渗透压降低，水转移入细胞内，肌肉细胞过度稀释发生水肿，肌球蛋白溶解度减小，使肌肉产生疼痛性痉挛。

2.热衰竭　由高热引起外周血管床扩张，但不伴有内脏血管收缩，流经皮肤、肌肉的血流量大大增加；大量出汗，水盐大量丢失，引起血液浓缩及黏稠度增加，肌糖原代谢增强使肌细胞内形成高渗状，使水分进入细胞内，这些均使有效循环血量明显减少，致发生低血容量性休克，机体为了促进散热，心排血量大大增加，使心血管系统的负荷加重，导致心血管功能不全或周围循环衰竭；致脑部出现暂时性供血不足。

3.热射病　人体受外界环境中热源作用，体内热量不能通过正常的生理性散热达到热平衡，造成体内热蓄积，引起体内温度升高。初起可通过下丘脑体温调节中枢使心排血量和呼吸频率加快、皮肤血管扩张、出汗等，从而提高散热效应。而后，体内热进一步蓄积，体温调节中枢失控，心功能减退，心排血量减少，中心静脉压升高，汗腺功能衰竭，使体内热进一步蓄积，体温骤增。体温达42℃以上可使蛋白质变性，超过50℃数分钟细胞即死亡。

二、评估

（一）基础评估

（1）发病年龄、性别、体温、脉搏、血压、意识、皮肤等。

（2）判断患者所处环境是否为高温环境、工作性质等，充分了解发病病因、诱因。

（3）当地气候，是否有湿度较高的连续高温天气等。

（二）症状评估

热相关疾病的症状一般以单一形式出现，也可一种以上症状群同时伴存，且存在一定持续进展性，病史多有高温劳作史，其主要临床表现有以下几种。

1. 前驱症状　在高温环境中一定时间后出现口渴、头晕、耳鸣、多汗、乏力、胸闷、心悸、注意力不集中等症状，体温正常或略有升高，尚能坚持正常工作、生活。

2. 轻症症状　除前驱症状外，还可出现体温上升至38℃以上，出现面色潮红、皮肤灼热，或者出现面色苍白、皮肤湿冷、血压下降、脉搏增快等表现，无中枢、循环系统等严重损害。

3. 重症症状

（1）热痉挛：由于大量出汗导致血钠等电解质急速明显下降，肌肉出现阵发性痉挛和疼痛，主要累及骨骼肌，持续约数分钟后缓解。

（2）热衰竭：可表现为头晕、头痛、心慌、口渴、恶心、呕吐、皮肤湿冷、血压下降、晕厥或神志模糊。体温正常或稍微偏高。

（3）热射病：典型表现为高热和神志障碍，发病早期有大量冷汗，继而无汗、呼吸浅快、脉搏细速、躁动不安、神志模糊、血压下降，甚至昏迷伴四肢抽搐，严重者可产生脑水肿、心力衰竭、肝、肾衰竭、弥散性血管内凝血等。

（三）危险性评估

持续高热达 41～42℃ 不退，昏迷伴频繁抽搐超过 48 小时，重度脱水、休克，并发脑水肿、肺水肿、肝肾功能不全、心律失常及心功能不全，凡出现以上情况者，病情危重需积极抢救。

（四）辅助检查

1. 常规检查

（1）心电监护：了解患者心率、血压及血氧情况。

（2）心电图：依据热相关急症的不同分型及严重程度，心电图可呈现各种心律失常及 ST 段压低、T 波改变等。

（3）血糖：当患者出现不明原因发热、昏迷、失水等症状时，需检查血糖进行鉴别诊断。

2. 推荐类检查项目

（1）血、尿常规：根据病情程度不同，可有白细胞总数增高和中性粒细胞增高，尿常规异常，院前不建议进行此项操作。

（2）电解质：如果救护车上配备便携式检验设备，现场可以进行电解质检查。

（3）肝肾功能：可以辅助判断患者病情严重程度，严重病例可出现肝肾、胰腺和横纹肌损害，应在入院后及时检查血清谷草转氨酶（GOT）、谷丙转氨酶（GPT）、血乳酸脱氢酶（LDH）、肌酸激酶（CK）、血肌酐和尿素氮。

（五）鉴别诊断

（1）急性脑血管病：脑出血可与热相关急症并存。在高温环境下，急性脑出血可表现为头痛、呕吐、进行性语言不清和抽搐，或高热、昏迷，头颅 CT 可明确诊断。

（2）糖尿病酮症酸中毒及非酮症高渗性昏迷：多由感染诱发，以发热、昏迷、失水、休克就诊，非酮症高渗性昏迷多见于老年人，血糖、渗透压增高可鉴别诊断。

（3）此外，热相关急症应与甲状腺功能亢进危象、脑炎、低血糖、中毒、肝昏迷、急腹症等其他急症鉴别。

三、处置

(一)基本措施

(1)严密监测患者生命体征变化,尤其是血压、心率变化。

(2)降温治疗是治疗的根本,必须争取时间尽快降温。可采取环境降温、体表降温、体内中心降温、药物降温等多种方式。无论何种降温方法,只要待体温降至38℃(肛温)左右即可考虑终止降温,但又不让体温回升。降温时血压应维持在收缩压90mmHg以上,并密切心电监测有无心律失常出现,有循环衰竭症状者立即静脉补液,充分交代病情后,立即送往医院。

(二)对症处理

(1)维持呼吸功能:保持呼吸道通畅,充分供氧,缺氧严重时可予以面罩吸氧。昏迷者应行气管内插管,必要时人工机械通气。

(2)维持循环功能:心力衰竭者应考虑快速洋地黄化,低血压或休克时静脉滴注复方氯化钠恢复血容量,提升血压。退热前一般不宜用缩血管药物。容量补充后血压仍不升者,则提示有心肌或毛细血管损害,可静脉滴注多巴胺或多巴酚丁胺。

(3)防治脑水肿:静脉滴注20%甘露醇、糖皮质激素、呋塞米等药物,抽搐时使用氯丙嗪或地西泮。

(4)防治肝脏、肾脏损害及多器官功能障碍综合征,防治弥散性血管内凝血。

(5)维持水、电解质及酸碱平衡。

(三)注意事项

(1)婴幼儿、妊娠期妇女、65岁以上的老年人,以及超重或患有糖尿病、心血管疾病等慢性疾病的人群要注意观察热相关急症的前驱症状。

(2)高温天气进行室外作业、剧烈运动者,要适当调整作业时间,要有遮阳设备,补充足量水、盐,以防发生意外。

(3)饮酒或者服用影响机体散热、减少出汗等药物者,应避免利尿剂的过度使用,特别是应用阿托品和其他抗胆碱药物时要慎重。

(4)夏季坚持耐热锻炼,提高热耐力,尤其是长期生活在恒温条件下的人群,更应该有意识地安排耐热锻炼,提高机体热应激能力,预防热相关疾病的发生。

（5）关注天气预报，尤其是发布的关于中暑气象条件的预报。

（6）加强急救医疗系统功能：每当高温气候到来之前，各级急救医疗机构应充分准备好抢救热相关疾病患者所必需的药品、器材，健全急救医疗系统，做到抢救及时、准确，减少死亡。

第七节 冻伤与低体温症

一、概述

（一）概念

冻伤（frostbite）是人体被低温寒冷侵袭后所引起的人体局部或全身的损伤。冻伤分两类：一类为非冻结性冻伤，由10℃以下至冰点以上的低温特别是潮湿条件造成，如冻疮、战壕足、水浸足、水浸手等。另一类为冻结性冻伤，由冰点以下的（一般在-5℃以下）条件造成，分局部冻伤和全身冻伤（又称冻僵、意外低体温）。

低体温症（hypothermia）是人体中心体温（CBT）＜35℃。分为原发性低温和继发性低温。原发性低温，即意外低体温（又称冻僵）是寒冷环境引起的CBT自发下降至低于35℃。继发性低温往往是由下丘脑体温调节中枢功能受损引起的，常存在潜在的疾病（如甲状腺功能减退症）或药物作用。本节主要讨论原发性低体温。

（二）病理生理机制和解剖

（1）寒冷是造成冻伤的重要条件，尤其是在潮湿刮风的情况下，更容易引起冻伤；鞋袜过紧、长时间站立不动及长时间站在水中等可以使局部血液循环发生障碍的因素可促进冻伤的形成；人体的一般状态如疲劳、饥饿、创伤失血、紧张也可加速促进冻伤的形成，特别是身体末梢如手、足、耳朵、鼻尖更是局部冻伤的常见部位。

（2）寒冷的刺激加上促进形成冻伤的因素，使整个躯体或者身体局部皮肤小动脉痉挛，造成组织缺血、缺氧和细胞损伤，细胞内外环境发生改变，出现血管异常扩张、静脉淤血、通透性增加，血浆渗入组织间隙引起水肿，发生不同程度的冻伤临床表现。随着机体在冻伤环境下时间的延长，患者CBT状态不同，开始出现低体温症，机体代谢发生如下改变。

1）轻度低体温症（CBT为32～35℃），机体处于防御性散热减少，基础代谢增加，耗热增加，加速寒冷伤害。

2）中度低体温症（CBT为28～32℃），机体调节衰竭，代谢减慢，引起多器官功能障碍综合征或多器官功能衰竭。

3）重度低体温症（CBT＜28℃），机体基础代谢率下降50%，心室颤动阈值下降，呼吸明显减慢，当体温低于24℃时，患者因意识丧失、呼吸循环衰竭而亡。

二、评估

（一）基础评估

（1）接到冻伤或者低体温症救治任务时，应充分了解现场环境，判定车辆、携带装备、药品是否能在低温环境下正常使用，必要时装备、药品应给予保温措施保护。

（2）了解患者与环境接触时间，患者症状、一般状态、患者数量等。

（3）到达现场，评估患者接触的环境、时间、具体发病经过、穿戴等情况，具体受伤部位的体征表现；应注意冻伤或者低体温症患者是否存在继发其他外伤或疾病的可能性。

（4）判定患者意识状态、气道、呼吸、脉搏等情况。

（二）症状评估

1. 病史　认真了解患者暴露史、既往史。

2. 冻伤临床表现　分为四度。一度：（红斑性冻伤），最轻，受损在表皮层。受伤部位皮肤红肿，伤处热、痒、灼痛。二度：（水疱性冻伤）受损达真皮层。伤处红肿伴水疱，疱内为血清样或血样液体，深部水肿，剧痛，皮肤感觉障碍。三度：（焦痂性冻伤）受损达皮肤全层。受伤开始皮肤即变白，感觉过敏或疼痛，甚至变成黑色或紫色，痛觉消失。四度：（坏疽性冻伤）受损达肌肉甚至骨头，可出现坏死，表面死灰色、无水疱。

3. 低体温症临床表现

（1）遭遇寒冷的初期，患者有头痛、不安、四肢肌肉和关节僵硬、皮肤苍白冰冷、心率和呼吸加快、血压升高，随着时间的延长可出现肠梗阻的表现，CBT为32～35℃，此为低体温症的轻度表现。

（2）当体温持续下降，患者出现寒战、嗜睡或出现幻觉、陷于精神错乱状态，心率、呼吸减慢，脉搏细弱，可有心律失常，甚至出现木僵和昏迷，CBT为28～32℃，此为中度低体温症。

（3）如CBT继续下降至24～28℃，甚至更低时易发生心室颤动致心搏骤停，此为重度低体温症。

（三）辅助检查

1. 常规检查

（1）心电监护：了解患者心率、心律、血压及血氧情况；此项对于院前判断冻伤患者特别是低体温症患者的病情有一定的指导意义。

（2）心电图：如果环境允许，心电图检查应作为冻伤特别是低体温症患者的常规检查，对患者转运过程中的用药有指导意义。

（3）血糖：为常规检查，常表现为高血糖症。

2. 推荐检查　对有条件在急救车上开展血常规生化检查的，可进行肝功能、肾功能、离子的检查，这对判断病情和治疗有指导意义。

（四）鉴别诊断

结合患者发病的环境因素，鉴别局部冻伤的患者并不难。但低体温症的患者要积极寻找易发因素，与任何能引起低血压、昏迷的疾病相鉴别。

三、处置

（一）基本措施

（1）首先尽快使患者脱离寒冷环境，更换湿冷衣服，用毛毯或被褥包裹身体，采取温和的被动复温。

（2）提高救护车内的温度。

（3）监测心电、血压、血氧饱和度，严密观察患者的病情变化。

（4）确保气道通畅，予以氧疗，有条件的在救护车上可以给予温热的湿化氧气吸入，利于患者的复温；必要时建立人工气道及辅助通气。

（5）建立静脉通路，有加热设备的救护车可以根据患者情况给患者静脉滴注40～42℃的液体，恢复有效的血容量，也有利于患者的复温；在中心体温未高于30℃时，原则上不给予输注药物。

（二）对症处理

（1）根据患者心电图及心电监护判断心律失常类型，使用抗心律失常药物时，要考虑低体温时心脏的易激惹性，必须慎重，尤其应避免使用洋地黄制剂。

（2）对呼吸、心搏骤停的患者实施心肺复苏术，虽然电除颤对CBT低于30℃的患者效果差，但院前无法准确判断CBT，也需积极救治。

（3）局部冻伤的创面要保持干燥清洁，防止感染。

（4）冻伤特别是三度以上局部冻伤及低体温症的患者，其病情的发生发展是一个复杂的病理生理过程，故此类患者应送往有救治能力的综合医院进行系统治疗。

（三）注意事项

（1）院前急救救治冻伤或者低体温症患者前要考虑前往出诊现场的道路情况，如结冰、冰雪路面等，以及现场的情况，如山区、房屋倒塌现场等复杂环境下的紧急救治，注意携带必要的装备，以备不时之需。

（2）患者的冻伤或者低体温症是否继发于其他创伤，要做好患者的评估及相应的保护救治策略。

（3）转运的途中对患者进行持续评估，采取相应的救治策略。

第八节　急性高原病

一、概述

（一）概念

高原病是由平原进入高原（海拔3000m以上，对机体产生明显生物效应的地区），或由低海拔地区进入海拔更高的地区时，由于对低氧环境的适应能力不全或失调而发生的综合征。高原低氧环境引起机体缺氧是其病因。上呼吸道感染、疲劳、寒冷、精神紧张、饥饿、妊娠等为发病诱因。该病一般分为急性和慢性两大类。

急性高原病指快速进入高原低氧环境后产生的各种病理反应。依其严重程度分为轻型和重型，轻型即急性高原反应，重型又分为高原肺水肿、高原脑水肿、高原肺水肿合并高原脑水肿。

（二）病理生理机制

高原的特点是空气稀薄、大气压低、氧分压低。海平面温度为0℃

时，大气压为760mmHg，大气氧分压为159mmHg，正常人动脉血氧分压（PaO_2）为100mmHg。海拔增加至3000m时，大气压降至526mmHg，大气氧分压为110mmHg，肺泡氧分压为62mmHg，PaO_2和动脉血氧饱和度明显下降，人体产生缺氧现象。

高原低氧除了广泛影响机体的功能、代谢以外，还可以直接引起一类高原特发性疾病——高原病（high altitude sickness）。高原病的特点是在高原地区发病，高原低压性缺氧是致病的主要因素，低压性缺氧病理生理改变是发病的基础和临床表现的根据，脱离低氧环境后，病情一般均好转。

二、评估

（一）基础评估

（1）常规进行查体。

（2）询问患者是否由平原进入高原或由低海拔地区进入海拔更高的地区。

（3）询问患者有无头痛、心慌、气促、食欲缺乏、倦怠、乏力、头晕、恶心、呕吐、腹胀、腹泻、胸闷痛、失眠、眼花、嗜睡、眩晕、手足麻木、抽搐等。

（4）询问患者有无劳累、寒冷、上呼吸道感染。

（二）症状评估

1.急性高原反应

（1）发病：近期抵达高原（一般在海拔3000m以上）。

（2）临床表现：头痛、心慌、气促、食欲缺乏、倦怠、乏力、头晕、恶心、呕吐、腹胀、腹泻、胸闷痛、失眠、眼花、嗜睡、眩晕、手足麻木、抽搐等。

2.高原肺水肿

（1）发病：近期抵达高原（一般在海拔3000m以上）。

（2）临床表现：静息时呼吸困难，胸闷压塞感。咳嗽、咳白色或粉红色泡沫状痰，无力或活动能力减低。一侧或双侧肺野出现湿啰音或喘鸣音，中央性发绀，呼吸过速，心动过速。

3.高原脑水肿

（1）发病：近期抵达高原（一般在海拔3000m以上），常先表现为急性高原反应然后表现为重度急性高原反应。

（2）临床表现：患急性高原反应后出现精神状态改变和（或）共济失调，或并无急性高原反应，但同时出现精神状态改变（神经精神症状按程度依次分为冷漠/倦怠、定向障碍/神经混乱、嗜睡、昏迷）及共济失调（共济失调按程度分为平衡技巧失调、步幅出线、跌倒、不能站立）。可出现肢体功能障碍、脑膜刺激征和（或）锥体束征阳性。

4.高原肺水肿合并高原脑水肿　在高原低氧环境下，同时出现高原肺水肿和高原脑水肿症状。

（三）辅助评估

1.心电图检查　排除其他心肺疾病。

2.血糖检查

（四）鉴别诊断

不同类型的高原病应与下列疾病鉴别：

1.急性高原反应与晕车　在进入高原前即有晕车史，无缺氧症状。由高原返回低海拔区后症状并不减轻，停止乘车后症状好转。

2.高原肺水肿与左心衰竭肺水肿　无高原反应的前驱症状。有原发心脏病史、体征及心力衰竭的诱因，氧疗效果差。

3.高原脑水肿与其他有昏迷的疾病　体检发现偏瘫时应考虑脑血管意外；有头部受伤者考虑颅脑外伤；发热者考虑感染性疾病。病前有毒物接触史者考虑中毒。既往有肺病、肝病、肾病、糖尿病、高血压、癫痫病史者考虑有关疾病。实验室检查可辅助诊断。

三、处置

（一）基本措施

对危重患者就地抢救，给予高流量吸氧或面罩给氧。发病地点无医疗条件而有较好的运送工具及抢救设备者，可将患者由高原转往海拔低的地区治疗。

（二）对症处理

1.急性高原反应

（1）多数急性轻症高原病可不治疗，一般适应1～2周后症状自行消失。反应较重者酌情选用镇痛、镇静、止吐等药物对症治疗。

（2）重者可给予间断或持续吸氧，必要时可用轻缓利尿剂或氨茶碱

（口服）等治疗。

2.高原肺水肿

（1）治疗原则：降低肺动脉压力及容量负荷，通畅呼吸道，提高血氧饱和度，预防感染，预防并发症。如现场确无医疗条件，转运到低海拔区，可迅速好转。

（2）患者绝对静卧休息，保暖，鼻导管或面罩加压吸入大流量氧、呼吸机正压通气给氧治疗、高压氧舱治疗。

（3）药物：应用氨茶碱、α受体阻滞剂、糖皮质激素类药物、钙通道阻滞剂、利尿剂、强心剂，预防感染。

3.高原脑水肿

（1）治疗原则：及时、有效改善缺氧；早期应用能量合剂、糖皮质激素类药物；注意脱水剂使用的时效性；早期应用抗生素，预防感染；慎重使用镇静药；预防并发症发生。

（2）患者绝对静卧休息，保暖，鼻导管或面罩加压吸入高流量氧、呼吸机正压通气给氧治疗、高压氧舱治疗。

（3）降低颅内压，使用糖皮质激素类药物、利尿剂，保护脑细胞、维持水电解质平衡、支持治疗、预防感染。

4.高原肺水肿合并高原脑水肿　病情严重，治疗时应兼顾脑水肿及肺水肿，病死率较高。

（三）注意事项

诊断急性高原病应具备的条件如下：

（1）进入高原，或由低海拔地区进入更高海拔地区后发病。

（2）急性高原病症状随海拔的增高而加重，进入海拔较低的地区后缓解，氧疗有效。

（3）除外有类似症状的其他疾病。

第九章

专科急症

第一节 高热惊厥

一、概述

（一）概念

高热惊厥又称热性惊厥，热性惊厥为6岁以内小儿，体温在38℃以上时突然发作的全身性或局限性肌群强直性和阵挛性抽搐，应排除颅内感染和其他导致惊厥的器质性和代谢性疾病，既往没有高热惊厥史。多伴有意识障碍，持续时间短，无神经系统阳性体征。常发生在病初体温骤然升高阶段，多由呼吸道感染引起。

（二）病理生理机制

发病机制可能是小儿脑组织发育不成熟，神经细胞结构与功能不完善，发热可能促使惊厥发生。

二、评估

（一）基础评估

1. 生命体征　体温、脉搏、呼吸、血压。
2. 既往病史　有无类似症状发作。
3. 发病年龄　6月龄至3岁多见。

（二）症状评估

1. 惊厥　全身发作，四肢强直，牙关紧闭，发作时持续十几秒、几十秒，有时可达1～2分钟，很少超过5分钟。
2. 意识　伴有意识丧失，抽搐停止后，患儿昏睡。
3. 伴随症状　双眼上翻，凝视。

（三）辅助检查

1. 心电监护　了解患儿心率、血氧情况。
2. 血糖检测

（四）诊断与鉴别诊断

1. 诊断

（1）多发生在6岁以内，有体温升高病史。

（2）出现全身性或局限性肌群强直性和阵挛性抽搐症状。

2. 鉴别诊断　排除颅内感染和其他导致惊厥的器质性疾病和代谢性疾病。

三、处置

（一）基本措施

（1）吸氧。

（2）持续监护。

（3）保护患者，避免发生创伤。

（4）保持呼吸道通畅，抽搐停止后可使患者侧卧位。

（5）建立静脉通路。

（二）对症处理

（1）降温：物理降温（用冰袋或冷毛巾湿敷），重者药物降温。

（2）地西泮0.3～0.5mg/kg缓慢静脉注射（最大剂量≤10mg；婴儿≤2mg）。

（三）注意事项

（1）现场缓解的患者应就医诊治。

（2）健康宣教，讲解高热惊厥的预后。

第二节　院前分娩

一、概述

（一）概念

在孕妇到达医院或助产机构前胎儿部分或完全娩出，统称院前分娩。院前分娩可以发生于患者住处、公共场所及送医途中，需要院前医护人员掌握一定的助产技巧，以便协助孕妇娩出胎儿、胎盘及附属物。有些孕妇虽然已经到达医院，但尚未完成交接，且未做好接生准备与会阴消毒，胎儿就已娩出，这种情况与院前分娩在医学上统称为未经消毒的阴道分娩，未经消毒的阴道分娩会增加产妇及新生儿的感染概率，因此入院后都需要进一步处置。

（二）病理生理机制、解剖要点、病因

（1）孕妇从临产出现规律宫缩到胎儿、胎盘等附属物娩出的全过程，称为产程，可分为3个阶段。第一产程指从临产出现规律宫缩（即出现间隔5～6分钟一次，持续20～30秒的规律宫缩）开始到宫口开全（10cm）；第二产程指从宫口开全到胎儿完全娩出；第三产程指从胎儿娩出到胎盘及胎儿附属物娩出。

（2）通常情况下，分娩是一个漫长的过程，但对于曾有分娩经历或做过大月份引产的孕妇及某些急产的初产妇，还是有可能在到达医院前娩出胎儿。近年随着"二孩"政策放开，院前分娩发生概率有所上升。

二、评估

（一）症状采集

（1）询问患者妊娠情况：孕/产次、月经周期、末次月经、孕周、基本产检情况。

（2）了解患者胎动情况，间接评估胎儿宫内情况（是否存活、是否缺氧等）。

（3）了解是否有阴道出血及阴道流液，观察阴道出血颜色、出血量，了解阴道流液颜色、流出液体量及性状、有无异味。

（4）询问患者本次妊娠有无合并症及并发症。

（二）全身查体

（1）常规进行心肺听诊及常规物理查体。

（2）腹部触诊，以手掌置于患者腹部膨隆处（宫体靠近宫底的上方），了解患者宫缩间隔、宫缩持续时间及宫缩强度，观察宫缩间隙子宫是否能够充分放松。

（3）腹部四步触诊（有条件时进行），了解宫底高度、胎位情况及胎先露入盆情况。

（三）辅助检查

1. 常规检查

（1）心电监护：了解患者心率、心律、血压及血氧情况。

（2）心电图：患者有心慌、胸闷、胸痛、憋气、呼吸困难等症状或血压高于140/90mmHg时行心电图检查。

（3）血糖：患者合并糖尿病或有心慌、冷汗等可疑低血糖症状时进行血糖检查。

2. 推荐类检查项目

（1）胎心检查：如果救护车上配备胎心监护仪或多普勒胎心仪时，可以进行连续胎心监护，以便观察胎心变化与宫缩情况。

（2）超声检查：如果救护车上配备便携式超声设备，可以进行超声检查。

（3）阴道检查：如果院前人员具备阴道检查经验，在除外阴道检查禁忌证（如前置胎盘等）的前提下，可以在消毒后进行阴道检查了解胎先露下降情况、宫口开大情况及胎方位。

（四）鉴别诊断

当孕妇出现腹痛、宫缩、阴道出血、胎膜早破等症状时，需要区分先兆临产与临产，前者只需对症处理即可，而后者则需要马上进行接生准备。患者即将分娩（临产）的征象包括以下几点。

（1）孕妇不自觉地向下屏气用力，似要排大便，有明显的排便感，宫缩间歇期此种感觉仍然存在。

（2）肛门放松张开，宫缩时更加明显。

（3）可在阴道口看见胎儿先露部位。

（4）宫缩频繁，由最初的一次间隔5～6分钟缩短到一次间隔1～2分钟。

除第（4）条以外，上述征象提示孕妇已进入第二产程，此时应做好接生准备。如发现阴道口内可能为胎儿臀部或四肢时，应立即用手或持干净毛巾堵住阴道口，以防止宫口未经充分扩张胎儿肢体娩出而造成后出头困难，然后就近尽快送往有助产资质的医院进一步处理。

三、处置

（一）基本措施

（1）严密监测患者生命体征变化，了解患者胎动情况。

（2）持续低流量吸氧。

（3）如患者宫口开全或可疑即将分娩，开放静脉，使用生理盐水或平衡液维持静脉通路。

（4）体位：患者在未进入第二产程前取左侧卧位，进入第二产程后，抬高床头，患者取截石位，准备进行助产操作。

（5）对于考虑即将分娩的患者，如救护车上没有配备产包，则至少应准备以下接生用物。

1）毛巾或薄被（多块）：用于胎儿娩出后的包裹与保暖，同时在胎儿娩出前将干净的毛巾或薄被置于孕妇臀下及胎儿即将娩出的区域，以减少感染的概率。

2）纱布：用于擦净胎儿身上的羊水。如会阴裂伤伤口有活动性出血，可用于压迫止血；如没有也可以用清洁毛巾替代。

3）剪刀：使用前应用打火机火烧消毒，待冷却后用于剪断脐带。

4）粗线绳（或2把消毒后的止血钳）：用于结扎脐带。

5）打火机：用于剪刀等器械消毒。

6）橡皮吸球或吸引器（含吸痰管）：用于吸净胎儿口鼻中的羊水与黏液。

7）75%乙醇：用于不能使用火烧法的器械消毒。

（二）对症处理

1.头位分娩的助产流程如下

（1）协助产妇取平卧位，抬高床头30°～45°，双腿屈曲并外展。未做好接生准备前，叮嘱产妇不要屏气用力，要张口呼吸。

（2）消毒铺巾：臀下放便盆或塑料布，用碘伏按顺序依次消毒产妇阴裂、阴唇、阴阜、大腿上1/3处、会阴体、肛门周围。撤去便盆，臀下铺消毒巾或干净的毛巾。如现场不具备产包等正规消毒用具，可用碘伏对会阴部进行消毒，严禁使用乙醇、碘酒等刺激性消毒液。

（3）指导患者分娩：胎头着冠后，宫缩时嘱患者深吸气，屏住气，向肛门处持续用力；宫缩间隙嘱患者充分休息，保存体力。如胎头未拨露，不要提前使劲，以免不必要的耗费体力。分娩过程中如有粪便排出，以干净毛巾覆盖。

（4）保护会阴，协助胎头娩出：当胎头着冠（胎头自会阴部暴露，宫缩时胎头下降，宫缩间隙不再回缩）使会阴后联合紧张时，右手持接生巾或干净毛巾，拇指与其余四指分开，手掌大鱼际肌顶住会阴体，每当宫缩时向内上方托起，以便会阴体充分放松，左手同时轻压胎头枕部，助其俯屈及缓慢下降。宫缩间歇期，右手可适当放松（但不要离开会阴部），以免引起会阴水肿。当胎头在耻骨弓下露出时，如产妇宫缩过强，嘱产妇哈气消除腹压，于宫缩间隙稍向下屏气用力，使胎头缓慢娩出，以免会阴过度撕裂。

（5）协助娩肩：胎头娩出后，先不急于娩肩，嘱孕妇哈气，此时接生者右手继续保护会阴，左手自胎儿鼻根向下颚挤压出口鼻黏液及羊水后，协助胎头复位及外旋转（使胎儿双肩径与骨盆出口前后径相一致），左手向下轻压胎儿颈部，娩出前肩，再从下方向上托举，娩出后肩，此时右手方可松开，双手协助胎体及下肢相继娩出。切忌使用暴力牵拉胎儿肢体，以免造成胎儿损伤。此时，请助手记录新生儿娩出时间。

（6）新生儿呼吸道清理及复苏：胎儿娩出后，接生者应再次尽可能挤净胎儿口鼻腔中剩余的羊水与黏液，有条件时应使用橡胶吸球或吸引器吸出口鼻中黏液（先吸口腔，后吸鼻腔）。当确认呼吸道通畅而仍未啼哭时，可通过轻拍或轻弹足底，诱发新生儿啼哭，促使其建立有效的自主呼吸。

（7）协助胎盘娩出：胎儿娩出后，胎盘通常在15分钟内娩出，以下征象可以帮助接生者判断胎盘是否已经剥离。①宫体变硬呈球形；②剥离的胎盘降至子宫下段，阴道口外露的脐带自行延长；③阴道少量出血；④助产者用手掌尺侧在产妇耻骨联合上方轻压子宫下段时，宫体上升而外露的脐带不再回缩。当确认胎盘已完全剥离时，于宫缩时以左手按压宫底，同时右手轻拉脐带，当胎盘娩出至阴道口时，接产者用双手捧住胎盘，向一个方向旋转并缓慢向外牵拉，协助娩出胎盘并记录胎盘娩出的时间。切勿在胎盘尚未完全剥离时用力按揉、下压宫底或暴力牵拉脐带。

2.新生儿其他处理

（1）擦拭：用接生巾或清洁柔软的毛巾迅速擦拭干新生儿身上的羊水、血液等（胎脂在院前可能不易清除，无须彻底擦除）。

（2）处理脐带：在至少距离胎儿脐带根部15cm处（或尽可能靠近母体的地方）用粗线绳结扎脐带两道，两道结扎线间相距至少2～3cm，在其中间使用消毒后的剪刀剪断脐带，以乙醇消毒断端，并用干净纱布包裹断端。

（3）保暖：脐带处理完毕后尽快将新生儿包裹保暖，避免失温。将新生儿置于安全、温暖的环境中，胎儿娩出后应嘱患者家属严密观察新生儿呼吸、反应及肤色变化情况。

（4）促进子宫收缩：胎儿、胎盘及附属物娩出后，如阴道出血较多，可以用右手反复按摩子宫至子宫变硬呈球形，如改善宫缩后阴道出血仍不能减少，应除外胎盘残留、会阴伤口裂伤、凝血功能异常，甚至羊水栓塞等情况（详见"产后出血"章节）。

（5）评估出血量，将胎盘、胎膜收集后一同送往医院。

（三）注意事项

（1）尽可能保证接生环境的清洁卫生，以减少感染概率；院前分娩应尽可能使用碘伏消毒会阴及分娩区域，如没有消毒条件，也应使用干净毛巾将患者臀下及分娩区域尽量覆盖，未经消毒而分娩的孕妇及新生儿需接种破伤风抗毒素，由于会阴部多为黏膜组织，严禁使用乙醇与碘酒等刺激性药品进行消毒。

（2）接生前开放静脉通路并给予患者吸氧。产科出血较为汹涌，不提前开放静脉，一旦出现失血性休克，可能延误给药及抢救时机；院前没有缩宫素等促进宫缩的药物，必要时，可以嘱患者家属交替刺激双侧乳头，促进内源性催产素释放，以起到促进宫缩的作用。

（3）破水时机：如宫口开全后胎囊仍未破裂，自阴道口膨出，应在宫缩间隙、羊膜腔内压力相对较小时人工破水——可在突出的羊膜囊上划一小口，让前羊水囊内的羊水缓慢流出。注意观察羊水情况以判断有无胎儿宫内窘迫（缺氧）情况，如羊水浑浊呈黄绿色则提示胎儿宫内窘迫（缺氧），应尽快娩出胎儿。在无法明确宫口是否开全或无法评估脐带脱垂风险时，如阴道口有羊膜囊膨出，切勿贸然人工破水，可以用干净毛巾堵住后迅速送医。

（4）如无法判断阴道出血量，应将血块、收集到的血液及被血液浸湿的毛巾敷料一同收集送往医院，以便院内医生估算出血量（评估方法详见"产后出血"章节）。

（5）接生后不要将胎盘、脐带、胎膜丢弃，应一并收集后送往医院，以便医生检查胎盘、胎膜是否完整、宫内是否有残留。

（6）胎儿娩出后常规进行 Apgar 评分，通过心率、呼吸、肌张力、肤色、反射五个方面进行新生儿窒息评价；胎儿娩出后，由于环境变化、肺部发育等因素影响，呼吸、循环情况可随时发生变化，因此应在胎儿娩出后1分钟、5分钟、10分钟进行三次评价并予以记录。院前医生如无法准确进行Apgar评分，应至少对肤色、呼吸、心率、肌张力进行描述，并在病历中记载。

新生儿Apgar评分见表9-1。

表9-1 新生儿Apgar评分表

体征	0分	1分	2分
心率	0	<100次/分	≥100次/分
呼吸	0	浅慢，不规则	规则，哭声响亮
肌张力	瘫软、松弛	四肢稍屈曲	四肢屈曲，活动好
反射	无反射	有些动作	咳嗽、恶心
皮肤颜色	全身苍白	躯体红润，四肢青紫	全身红润

（7）如患者无法准确提供孕周情况，通过观察新生儿体貌特征可以粗略判断是否足月，一般足月产儿手纹、足纹明显，指甲可以达到并超过甲缘，男婴双侧睾丸已落入阴囊，女婴大阴唇可以遮住小阴唇，新生儿体重一般大于2500g，反之则提示可能为早产儿；早产儿由于肺部不成熟，肺泡缺乏肺表面活性物质，不易建立有效的自主呼吸，且容易出现新生儿呼吸窘迫综合征，引起换气障碍。对于早产儿，除呼吸支持外，保暖尤为重要。

（8）如先露部位是胎儿臀部、四肢或其他不明部位，在无法明确宫口是否开全及是否会导致胎儿头部嵌顿的前提下，切勿贸然将肢体等牵拉出阴道口，应使用干净的毛巾堵住后，尽快送医。如胎儿臀部已经脱出到阴道口外，应进行臀位助产。如胎儿上肢脱出阴道，证明胎儿为横位，不要贸然尝试还纳或牵出，可使用干净毛巾堵住后，抬高臀部尽快送医。以上情况应向患者交代病情，告知有脐带脱垂及受压的可能，随时有发生胎死宫内的可能。

（9）如胎儿娩出后胎盘30分钟没有娩出，且阴道无活动性出血，则有发生胎盘植入的可能，应尽快送医，不要继续尝试协助剥离胎盘。

（10）脐带组织较为脆弱，因此不要使用细丝线进行结扎，以免发生剪切损伤，造成出血。

（11）关于新生儿复苏，新生儿多数由呼吸原因导致循环障碍，因此复苏的关键是清除气道内异物，尽快开放气道和给予有效正压通气。

（12）如果在分娩过程中患者突然出现胸闷症状或产后患者出现不明原因的凝血功能障碍，因警惕羊水栓塞的可能，对于明确羊水栓塞的病例，应给予正压给氧、抗休克、缓解肺动脉高压（罂粟碱、阿托品、氨茶碱）、抗过敏及对症治疗，因羊水栓塞死亡率高，应向患者家属充分交代病情。

（13）关于肩难产：如胎头娩出后胎肩嵌顿于耻骨联合与骶岬前缘而无法娩出，则称之为肩难产，一般多见于巨大儿与胎儿头盆不称时，此时如不能短期将胎儿娩出，则有可能导致胎儿窒息，甚至死产。一旦发生肩难产，接生人员应保持冷静，院前不具备侧切条件，但应立即放弃保护会阴，以免增加会阴阻力，让产妇双手抱膝，双腿极度屈曲、外展并压向腹部，以使骶岬向后移位、骶凹变平，同时助手在耻骨联合上方将胎儿前肩向下按压，以便于前肩自耻骨联合下娩出，多数患者通过上述操作可使胎儿顺利娩出；如仍无效，可尝试阴道内旋转胎肩或先行娩出后肩的方法协助娩肩，但此操作较为复杂，院前人员很难掌握，因此在助产的同时，应尽快送医，以寻求专业协助。肩难产发生的同时，应做好新生儿窒息复苏的准备。

第三节 异位妊娠

一、概述

（一）概念

异位妊娠（ectopic pregnancy，EP）是指受精卵在子宫体腔以外着床，习惯上称为宫外孕。95%以上的异位妊娠为输卵管妊娠，随着"二孩"政策的放开，剖宫产切口部妊娠（caesarean scar pregnancy，CSP）作为特殊类型的异位妊娠，发病率呈上升趋势。

（二）病理生理机制、解剖要点、病因

输卵管炎症是异位妊娠的主要病因。除此之外，输卵管妊娠史或手术史、输卵管发育不良或功能异常、通过辅助生育技术妊娠、受精卵游走移行时间过长、避孕失败（包括宫内节育器避孕失败、口服紧急避孕

药失败）及其他一些引起输卵管管腔不通畅的因素,如子宫肌瘤或卵巢肿瘤的压迫,子宫内膜异位症引起输卵管、卵巢周围组织的粘连,剖宫产再孕等也是异位妊娠的主要高危因素。有上述病因或不孕史患者在妊娠后要早期行超声检查,除外异位妊娠。

异位妊娠最常见的类型为输卵管妊娠,此外,根据受精卵着床部位的不同,还可分为卵巢妊娠、宫颈妊娠、腹腔妊娠、子宫残角妊娠、剖宫产瘢痕部位妊娠、阔韧带妊娠等类型。

以输卵管妊娠为例,由于输卵管壁薄,管腔小,受精卵发育到一定程度,绒毛侵蚀穿透输卵管,使输卵管破裂出血,造成腹腔内出血。输卵管肌层血供丰富,破裂后出血较汹涌,可以短时导致患者失血性休克而危及生命。

二、评估

（一）临床表现

1. 停经 除间质部妊娠停经时间较长外,异位妊娠破裂大都发生在停经6~8周,一般在停经后发生腹痛、阴道出血等症状,但20%左右的患者主诉并无停经史,通常可能是把异位妊娠的不规则阴道出血误认为月经,或由于月经过期仅数日而不认为是停经。

2. 腹痛 患者就诊时最主要的症状,占95%。多数为一侧下腹隐痛或剧烈腹痛（破裂时）,随着破裂出血不断增多,血液在腹腔内扩散,可以出现肛门坠胀感与里急后重感、全腹疼痛、膈肌刺激等症状。

3. 阴道出血 占60%~80%,多为暗色的不规则出血,异位妊娠患者阴道出血与腹腔内出血的机制不同,前者是由异位妊娠流产等因素导致激素水平下降而引起的撤退性出血,后者是由腹腔异位妊娠包块破裂引起,阴道出血的多少与患者腹腔内出血的多少没有任何关系。

4. 晕厥与休克 由于腹腔内急性出血及剧烈腹痛,患者可有头晕、黑矇甚至晕厥,重者出现失血性休克,其严重程度与腹腔内出血速度和出血量成正比,即出血越多越急,症状出现越迅速越严重,但与阴道出血量不成正比。

（二）症状采集

（1）询问患者腹痛部位及腹痛性状,有无肛门坠胀、恶心、呕吐、头晕、心慌等伴随症状。

(2) 询问患者月经情况（月经周期、经期长短、末次月经、有无痛经等）及生育史、避孕史，有无停经史。

(3) 询问患者是否进行过妊娠测试，是否妊娠。

(4) 询问患者是否有盆腔炎病史、不孕史、服用单纯孕激素类避孕药物史，或者放置宫内节育器等异位妊娠高危因素。

（三）全身查体

(1) 常规进行心肺听诊及常规物理查体；腹腔内出血不多时，血压可代偿性轻度升高，心率增快；腹腔内出血较多时，患者呈急性贫血外貌，可出现面色苍白、烦躁、脉搏快而细弱及血压下降等休克症状。

(2) 腹部查体：检查压痛部位是否有反跳痛、肌紧张，是否有移动性浊音。

(3) 除非有妇科工作经验，否则院前不建议进行妇科经阴道检查。

（四）辅助检查

1. 常规检查

(1) 心电监护：了解患者心率、血压及血氧情况。

(2) 心电图：不是异位妊娠的常规检查，但当患者不明原因晕厥时需做心电图进行鉴别诊断。

(3) 血糖：不是异位妊娠的常规检查，但当患者不明原因晕厥，或心慌、出冷汗时，需检查血糖，以进行鉴别诊断。

2. 推荐类检查项目

(1) 超声检查：如果救护车上配备便携式超声设备，可以进行超声检查。

(2) 诊断性腹腔穿刺或后穹窿穿刺：可以协助诊断是否有腹腔内出血，但是院前不建议进行此项操作。

（五）鉴别诊断

1. 宫内妊娠流产　患者有停经史，检查尿妊娠试验阳性，但此类患者多为中下腹坠痛，阴道出血可多于月经量，且阴道出血量与休克症状成正比，腹部检查无明显压痛点，超声检查可以进一步鉴别诊断。

2. 急性阑尾炎　当女性患者出现右下腹痛时，需要与阑尾炎进行鉴别，但阑尾炎腹痛多为转移性右下腹痛，此外，患者没有停经史，检查尿妊娠试验阴性，超声检查可以进一步鉴别诊断。

3. 卵巢囊肿蒂扭转　患者多有卵巢囊肿病史，表现为一侧下腹痛，阵发性加重,但此类患者没有停经史,检查尿妊娠试验阴性,超声检查可以进一步鉴别诊断。

三、处置

(一)基本措施

(1)严密监测患者生命体征变化,尤其是血压、心率变化。

(2)持续低流量吸氧。

(3)开放有效静脉通路,积极预防和纠正休克。使用止血类药物,严禁使用镇痛类药物。

(4)体位:出现低血容量性休克时,患者下肢抬高15°,取抗休克体位。

(5)异位妊娠合并腹腔内出血的患者病情危急,须尽快送医院处理,并充分交代病情。

(二)对症处理

(1)根据患者生命体征变化,评估休克指数。

(2)限制性容量复苏:对于没有充分止血的失血性休克,早期大量输液,快速升高血压,有可能会导致血管扩张、凝血因子稀释、血凝块脱落等情况,造成出血加重,因此,对于异位妊娠导致失血性休克的患者,应采取限制性容量复苏,保证患者收缩压在90mmHg左右即可。

(三)注意事项

(1)凡是育龄期、有性生活史且未采取有效避孕措施(如安全期避孕、体外射精或者使用紧急避孕药)的女性患者,如出现上述停经、腹痛、阴道出血的症状,首先应考虑妊娠相关疾病,着重警惕可能危及生命的异位妊娠!但由于未婚等社会因素影响,妇产科患者的病史采集通常具有一定的不确定性。

(2)有异位妊娠高危因素的患者(如不孕、宫内节育器、异位妊娠手术史等)一旦受孕,应首先排除异位妊娠的可能。

(3)禁用镇痛剂,以免掩盖病情变化。

(4)异位妊娠破裂出血可以在短时间内危及患者生命,且阴道出血与腹痛等症状都不能真实反映患者腹腔内出血的程度,因此应充分交代病情,就近送医。

第四节 阴道出血

一、概述

（一）概念

除正常月经以外的出血均称为阴道出血。阴道出血可以来自生殖道的任何部位，绝大多数来自子宫。

（二）病理生理机制、解剖要点、病因

首先需要判断是否为阴道出血，肉眼血尿有时会被误认为阴道出血。正常月经一次来潮出血量约80ml，可询问患者出血约几倍于月经量或浸湿多少卫生垫/卫生纸，借以估算出血量。

不同疾病导致的阴道出血的机制与表现各不相同（图9-1）。

1.异位妊娠　详见上节描述。

2.不全流产　表现为停经、腹痛、阴道出血，进而妊娠产物部分排出，出血不止。有时宫口扩张，由于有组织物堵塞，影响子宫收缩而引起大量出血。

3.前置胎盘出血　典型表现为妊娠中、晚期或临产时突然发生的无痛性反复阴道出血，出血量可多可少，急性大量失血可造成孕妇的失血性休克，同时可伴有胎儿窘迫甚至胎死宫内。腹部可查及子宫大小与孕周基本相符，可有宫缩，但间歇期子宫放松好，无明显频繁的低张力宫缩。孕妇妊娠期产检的超声报告可提供诊断依据。

4.胎盘早剥　分为3种类型。①隐性型：胎盘剥离后形成胎盘后血肿，但无阴道出血；②显性型：胎盘剥离后出血沿胎膜下经宫口向外流出；③介于隐性型和显性型之间者为混合型。一般来讲，隐性型更加危重，临床表现为妊娠妇女突发腹痛，可伴恶心呕吐、面色苍白，甚至休克，阴道外出血与休克不成比例；腹部检查子宫呈强直性收缩，放松差，甚至呈板状腹，子宫有压痛，胎位扪不清，如破膜，可见血性羊水。重型胎盘早剥可导致子宫胎盘卒中，引起孕妇凝血功能异常与类似于挤压综合征的急性肾小管坏死，如果不及时纠正，可以危及孕妇生命，同时可能导致后续子宫切除等严重不良预后；胎儿因缺血缺氧，极易发生宫内窘迫，大面积胎盘早剥胎儿可很快死亡。

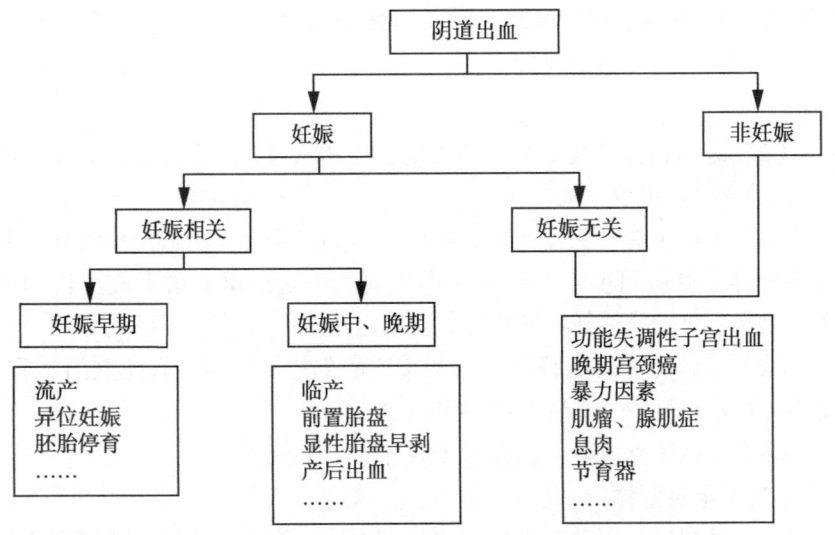

图9-1 阴道出血量的诊断思路

5. 产后出血　详见本章第五节。

6. 功能性子宫出血　此为排他性诊断,首先需排除引起异常出血的器质性原因。本病常表现为不规则出血,可导致贫血和休克。

7. 宫颈癌病灶大出血　癌肿侵蚀局部血管所致,多有晚期宫颈癌病史,少数患者从未进行过相关筛查,直到晚期才以大出血为首发症状就诊,此时追问病史有无反复出现的性交后无痛性接触性出血、阴道排液等症状。阴道检查宫颈局部可呈菜花状、桶型或溃疡空洞型,有时可在直视下见到活跃的动脉出血。宫颈器质性病变引起的出血以同房后接触性出血较为多见。

8. 暴力损伤　外伤或人为伤害史后出现的阴道出血,多伴有局部疼痛感及会阴部裂伤。

二、评估

(一) 症状采集

(1) 询问患者阴道出血量及出血性状：常用的出血量评估法包括目测法（面积法）、称重法、卫生巾估算法、休克指数法、血红蛋白法等,一般日用卫生巾每块浸透后的血量约为20ml,夜用卫生巾血量根据卫生巾大小而异,通常最少为40ml。检查患者阴道出血的同时,应注意有无凝血块及组织物排出，合并凝血功能异常时，患者阴道出血量多且不凝固，如患者有组织物排出，应收集后一同送医院进行病理检查。

（2）询问患者月经史（月经周期、经期长短、末次月经、有无痛经等）、生育史及避孕方式。

（3）了解患者有无停经史，明确是否为妊娠相关阴道出血疾病，首先除外异位妊娠可能（对于患者休克程度与阴道出血量不成正比的患者，尤其要警惕异位妊娠导致的腹腔内出血）。

（4）了解患者有无腹痛，以及腹痛的部位和性质，有无肛门坠胀、恶心、呕吐、头晕、心慌等伴随症状。

（5）评估休克指数：详见本章第五节"产后出血"。

（二）全身查体

（1）常规进行心肺听诊及常规物理查体；除了异位妊娠与重型胎盘早剥可能合并腹腔内出血与宫腔积血，其余阴道出血患者的休克程度应当与阴道出血成正比，如出现两者不成正比的情况，要积极寻找原因，并积极进行抗休克治疗。

（2）腹部查体：检查压痛部位，是否有反跳痛，是否有肌紧张，是否有移动性浊音，妊娠宫体是否有压痛、宫体高度是否进行性升高。

（3）除非有妇科工作经验，否则院前不建议进行妇科经阴道检查，但对于怀疑有阴道裂伤的患者，要进行妇科检查，了解裂伤情况，寻找活动性出血点。

（三）辅助检查

1.常规检查

（1）心电监护：了解患者心率、血压及血氧情况。

（2）心电图：不是阴道出血的常规检查，但当患者不明原因晕厥时需做心电图进行鉴别诊断。

（3）血糖：不是阴道出血的常规检查，但当患者不明原因晕厥，或心慌、出冷汗时，需检查血糖进行鉴别诊断。

2.推荐类检查项目

（1）超声检查：如果救护车上配备便携式超声设备，可以进行超声检查。

（2）尿妊娠试验：可以判断患者是否妊娠，但尿妊娠试验存在假阳性或假阴性可能，取材时注意尿液中不要混入阴道出血，此外，晨起第一次排尿结果较为准确。

（3）阴道检查：对于怀疑阴道裂伤的患者，需要了解裂伤情况，并寻找活动性出血点。

（4）诊断性腹腔穿刺或后穹窿穿刺：可以协助诊断是否有腹腔内出血，但是院前不建议进行此项操作。

（四）鉴别诊断

很多原因可以引起阴道出血，常见的如流产、异位妊娠、功能失调性子宫出血、前置胎盘、阴道裂伤等，不同疾病的临床表现详见前文所述。

院前救治时首先应当区分妊娠引起的阴道出血与非妊娠引起的阴道出血；对于妊娠引起的阴道出血，首先应当排除异位妊娠与重型胎盘早剥这两种疾病，二者可以引起严重的腹腔内出血，对母胎危害较重。

三、处置

（一）基本措施

（1）严密监测患者生命体征变化，尤其是血压、心率变化。

（2）持续低流量吸氧。

（3）开放有效静脉通路，积极预防和纠正休克。使用止血类药物，严禁使用镇痛类药物。

（4）体位：出现低血容量性休克时，患者下肢抬高15°，取抗休克体位。

（5）异位妊娠、合并腹腔内出血与胎盘早剥的患者病情危急，须尽快送医院处理，并充分交代病情。

（二）对症处理

（1）根据患者生命体征变化，评估休克指数。

（2）限制性容量复苏：对于没有充分止血的失血性休克，早期大量输液，快速升高血压，有可能会导致血管扩张、凝血因子稀释、血凝块脱落等情况，造成出血加重，因此，对异位妊娠导致失血性休克的患者采取限制性容量复苏，保证患者收缩压在90mmHg左右即可。

（三）注意事项

（1）对于妊娠中晚期患者，转运途中应嘱其左侧卧位，以免长时间平躺导致子宫压迫下腔静脉，出现仰卧位低血压综合征。

（2）记录出血量，以供院内接诊医生作参考；若发现阴道异常排出物，如组织物、血块或其他置入物、异物等，不应丢弃，应放置入塑胶袋内，供医师检验。

（3）宫颈癌大出血首选局部填塞、压迫止血。院前如无条件，建议尽快送往医院。

（4）若可疑人为因素所致，除上述处置外，还应迅速报告警方，保留证据，并安慰患者。

（5）对于阴道裂伤出血的患者，首选局部压迫止血，会阴组织较脆，因此填塞压迫时应注意不要造成伤口延裂；此外，填塞纱布时，应将纱布相互间打结连接，并准确记录填入的数量，以免取出时造成遗漏。

第五节 产后出血

一、概述

（一）概念

胎儿娩出后24小时内阴道分娩患者出血量≥500ml，或剖宫产后出血≥1000ml者称为产后出血。80%的产后出血发生在产后2小时内。晚期产后出血是指分娩结束24小时以后，在产褥期内发生的阴道大量出血，多见于产后1～2周。产后出血是分娩期严重的并发症，是导致孕产妇死亡的四大原因之一。在我国，产后出血近年来一直是引起孕产妇死亡的第一位原因，特别是在边远落后地区，这一情况更加突出。

（二）病理生理机制、解剖要点、病因

产后出血的发病原因主要有宫缩乏力、软产道裂伤、胎盘因素及凝血功能障碍。四类原因可以合并存在，也可以互为因果。

1. 宫缩乏力　是产后出血最常见的原因，约占70%。正常情况下，胎儿娩出后，不同走行的子宫肌纤维收缩使得胎盘剥离面的血窦迅速受压关闭，同时对肌束间的血管起有效的压迫作用，出血得到控制。如果出现子宫肌纤维收缩无力即宫缩乏力，则失去对血管的有效压迫作用而发生产后出血。

2.胎盘因素　占产后出血原因的20%左右。包括胎盘滞留、胎盘粘连、胎盘植入，以及胎盘和（或）胎膜部分残留，均可影响宫缩，造成产后出血。

3.软产道裂伤　包括会阴、阴道、宫颈及子宫下段裂伤。

4.凝血功能障碍　常见原因有胎盘早剥、羊水栓塞、死胎、重度子痫前期及妊娠期急性脂肪肝等引起的凝血功能障碍，少数由原发性血液疾病如血小板减少症等引起。

二、评估

（一）症状采集

（1）评估出血量：常用的评估法包括目测法（面积法）、称重法、容积法、休克指数法、血红蛋白法等。

1）称重法：失血量=[胎儿娩出后接血敷料湿重-接血前敷料干重（g）]/1.05（血液密度，g/ml）。

2）休克指数法：休克指数（SI）=脉率/收缩压。当SI=0.5时，血容量正常；SI=1.0时，失血量为10%～30%（500～1500ml）；SI=1.5时，失血量为30%～50%（1500～2500ml）；SI=2.0时，失血量为50%～70%（2500～3500ml）。

3）血红蛋白法：血红蛋白每下降10g/L，失血量为400～500ml。

（2）询问分娩情况：如分娩时间、分娩方式、胎儿体重、胎次、胎盘娩出情况等。

（3）了解患者有无腹痛及腹痛的部位和性状，有无肛门坠胀、恶心、呕吐、头晕、心慌等伴随症状。

（二）全身查体

（1）常规进行心肺听诊及常规物理查体；当休克程度与阴道出血不成正比时，要积极寻找原因，除外子宫破裂、凝血功能异常、羊水栓塞、深部软产道损伤等因素，并积极进行抗休克治疗。

（2）腹部查体：检查压痛部位，是否有反跳痛，是否有肌紧张，是否有移动性浊音、宫体是否有压痛等。

（3）除非有妇科工作经验，否则院前不建议进行妇科经阴道检查，但对于怀疑有软产道损伤的患者，要进行妇科检查，了解裂伤情况，寻找活动性出血点。

（三）辅助检查

1. 常规检查

（1）心电监护：了解患者心率、血压及血氧情况。

（2）心电图：不是产后出血的常规检查，但当患者不明原因晕厥时，需做心电图进行鉴别诊断。

（3）血糖：不是产后出血的常规检查，但当患者不明原因晕厥，或心慌、出冷汗时，需检查血糖进行鉴别诊断。

2. 推荐类检查项目

（1）超声检查：如果救护车上配备便携式超声设备，可以进行超声检查。

（2）阴道检查：对于怀疑软产道损伤的患者，需要了解裂伤情况，并寻找活动性出血点。

（四）鉴别诊断

产后出血的病因不同，出血性状也不尽相同。通常情况下，胎儿娩出后即刻发生的阴道出血，色鲜红，多为软产道损伤引起的出血；胎儿娩出数分钟后阴道出血，色暗红，应考虑胎盘因素；胎盘娩出后阴道出血，多与宫缩乏力及胎盘、胎膜残留有关；如阴道出血不凝，则要考虑凝血功能障碍与羊水栓塞可能，具体如下。

（1）宫缩乏力：出血多为间歇性，血色暗红，有血凝块，宫缩差时出血增多，宫缩好时出血减少，有时阴道出血量不多，但按压宫底有大量血液和血块自阴道流出。子宫底较高，子宫松软呈袋状，甚至子宫轮廓不清。

（2）胎盘因素：胎盘部分粘连或部分植入、胎盘剥离不全或胎盘剥离后滞留宫腔。表现为胎盘娩出前后，阴道出血多，呈间歇性、血色暗红，有凝血块，多伴有宫缩乏力。

（3）软产道损伤：在胎儿娩出后，随即有持续活动性出血，色鲜红似动脉血，可有凝血块。

（4）凝血功能障碍：主要由失血过多引起继发性凝血功能障碍或血小板减少等原发性凝血功能障碍。表现为子宫及伤口处大量出血或少量持续不断出血，血液不凝，不易止血；全身多部位出血、身体可有瘀斑。

三、处置

(一) 基本措施

(1) 严密监测患者生命体征变化,尤其是血压、心率变化。

(2) 持续低流量吸氧。

(3) 开放有效静脉通路,积极预防和纠正休克。使用止血类药物。

(4) 体位:出现低血容量性休克时,患者下肢抬高15°,取抗休克体位。

(二) 对症处理

(1) 对于宫缩乏力者,可经腹部或经腹、阴道联合按摩子宫。评价按摩有效的标准是通过按摩,子宫轮廓逐渐清楚、阴道出血减少。出血停止后,还须继续按摩,以防再度出血。膀胱充盈者应予以导尿,以免影响宫缩。静脉注射缩宫素10~20U或加入5%~10%葡萄糖液滴注;如院前无缩宫素,可以嘱家属交替刺激产妇双侧乳头,以便刺激释放内源性催产素,加强宫缩。

(2) 对于胎盘因素引起的出血,因宫腔内操作复杂,且并发症较多,因此怀疑胎盘因素时,院前仅建议行必要的阴道检查,如发现宫口处有胎盘组织阻塞,可以协助娩出,不建议强行手剥胎盘。

(3) 对于软产道损伤引起的出血,如有明确的动脉出血点可以钳夹止血;对于广泛的裂伤渗血,可以进行压迫止血。需要注意的是,会阴组织糟脆,纱布压迫时,不要过分向深处填塞,以免造成裂伤上延引起深部血肿;此外,压迫时每次不要用多块纱布进行压迫,以免在创腔内或阴道内遗留;对于较大的创面,如确需使用多块纱布压迫,应将纱布相互打结并记录填塞纱布数量,以便于整体取出。

(4) 对于考虑凝血功能的患者,在扩容、应用止血药物的同时,应尽快送医。对于怀疑羊水栓塞的患者,可以给予正压给氧,抗过敏(地塞米松)、抗休克、抗肺动脉高压(罂粟碱、阿托品、氨茶碱等)药物治疗,并充分向患者家属交代病情。

(三) 注意事项

(1) 记录出血量,以供院内接诊医生参考;若发现阴道异常排出物,如组织物、血块或其他置入物、异物等,不应丢弃,应放入塑胶袋内,供医师检验。

(2) 对于院前分娩的患者,将现场所有浸血物品及胎儿、胎盘附属物一并放入塑胶袋内送医。

(3) 警惕羊水栓塞可能,如患者出现缺氧、呼吸困难、全身不明原因凝血障碍表现、不明原因休克时,要警惕羊水栓塞可能,可以给予正压给氧、抗过敏、抗休克、抗肺动脉高压(罂粟碱、阿托品、氨茶碱等)药物治疗,并充分向患者家属交代病情。

第六节 胎膜早破

一、概述

(一) 概念

胎膜破裂发生于产程正式开始前称为胎膜早破,也称"早破水"。虽然宫缩引起宫腔压力上升是导致胎膜早破的常见原因,但也有很多胎膜早破的患者胎膜破裂的时候没有宫缩或阴道出血。

(二) 病理生理机制、解剖要点、病因

(1) 创伤、宫颈内口松弛、生殖道病原微生物上行性感染、羊水过多、羊膜腔压力增高、宫缩等因素是胎膜早破的常见诱因。

(2) 胎膜早破后,由于宫腔压力下降、逆行感染、内源性前列腺素分泌等因素,如果不予以干预,可以诱发宫缩,未足月的胎膜早破可以导致早产或流产。

(3) 破水后由于逆行感染,可以导致孕妇与胎儿严重的宫内感染,危及母胎安全;此外,由于胎膜破裂后可能出现脐带受压或脐带脱垂(胎位不正与先露高浮时常见),可引起胎儿宫内窘迫、胎死宫内。

二、评估

(一) 症状采集

(1) 了解患者孕、产次、孕周及胎位情况,如胎位为横位、臀位,应注意防范脐带脱垂风险,同时应当告知患者脐带脱垂可能导致的后果。需要引起注意的是,有些胎儿头位患者,如果由头盆不称或孕周较小等因素导致胎头高浮或胎头未入盆腔,也有可能出现脐带脱垂。

(2) 询问患者胎动情况,间接评估胎儿宫内情况(是否存活、是否缺氧等)。

(3)了解患者阴道流液情况(详见下文"全身查体")。

(4)了解是否有阴道出血,询问阴道出血颜色、出血量。

(二)全身查体

(1)常规进行心肺听诊及物理查体。

(2)腹部触诊,以手掌置于患者腹部膨隆处(宫体靠近宫底的上方),了解患者宫缩间隔、宫缩持续时间及宫缩强度,观察宫缩间隙子宫是否能够充分放松。

(3)腹部四步触诊(有条件时进行),了解宫底高度、胎位情况及胎先露入盆情况。

(4)常规对流出的羊水性状及液量进行评估。

1)羊水性状评估(评估是否存在胎儿宫内窘迫):正常羊水为半透明液体,内有胎脂、胎儿上皮、细胞、毳毛等。缺氧可以导致胎儿肠蠕动增加、肛门括约肌松弛,使羊水中出现胎粪,从而造成羊水污染。

羊水分级。①Ⅰ度:羊水淡绿色,质薄。②Ⅱ度:羊水绿色,质厚,量不少。③Ⅲ度:羊水黄绿色,糊状、量少,可污染胎膜、脐带、胎盘及胎儿皮屑,表示胎儿严重缺氧。

羊水Ⅲ度时提示胎儿宫内窘迫(羊水型),应当尽快送往医院娩出胎儿。

血性羊水:羊水与血液混合,呈现均匀的粉色或红色,常提示胎盘早剥,应尽快送医。

正常情况下羊水不应有异味,当羊水散发臭味时,常提示宫内厌氧菌感染。

2)羊水流出量的评估(评估脐带脱垂风险):当胎儿先露部位入盆后,胎儿先露可以在破水后阻塞宫口,延缓羊水的流出,故多数患者破水后,阴道仅少量前羊水囊的液体流出;当患者胎位不正(横位、臀位)或头位先露高浮时,胎儿先露部位不能有效阻塞宫口,造成羊水持续流出或大量流出,此时可增加脐带脱垂发生的风险,因此,院前如发现患者阴道持续流液或羊水大量流出时,应高度警惕脐带脱垂发生的可能。

(三)辅助检查

1. 常规检查

(1) 心电监护:了解患者心率、心律、血压及血氧情况。如患者胎膜破裂后出现胸闷、憋气、呼吸困难或突发不明原因的呼吸、心搏骤停,应警惕羊水栓塞可能。

(2) 心电图:患者有心慌、胸闷、胸痛、憋气、呼吸困难等症状或血压高于140/90mmHg时行心电图检查。

(3) 血糖:患者合并糖尿病或有心慌、冷汗等可疑低血糖症状时进行血糖检查。

2. 推荐类检查项目

(1) 胎心检查:如果救护车上配备胎心监护仪或多普勒胎心仪时,可以进行连续胎心监护,以便观察胎心变化与宫缩情况。

(2) 超声检查:如果救护车上配备便携式超声设备,可以进行超声检查。

(3) 阴道检查:如果院前人员具备阴道检查经验,在除外阴道检查禁忌证(如前置胎盘等)的前提下,对于宫缩较频繁的患者,可以在消毒后进行阴道检查,了解胎先露下降情况、宫口开大情况及胎方位;如果患者胎膜破裂后没有宫缩,不建议院前进行阴道检查。

(四)鉴别诊断

妊娠合并生殖道炎症时可以导致白带增多,部分患者会将阴道内流出的分泌物误认为是胎膜破裂流出液,此类患者需要到医院进行进一步检查,以除外胎膜早破。

由于院前无法进行准确鉴别,只要患者自述阴道流液,都应该按照胎膜早破进行处理。

三、处置

(一)基本措施

(1) 严密监测患者生命体征变化,了解患者胎动情况。

(2) 持续低流量吸氧。

(3) 如患者宫口开全或可疑即将分娩,开放静脉,使用生理盐水或平衡液维持静脉通路(处理详见本章第二节"院前分娩")。

（二）对症处理

患者体位：嘱患者即刻平卧，对于胎位不正或阴道流液较多的患者（先露高浮可能），应在患者臀下置一软枕，采取臀高头低位搬运；需要特别说明的是：即使头位入盆较好的患者，破水时也可能存在隐性脐带脱垂风险，因此院前对于胎膜早破的患者，在到达医院前，应避免直立行走，一律予以担架搬运。

（三）注意事项

（1）充分评估患者脐带脱垂风险，对于胎位不正（臀位、横位）、孕周较小、头位未入盆的患者，应高度警惕脐带脱垂的发生，应询问并记录破水后的胎动情况。

（2）根据胎动情况及羊水性状充分评估胎儿宫内情况，可疑胎儿宫内窘迫时（如胎动异常、羊水Ⅲ度污染），应向患者家属交代病情，尽快就近送医。

（3）关于病史采集：对于孕妇，应至少采集并记录以下8项病史。

1）孕、产次：明确是否为经产妇，评估急产可能；对于曾经有过妊娠20周以上引产史的孕妇，按照经产妇对待。

2）末次月经：按照末次月经日期粗略估算胎儿孕周，对于接近或大于28周、出生后可能存活的胎儿或家属要求全力抢救的胎儿，如在院前分娩，应做好新生儿复苏抢救准备。

3）胎动：对于已经感知胎动的患者，可以间接评价胎儿宫内情况。

4）宫缩：临产先兆之一，需要检查者通过腹部触诊进行感知。

5）腹痛：腹痛不同于宫缩，无论是否有宫缩，患者子宫出现固定部位的压痛即为异常；曾经有过子宫手术史的患者（如剖宫产再孕、肌瘤剔除史等），如出现腹痛及宫体压痛，要警惕子宫破裂的可能。

6）阴道出血性状与出血量。

7）妊娠期并发症与合并症。

8）胎位：对于横位、臀位、先露高浮的患者，破水后应预防脐带脱垂。

（4）关于羊水栓塞：患者破水后，如果突然出现胸闷、憋气、呼吸困难或突发不明原因的呼吸、心搏骤停，应警惕羊水栓塞的可能。对于明确羊水栓塞的病例,应给予正压给氧、抗休克、缓解肺动脉高压(罂粟碱、阿托品、氨茶碱)、抗过敏及对症治疗,因羊水栓塞死亡率高,应向患者家属充分交代病情。

第七节　子痫前期-子痫

一、概述

(一) 概念

根据中华医学会妇产科学分会妊娠期高血压疾病学组2020年颁布的《妊娠期高血压疾病诊治指南(2020)》,妊娠期高血压疾病包括妊娠期高血压、子痫前期-子痫、妊娠合并慢性高血压和慢性高血压伴发子痫前期(详见表9-2)。以高血压、蛋白尿为特征,并伴有全身多脏器的损害,严重者可出现抽搐、昏迷、颅内出血、心力衰竭、肺水肿、胎盘早剥、肾衰竭和弥散性血管内凝血,甚至死亡。

随着围生医学的发展,妊娠期保健加强,对妊娠期高血压疾病的预防及诊治水平不断提高,子痫的发生率近年来已明显下降,但由于院前缺乏治疗基础,子痫发生概率明显高于院内。本病发病急,病情变化快,并发症多,后果严重,处理复杂,特别是在急救处理时,要求迅速诊断,及时抢救。在子痫前期,如能及时干预和治疗,则可避免子痫的发生。

表9-2　妊娠期高血压疾病分类及临床表现

分类	临床表现
妊娠期高血压	妊娠20周后首次出现的高血压,收缩压≥140mmHg和(或)舒张压≥90mmHg,尿蛋白阴性,于产后12周内恢复正常
子痫前期-子痫　轻度	妊娠20周后孕妇出现收缩压≥140mmHg和(或)舒张压≥90mmHg,伴有以下任意1项:尿蛋白定量≥0.3g/24h,或尿蛋白/肌酐比值≥0.3,或随机尿蛋白≥(+)(无条件进行蛋白定量时的检查方法);无蛋白尿但伴有以下任何1种器官或系统受累:心、肺、肝、肾等重要器官,或血液系统、消化系统、神经系统的异常改变,胎盘、胎儿受累等。子痫前期也可发生在产后

续表

分类	临床表现
重度	子痫前期孕妇出现下述任一表现为重度子痫前期。①血压持续升高不可控制：收缩压≥160mmHg 和（或）舒张压≥110mmHg；②持续性头痛、视觉障碍或其他中枢神经系统异常表现；③持续性上腹部疼痛及肝包膜下血肿或肝破裂表现；④氨基转移酶水平异常：谷丙转氨酶或谷草转氨酶水平升高；⑤肾功能受损：尿蛋白定量＞2.0g/24h；少尿（24小时尿量＜400ml，或每小时尿量＜17ml），或血肌酐水平＞106μmol/L；⑥低蛋白血症伴腹水、胸腔积液或心包积液；⑦血液系统异常：血小板计数呈持续性下降并低于 $100×10^9$/L；微血管内溶血，表现有贫血、血乳酸脱氢酶水平升高或黄疸；⑧心力衰竭；⑨肺水肿；⑩胎儿生长受限或羊水过少、胎死宫内、胎盘早剥等
子痫	子痫前期基础上发生不能用其他原因解释的强直性抽搐，可以发生在产前、产时或产后，也可以发生在无临床子痫前期表现时
妊娠合并慢性高血压	孕妇存在各种原因的继发性或原发性高血压，各种慢性高血压的病因、病程和病情表现不一，如孕妇既往存在高血压或在妊娠 20 周前发现收缩压≥140mmHg 和（或）舒张压≥90mmHg，妊娠期无明显加重或表现为急性严重高血压；或妊娠 20 周后首次发现高血压但持续到产后 12 周以后
慢性高血压伴发子痫前期	慢性高血压孕妇妊娠 20 周前无蛋白尿，妊娠 20 周后出现尿蛋白定量≥0.3g/24h 或随机尿蛋白≥（＋），清洁中段尿并排除脱落，尿比重增高的情况；或妊娠 20 周前有蛋白尿，妊娠 20 周后尿蛋白量明显增加；或出现血压进一步升高等上述重度子痫前期的任何 1 项表现。慢性高血压并发重度子痫前期的靶器官受累及临床表现时，临床上均应按重度子痫前期处理

（二）病理生理机制、解剖要点、病因

妊娠期高血压疾病病因复杂，存在多因素、多机制、多通路发病综合征性质。妊娠期高血压疾病的病理生理改变包括慢性子宫胎盘缺血、免疫不耐受、脂蛋白毒性、遗传印记、滋养细胞凋亡和坏死增多，以及孕妇过度耐受滋养细胞炎症反应等。

二、评估

（一）症状采集

（1）妊娠前情况采集：了解患者妊娠前是否存在基础内科疾病及病理状况，包括高血压、肾脏疾病、糖尿病、自身免疫性疾病（如系统性红斑狼疮、抗磷脂综合征等）高危因素，既往有无子痫前期史、多胎妊娠和肥胖等高度风险因素。

（2）本次妊娠情况采集：孕/产次、月经周期、末次月经、孕周、基本产检情况，着重了解患者妊娠前血压与妊娠后血压的变化情况。

（3）了解本次妊娠有无合并症及并发症，了解患者妊娠期药物治疗史。

（4）了解患者胎动情况，间接评估胎儿宫内情况（是否存活、是否缺氧等）。

（5）了解是否有阴道出血及阴道流液，观察阴道出血颜色、出血量，了解阴道流液颜色、流出液体量及性状、有无异味。

（6）询问患者有无不明原因抽搐史。

（7）询问患者有无头晕、头痛、视物模糊、肢体活动障碍、恶心、呕吐等中枢神经系统症状。

（8）询问患者有无黄疸、右上腹疼痛症状。

（9）询问患者有无少尿病史。

（10）询问患者有无凝血功能障碍或出血倾向。

（二）全身查体

（1）常规进行心肺听诊及常规物理查体，注意全身水肿情况，尤其是双下肢水肿情况。

（2）腹部触诊，以手掌置于患者腹部膨隆处（宫体靠近宫底的上方），了解患者宫缩间隔、宫缩持续时间及宫缩强度，观察宫缩间隙子宫是否能够充分放松。

（3）神经系统专科查体：检查患者双侧瞳孔及对光反射、伸舌是否居中、颈部有无强直、膝腱反射是否存在、双侧巴宾斯基征是否为阳性。

（三）辅助检查

1.常规检查

（1）心电监护：了解患者心率、心律、血压及血氧情况。如患者首次出现高血压，则应间隔4小时进行复测，两次血压升高达到诊断标准，则提示妊娠期高血压可能；对严重高血压孕妇，即收缩压≥160mmHg和（或）舒张压≥110mmHg者，间隔数分钟重复测定后即可以诊断。收缩压≥160mmHg和（或）舒张压≥110mmHg为重度高血压，如急性发作、持续超过15分钟则为持续性重度高血压，也称为高血压急症。

（2）心电图：患者有心慌、胸闷、胸痛、憋气、呼吸困难等症状或血压高于140/90mmHg时，行心电图检查。

（3）血糖：患者合并糖尿病或有心慌、冷汗等可疑低血糖症状时进行血糖检查。

2.推荐类检查项目

（1）胎心检查：如果救护车上配备胎心监护仪或多普勒胎心仪时，可以进行连续胎心监护，以便观察胎心变化与宫缩情况。

（2）超声检查：如果救护车上配备便携式超声设备，可以进行超声检查。

（四）鉴别诊断

妊娠期高血压疾病4类诊断之间的鉴别要点详见表9-2。

当出现早发子痫前期或妊娠20周前出现类似子痫前期的临床表现时，需要与自身免疫性疾病、血栓性血小板减少性紫癜、肾脏疾病、滋养细胞疾病、溶血性尿毒症综合征鉴别。

伴有蛋白尿的妊娠期高血压，注意与肾脏疾病、自身免疫性疾病鉴别。

子痫需要除外颅内病变，并与癫痫、缺血性脑卒中、出血性脑卒中、颅脑外伤、颅内肿瘤等情况引起的抽搐进行鉴别。

三、处置

（一）基本措施

（1）严密监测患者生命体征，了解患者胎动情况。

（2）持续低流量吸氧。

（3）如未临产，侧卧位转运，途中减少颠簸、刺激。

（4）根据患者病情轻重酌情开放静脉通路，注意控制输液速度。如患者宫口开全或可疑即将分娩，开放静脉，使用生理盐水或平衡液维持静脉通路（处理详见本章第二节"院前分娩"）。

（二）对症处理

1.降压治疗

（1）降压指征：降压治疗的目的是预防心脑血管意外和胎盘早剥等严重母儿并发症。收缩压≥160mmHg和（或）舒张压≥110mmHg的高血压孕妇应进行降压治疗；收缩压≥140mmHg和（或）舒张压≥90mmHg的高血压孕妇建议进行降压治疗。

（2）降压目标（表9-3）

表9-3　子痫前期患者的降压目标

孕妇情况	收缩压	舒张压
无并发脏器功能损伤	130～155mmHg	80～105mmHg
合并脏器功能损伤	130～139mmHg	80～89mmHg

降压速度不宜过快，力求平稳。血压不可低于130/80mmHg，以保证子宫胎盘血流灌注。当出现严重高血压或发生器官损害，如急性左心衰竭时，需要紧急降压到目标血压范围，注意降压幅度不能太大，以平均动脉压（MAP）的10%～25%为宜。

（3）降压药物

1）常用的口服药物包括拉贝洛尔、硝苯地平（也可用缓释片）、尼莫地平、尼卡地平，院前通常只有硝苯地平片剂，一般10mg口服（缓释片30mg口服），观察15分钟，如效果不理想，可以再次给药，2～3次血压控制仍不理想，应当考虑静脉用药。

2）常用的静脉药物包括拉贝洛尔、酚妥拉明、硝酸甘油等，为防止血液浓缩、胎盘灌注下降与高凝倾向，一般无指征时不使用利尿剂；硫酸镁不用作降压药使用。口服降压药效果不明显时，应当使用静脉药物。院前通常配备乌拉地尔与硝酸甘油（主要用于合并心力衰竭和ACS时的降压治疗），使用乌拉地尔降压时，要注意控制降压幅度与速度，缓慢降至目标血压。

3）妊娠期禁止使用血管紧张素转换酶抑制剂（ACEI）与血管紧张素Ⅱ受体拮抗剂（ARB）。

2.硫酸镁预防与治疗子痫　硫酸镁是治疗子痫和预防抽搐复发的一线药物，也是重度子痫前期预防子痫发作的用药。

（1）使用方法：院前通常只配制1～2支25%硫酸镁注射液（10ml），因此子痫发作时仅可使用负荷量，即硫酸镁4～6g溶于10%葡萄糖溶液20ml静脉推注（15～20分钟），或溶于5%葡萄糖溶液100ml中快速静脉滴注，无法给予维持量；当用于预防子痫发作时，适用于重度子痫前期和子痫发作后，负荷量为2.5～5g，使用方法同前。

（2）注意事项

1）对于有治疗基础的患者，24小时硫酸镁总量不能超过25g，当血镁浓度＞3.5mmol/L 即可出现中毒症状。

2）硫酸镁治疗浓度与中毒浓度极度接近，对于正在输注硫酸镁的转院患者，应保证每小时1～2g的速度匀速输注，输注过慢无法到达有效血镁浓度，不能起到解痉作用，输注过快容易出现血镁中毒症状。使用时应监测患者膝腱反射，并保证患者尿量保持在25ml/h以上，呼吸至少应在16次/分以上，如患者出现腱反射消失、抬眼无力、复视等现象时，应警惕硫酸镁中毒（可抑制呼吸），可以静脉注射10%葡萄糖酸钙10ml拮抗（5～10分钟）。

3.关于扩容治疗　子痫前期孕妇需要限制补液量，以避免肺水肿，因此除非有扩容指征（明显血液浓缩、血容量不足、高凝状态者），否则应当严格控制输液速度。

4.关于利尿治疗　为防止利尿剂导致的血液浓缩与有效循环减少，进而减少胎盘灌注，不主张常规使用利尿剂降压，仅在患者全身性水肿、肺水肿、脑水肿、肾功能不全、急性左心衰竭时酌情使用。

5.子痫的治疗　78%～83%的子痫孕妇会有不同的前驱症状，如持续性枕部或前额疼痛、视物模糊、畏光、精神状态改变等。

（1）紧急处置

1）保持呼吸道通畅，避免呕吐物及异物吸入，使患者头部偏向一侧，取出义齿，插入口咽通气道或牙垫，防止咬破舌头。防止患者坠地继发二次损伤。

2）给予眼罩（或替代物），避免声、光等刺激，途中尽量避免颠簸。

3）吸氧，严密观察生命体征。

（2）硫酸镁：方法同前述。

（3）镇静药物：当患者硫酸镁治疗无效或存在禁忌证时可考虑使用镇静药物，通常使用地西泮，10mg肌内注射或静脉注射（＞2分钟）。

（4）降压药物使用：方法同前述。

（5）预防并发症并给予对症治疗：子痫发作后，要严密观察母胎情况，注意有无心脑血管并发症发生，注意观察有无脑血管意外与急性左心衰竭征象；注意观察有无胎盘早剥征象（如阴道出血、腹痛、子宫压痛、宫体上升等表现）。

(三) 注意事项

（1）子痫发作后容易出现脑血管意外与胎盘早剥，应当注意观察；对于使用镇静药物的患者，应当加强神经体征的检查；对于子宫有压痛的患者，尤其需要除外胎盘早剥。

（2）子痫是妊娠期严重的并发症，可以危及母胎生命，因此需要充分交代病情，并尽快送医。

（3）妊娠期高血压疾病患者较易出现心功能异常，因此在补液时应注意控制补液速度与补液量。

（4）为便于后续治疗，对于院前使用地西泮的患者，应记录并交接给药时间。

（5）院前使用硫酸镁的患者，给药前应采集并记录患者膝腱反射、尿量、呼吸频率及生命体征，途中应严密注意输液速度，防止因颠簸、搬运等因素造成输液速度加快，每30分钟进行一次评估，到院后应与院内医生交接硫酸镁用法、用量、浓度、滴速等相关信息，并一同查看患者膝腱反射、呼吸频率；对于途中硫酸镁输液结束的患者，应记录结束时间；对于已经输注硫酸镁进行转院的患者，患者上、下车时都需进行上述交接；对于可疑中毒的患者，暂缓转运。

（6）对于发生过子痫的患者，转运途中应尽可能减少各种声音、颠簸刺激，以免再次诱发抽搐。

第八节 牙齿损伤

一、概述

（一）概念

牙齿损伤包括牙釉质、牙本质、牙髓损伤。牙体损伤是牙外伤的临床表现，是牙齿受到各种机械外力作用所发生的牙周组织、牙髓组织和牙体硬组织的急剧损伤。牙外伤的病因为突然加到牙齿上的各种机械外力。外力的性质、大小、速度和作用方向不同，造成各种不同类型的损伤。恒牙列外伤最常见的病因为跌倒，其次是交通事故、暴力行为和运动。

（二）病因

牙齿损伤的病因多数是外因。例如，突然加到牙齿上的各种机械外力;直接外力如摔倒时多造成前牙外伤;间接外力,如外力撞击颏部(下巴)时,下牙猛烈撞击上牙,通常造成前磨牙和磨牙的外伤。较轻的外力仅引起牙周组织的轻损伤,较重的外力可将全部牙周膜撕裂,牙从牙槽窝内脱出;高速度的外力易致牙冠折断;低速度强度大的外力易致牙周组织损伤。儿童发生牙外伤的概率比较大,这是因为儿童正处于身体、生理和心理生长发育的阶段,较成人更易发生牙外伤,尤其是前牙外伤。

二、评估

(一)查体

1. 牙体损伤 包括牙釉质、牙本质、牙髓损伤。

2. 牙周膜震荡伤

3. 牙脱位 包括半脱位、全脱位、离体牙三种。小部分牙槽突骨折、牙嵌入牙槽窝中。唇向脱位、颊向脱位、舌向脱位、牙松动,脱位后并发症如下所示。

(1)牙髓坏死。

(2)髓腔变窄。

(3)牙根外吸收。

4. 牙齿折断

(1)冠折:包括完全与不完全折断。

(2)根折:有叩痛、松动、龈沟出血。

(3)冠根折:可累及牙釉质、牙本质、牙骨质,使牙髓暴露,对刺激很敏感。

(二)辅助检查

如怀疑牙外伤合并上颌窦穿通或下颌骨骨折时,可加拍下颌骨片或上颌窦位片。必要时可选CT检查。

(三)鉴别诊断

1. 牙齿的咀嚼磨损 磨损可在正常咀嚼过程中造成,这种生理性磨损称为咀嚼磨损。

2. 牙釉质腐蚀 牙冠外层的白色半透明的钙化程度最高的坚硬组织受到腐蚀,引起损伤。牙釉质有磨耗时,则透露出牙本质而呈淡黄色。

3. 牙龈萎缩 多数成年人都患有牙周病,大多数牙周病进展缓慢,始发时多为牙龈炎，除偶有刷牙出血外并无多少自觉症状，所以不引人注意。而牙龈炎发展到一定程度即为牙周炎，此时可出现严重口腔异味，牙周反复脓肿，牙齿松动，牙缝越来越大，越来越稀疏，严重者牙齿脱落。患者若在此阶段就诊，医生可以控制炎症恶化，但已破坏的牙周组织（包括牙龈萎缩）是不可逆的，很难完全恢复。

三、处置

（1）牙齿震荡后出现了牙隐裂或者牙齿劈裂等情况，此时会感到上下牙齿咬合不适应、牙齿酸痛，牙齿整体没有受到影响时，应及时到医院做检查，在就诊前不要咀嚼任何食物，以免造成更大的伤害。

（2）若在意外中牙齿出现折断的情况，应在12小时内到医院就诊，拍片了解牙根的情况。当然，牙根在能保留的情况下，应尽量保留。

（3）如遇到需要做根管治疗的情况，也需及时地修复。

（4）当牙根无法保留时，应及时拔除，它的存在并不是一件好事，不过将其拔除后还应进行后续的修复工作，缺牙对口腔整体也是会造成影响的。

（5）若牙齿出现松动，此时牙根部会伴随炎症，此时切不可自行擦拭和晃动牙齿，这会加重疼痛，同时也会增加恐惧感。为了避免对牙齿的进一步伤害，建议及时到医院做检查，以便松动的牙齿得到改善，避免脱落。

（6）出现牙齿脱落的情况时，应马上捡起脱落的牙齿，清洗干净，用生理盐水或者牛奶浸泡，在清洁的过程中，不可用东西刮牙面，应保持牙根细胞的活性，这样会提升牙齿再植的成功率。带着断牙迅速到医院就诊，一方面可以帮助医生迅速判断病情，另一方面马上做牙齿再植手术，将牙齿重新植回牙槽窝中。30分钟内是将脱落的牙齿复位的黄金时间。2小时内牙齿重新植入，效果是最佳的。

第九节　眼　外　伤

一、概述

（一）概念

眼外伤是指眼球及其附属器受到外来的机械性、物理性或化学性伤害而引起的眼结构和功能损害，眼外伤根据外伤的致伤因素，可分为机械性和非机械性两类。

（二）病理生理机制

眼球前端暴露于眼眶外部，易被外部致伤因素伤害。眼外伤后易引起眼球内部出血，且如虹膜、晶状体、视网膜等组织不能再生，受伤后不易恢复，造成受伤后视力受损。

1. 眼钝挫伤　指由机械性钝力打击眼球或眼球撞击到钝性物体所产生的外伤，可造成眼的附属器或眼球损伤，引起眼内部多种结构和组织的病变，眼钝挫伤占眼外伤约1/3以上。临床常见有眼部直接损伤（眼睑裂伤、眼眶外伤、角膜损伤等）、间接传导损伤（前房积血、晶状体挫伤、玻璃体积血、视网膜剥离等）、继发性青光眼、外伤性白内障等。

2. 眼穿通伤/异物伤　指由各种尖锐物体（如刀、铁片、铁钉、玻璃等）或高速飞溅的碎片（常为小金属片）造成的眼球穿破。临床常见有角膜、巩膜穿通伤，多为单纯穿孔伴有异物留存，后期可引发视力丧失、眼球萎缩、眼内感染等并发症。

3. 眼化学烧伤　指由各种化学物质的溶液、气体引起的眼部组织损伤，多发生在化工厂、实验室或施工现场。临床上以酸性和碱性化学烧伤为主，因碱性物质可溶于水和脂肪，故碱性烧伤比酸性烧伤严重，如生石灰除了强碱性之外，与水接触后可产热，造成眼部烫伤。

4. 辐射性眼外伤　紫外线照射眼部后可引起角膜细胞变性坏死，导致电光性眼炎，表现为眼部强烈刺痛、畏光、流泪等症状，可伴有球结膜充血水肿。临床常见病因有雪盲症、工人电焊时不戴保护眼镜等情况。

（三）分类

1. 按致伤因素分类

（1）机械性眼外伤：眼挫伤、眼异物伤、眼穿通伤。

（2）非机械性眼外伤：高热烧伤、化学伤、辐射伤、毒气伤。

2. 按国际惯例分类

（1）开放性眼外伤：眼穿通伤、贯通伤。

（2）闭合性眼外伤：眼钝挫伤。

3. 按眼外伤轻重程度分类

（1）轻伤：包括眼睑擦伤及淤血、结膜下出血、结膜及角膜表面异物、角膜上皮擦伤、眼睑Ⅰ度热烧伤、刺激性毒气伤、电光性眼炎等。

（2）中度伤：包括眼睑及泪小管撕裂伤、眼睑Ⅱ度热烧伤、球结膜撕裂、角膜浅层异物等。

（3）重伤：包括眼睑广泛撕裂缺损、眼睑Ⅲ度烧伤、眼球穿通伤、眼球内异物、眼球钝挫伤伴眼内出血、眼球Ⅱ度以上化学伤、辐射伤、眶骨骨折等。

二、评估

（1）现场环境安全：让患者尽快脱离致伤环境。

（2）对患者生命体征进行评估，抢救危及生命的创伤，待平稳后再进行眼部处理。

（3）评估致伤因素：包括致伤原因、致伤物种类、方向、速度、致伤时间等。

（4）鉴别为机械性眼外伤或非机械性眼外伤，如为机械性眼外伤，应进一步分清眼球挫伤、眼球穿通伤或附属器伤，有无眼球内或眶内、眼睑内异物存留，如为非机械性眼外伤，应区分为物理性、化学性等。

（5）辅助检查：裂隙灯检查、X线检查、CT检查等。

三、处置

（1）监测生命体征。

（2）让患者取仰卧位，尽量保持头部稳定。

（3）检查患者眼部伤情，如有异物，切忌试图将嵌在眼内的异物移除。

（4）怀疑眼部化学性烧伤时，应尽快用流动的清水彻底冲洗眼部10～30分钟，冲洗时保持受伤眼睛在下方。

（5）用辅料覆盖双眼，同时要求患者望向前方，减少眼球转动。

（6）尽快将患者转送至有眼科救治能力的医院。

四、注意事项

（1）患者单眼受伤时，也需进行双眼包扎，以减少患侧眼球活动。

（2）注意询问致伤原因，尽快对症处理。

第十章

突发事件应急响应

第一节 通用策略与程序

一、概述

(一) 概念

1.突发事件 2007年11月1日,《中华人民共和国突发事件应对法》施行,把突发事件定义为"突然发生,造成或者可能造成严重社会危害,需要采取应急处置措施予以应对的自然灾害、事故灾难、公共卫生事件和社会安全事件"。

2.灾害与灾难

(1) 灾害:是能够对人类和人类赖以生存的环境造成破坏性影响的事物总称。是指一切对自然生态环境、人类社会的物质文明和精神文明建设,尤其是人们的生命财产等造成危害的天然事件和社会事件。灾害不表示程度,通常指局部,可以扩张和发展,演变成灾难。例如,传染病的大面积传播和流行、计算机病毒的大面积传播即可酿成灾难。按照起因分为人为灾害或自然灾害;根据原因、发生部位和发生机制可分为地质灾害、天气灾害和环境灾害、生化灾害和海洋灾害等。

(2) 灾难:指自然的或人为的严重损害对生命带来的重大伤害。

(3) 大规模伤亡事件(multiple casualty incident,MCI):又称群体伤亡事件,是指人员伤亡的规模超出了当地现场急救转运和处理能力,也就是医疗需求大于医疗资源。

(二) 相互关系

从上述内容可以看出,突发事件包括灾害与灾难这样的群体性事件,也包括对社会有重大影响的个体性事件。灾害的含义比较广泛,不一定都对人民生命产生实际影响。而灾难专指各种原因导致群体性生命与健康出现的紧急问题。因"大规模伤亡事件"一词在国内广泛使用，本节将使用"灾难"来描述群体性突发事件中医疗救援的通用策略与程序。

（三）基本特征

1. 事发突然　事件发生的时间、地点和方式具有不确定性，事件的性质具有很大的变异性。

2. 情况复杂　有的突发事件由各种社会矛盾引发，有的由多种自然因素和环境因素的变化引发，有的由技术、设备、人为等因素引发，还有的由多种因素综合引发，或由一般事件转化而成。

3. 影响广泛　突发事件一旦发生，会在一定范围内影响正常的社会秩序和稳定，危害公共安全。

4. 危害严重　许多突发事件任其发展，会造成严重的危害，带来人员伤亡和社会财富的重大损失，危害社会安定。

二、灾难的时间分期与医疗团队职责

1. 超急期　即灾难的初发阶段，所有人员都可能面临更大的伤害，如踩踏的初期、新的更大的骚乱正在形成。此时现场医疗救援队的职责是听从安保（警务）、消防部门人员的安排，在确保自身安全的同时准备医疗物资随时待命，并向医疗指挥中心汇报情况，启动外援。

2. 进展期　由于安保、消防主责部门工作有效，秩序基本恢复，现场相对安全，但伤员大量出现。此时医疗救援队的责任是在现场医疗指挥官的统一指挥下建立职责明晰的医疗救援指挥体系和规范的现场医疗救援区，对陆续出现的伤员进行检伤分类和初步医疗救援。

3. 稳定期　发生灾难的直接原因已解除，现场基本安全，大批伤员等待救治和分流。医疗团队的责任是进行规范、快捷、有效的现场救治，并做好与城市救援的对接工作，对患者进行合理分流。

三、现场医疗救援指挥体系和各级人员职责

（一）医疗救援队的定义和职责

所有在现场从事救援的医疗队伍和人员应在一个统一的现场医疗救援指挥体系下工作。根据到达的时间先后不同，可分为第一救援队和后

期救援队。

1.第一救援队　即最先到达现场的医疗急救队伍，也称第一救援小组，通常情况下由第一辆到达现场的急救车或已经在灾难现场进行医疗救援的当地医疗队担任。他们在灾难发生时，要迅速完成从日常保障医疗队变为灾难现场第一救援队的角色转换。第一救援队的职责如下：了解事故类型及现场安全情况；了解现场伤员类型及数量；向指挥部报告增援要求；与安保部门对接，初步确定医疗救援区位置并设计医疗增援队伍的入场流线；有条件时对伤员进行初次初步检伤分类；后期救援队到达后统一接受现场医疗指挥官安排。

2.后期救援队　即根据现场需要陆续增援的医疗救援队。后期救援队的职责：在现场医疗指挥官统一指挥下建立检伤分类站，对患者进行详细分检；建立临时医疗站对患者进行现场抢救；建立伤员运送站，将患者向指定医院分流。

（二）指挥体系及人员职责

1.医疗指挥官（medical control officer，MCO）　执行现场灾难总指挥部指令；统一调动现场和城市的应急医疗资源；任命现场医疗救护主任等相关医疗救援负责人；决定并宣布救援任务；由当地最高卫生行政官员担任或指派。

2.现场救护主任（ambulance incident officer，AIO）　协助现场医疗指挥官进行具体救援工作；任命各医疗救援区负责人；监督、协调各医疗救援队行动；组织分配医疗救援物资；第一救援队到现场后由资历最高的医师担任临时现场救护主任，后期救援队到现场时由当地医疗紧急救援中心主管领导担任。

3.联络主任（communication officer，CO）　负责医疗信息管理、信息汇总、信息上报、处理涉外事件、参与拟定新闻口径，进行现场信息保密与举报工作；负责与现场其他救援部门进行对接沟通及信息交流，协调医疗团队与各部门间的联动。

4.分流区主管（triage officer，TO）　设立现场检伤分类区；对运抵分流站的伤者做检伤分类；记录伤者数目及优先处理程序；指派救护队运送伤者到适当区域。

5.伤者处理区主管（casualty clearing officer，CCO）　设立各专业医疗救援区；指导各区救护队员为伤者做适当处理；记录离开此站的人数及有关资料；向MCO报告，征求是否可叫救护车送往医院；联系伤者运送主管派送救护车。

6.伤者运送主管（ambulance loading officer，ALO） 设立伤者运送站位置；设立救护车停泊处；听从CCO指令派救护车辆；安排抵达此站的伤者上救护车；根据医院的接收能力指派送往医院。

四、现场救援区域划分

（一）警示区域划分

根据事发地点区域划分警示区（由安保人员划分，医疗团队应服从统一指挥）。

1.中心区　即热区，危险排除作业区，紧邻事发现场的地域，一般用红色警戒线分隔。如果在有核灾害、生物灾害、化学灾害事件发生时，在该区域的工作人员应有足够的防护装备。

2.过渡区　即暖区，也称污染降解区，是中心区和边缘区的部分，紧靠中心区，一般用黄色警戒线分隔。在核灾害、生物灾害、化学灾害事件发生时需划出过渡区，离开此区域的人员应做必要的洗消处理。

3.边缘区　即冷区，也称支援区，是过渡区的外面区域，应急支持、临时指挥机构应建立在此。外周用绿色色带围警。

普通灾难只需设红色中心区和边缘区，核、生物、化学灾难需设过渡区。通常情况下，医疗人员在冷区工作。

（二）医疗救援区域划分

1.检伤分类区　在边缘区选择距离现场较近的宽敞、明亮、安全的地点，将伤者集中，进行快速分检并标识不同颜色标牌后，分别送到相应的区域。

2.重伤员处置区　邻近检伤分类区，接受红标和黄标的伤员，酌情给予紧急医疗急救处理。通常在此区建立临时医疗站，对红、黄标识的伤者进行现场抢救。如果有大型灾难，救援车一般也停留在此进行工作。

3.轻伤员接收区　接收绿色标识的轻伤者，可提供饮水、食物，一般不做医疗处置。

4.临时停尸间　一般设在医疗救援区的特殊区域，仅用于停放黑标的伤者。

5. 急救车待命区（ambulance parking point） 设在便于车辆出入的地方，将应急车辆统一停放。

6. 伤员转运区（ambulance loading point） 设在医疗救援区外围便于车辆出入的地方，与急救车待命区和场馆处画出疏导流线，由临时指挥部统一协调伤员的转运，根据优先救治的原则，送往指定医院。

五、检伤分类标准

（一）目的和意义

在灾难现场对伤员进行快速分类，一方面可以在伤员众多的情况下，将有限的医疗资源应用在最有希望的伤员身上，最大限度地提高医疗资源的应用效率；另一方面可以使指挥层尽快从宏观上对伤员受伤情况、发展趋势做出全面正确的评估，为制订现场医疗救援及后期救治策略提供依据。灾难救援时对伤员的分类一般按3个层次展开，即现场分类、医疗分类、伤员疏散。

（二）分类原则

1. 现场分类 由最先到达现场的非医疗专业人员进行，将伤员分为急性和非急性两类。

2. 医疗分类 由专业医疗救援人员实施，分为五类。

（1）第一优先：非常严重的创伤，但及时处理有机会生存或避免造成截肢或残疾的伤员，标记为红色。

（2）第二优先：有重大创伤但可在现场短暂等候，而不危及生命或造成截肢及残疾的伤员，标记为黄色。

（3）第三优先：可自动行走，无严重创伤，其损伤可到后方医院延迟治疗或在现场简单处理不需送院的伤员，标记为绿色。

（4）第四优先：死亡或明确无法挽救的致命性创伤造成的濒死状态的伤员，标记为黑色。但在特殊场合对待特殊人群需灵活掌握。

（5）姑息治疗：虽然患者有基本生命体征，但在现场医疗条件下不可能获得最终存活。通常标记为灰色。目前我国医疗体系尚未对此类患者进行单独分类。

3. 伤员疏散 对伤员进行医疗分检后根据伤情及附近城市的医疗资源情况进行合理的转运。

（三）检伤分类方法

1. 简明分类法　根据对伤者行动能力（A，ambulation）、呼吸状况（B，breathing）、血液循环（C，circulation）、清醒程度（D，disability）的检查进行分检。适用于初次分检即在现场用最短时间对大批伤员进行初步快速分流，由最先到达的救护队（消防或医疗）实施。目的是在现场危险因素尚未完全解除时用最短的时间对伤员进行初检，只给必要的治疗：确保气道通畅，保护颈椎，控制大量出血。此方法不适用于医疗资源足够时。

2. 5步检伤法　即通过检查气道、呼吸、循环、神经系统功能和充分暴露后的全面体检进行分检。适用于医疗站内的再次分检。

3. SALT检伤分类方法（图10-1）　SALT即分类（sort）、评估（assess）、拯救生命措施（life-interventions）、治疗和转运（treatment/transport），是比简明分类法更加科学、完善的分类方法。它将患者分成五类，即红色：亟须抢救者（immediate）；黄色：可延迟处理者（delayed）；绿色：轻微

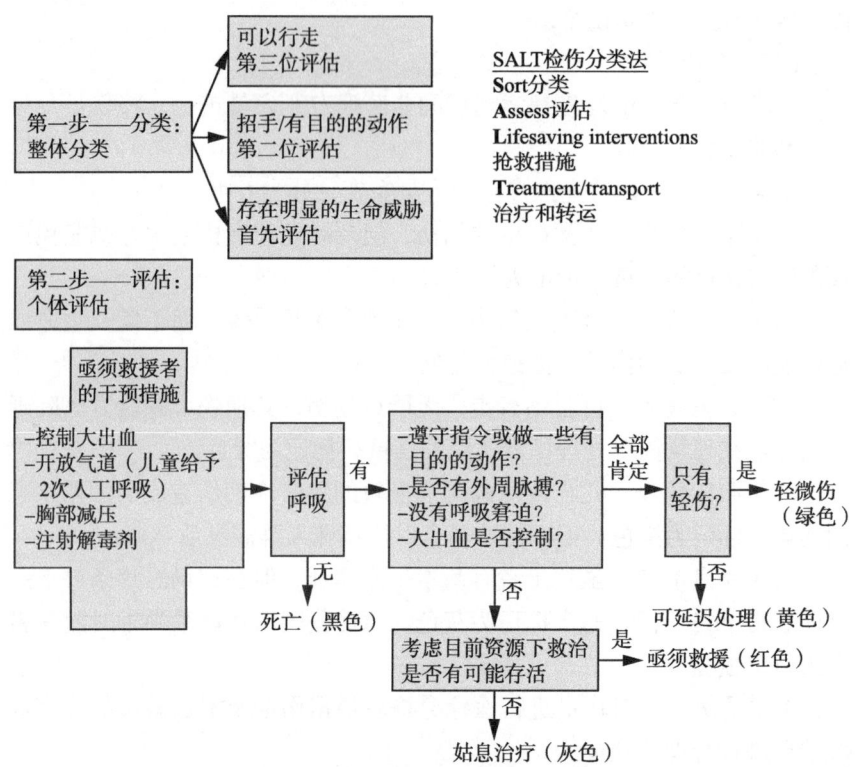

图10-1　SALT检伤分类方法示意图

伤者（minimal）；灰色：姑息治疗者（expectant）；黑色：死亡（dead）。

4. 专科检伤法　对伤者进行各临床专科的分检，是在现场医疗资源相对丰富后由各专科医师进行。

5. 核生化毒物特殊分检法　对核生化毒物等损害进行量化检测，通常由核生化毒物专业救援队进行。

六、现场医疗救援基本步骤

（一）即刻响应

（1）第一医疗救援小组接到报警抵达现场后首先评估安全，然后对受伤人群进行初次分检，并将伤员数量、种类及医疗增援需求及时汇报给城市紧急医疗指挥中心（120），之后与安保交通等部门对接，确定医疗救援区位置并设计医疗增援队伍的入场流线。

（2）120调度人员接到伤情报告后向主管领导汇报，启动城市医疗救援应急预案，调动所有可调用的医疗资源前往现场救援。

（二）初步救援

（1）城市紧急医疗指挥中心任命现场救护主任带领第一批医疗队前往现场增援。抵达后在安保和交通人员引领下进入指定医疗救援区。现场救护主任首先任命各医疗救援区主管，建立灾难现场临时医疗指挥体系，各区主管带领医疗急救小队在医疗救援区建立临时医疗站。

（2）现场救护主任协调各医疗救援区制定统一的救援流线，并与场馆各部门密切合作，利用现有资源进行快速有效的医疗救援。联络主任做好信息汇总、管理、报送工作。如需要，应指派专门的引导车辆或人员引领后期城市救援队快速进入合适位置。

（3）救援路径

1）分流：检伤分类区主管带领队员用检伤分类标识卡对所有患者进行检伤分类，根据分类不同将伤者分流至不同医疗救援区。分流的方式根据具体情况决定。红黄卡伤员首选用担架转移，绿色卡伤员步行前往轻伤员处置区。

2）处置：红黄卡伤员移交重伤处置区主管，在重伤处置区分红、黄两区进行紧急救治。绿色卡伤员在轻伤员处置区接受简单处理。

3）转运

A. 第一批次转运：120指挥中心协调城市各备勤医院做好接诊工作，

分流区主管利用现有急救车将部分红色卡患者先期转往周边定点医院。

B. 后续批次转送：剩下的大量伤员在临时设置的医疗站密切监护下等待陆续到达现场的城市急救车转送。绿色标识卡伤员由现场交通部门安排非紧急救援车转送或经安保人员开辟的撤离通道有序撤离。灾难时医院的应对能力直接影响着整个突发公共卫生事件防控工作的成败。分流伤员时应由指挥中心统一安排，选择有能力的医院一次到位。注意，向备勤医院转送时应将红黄卡伤员合理分配，避免给某一个医院分流过多的伤员造成医疗超载。绿色伤员中如有需就医者，应集体乘坐大巴送往远离事故现场的医院，避免占用邻近医院救治红黄卡伤者的医疗资源。

（三）救援展开

（1）大批城市救援队陆续进入，指挥权逐级向上移交。救护主任迅速向抵达的医疗指挥官详细汇报事故情况、救援进展及急待解决的问题。城市救援队在医疗指挥官的统一安排下迅速整合，合理分工，增援各医疗救援区开展工作。

（2）城市120调度系统即时升级为紧急医疗救援应急指挥中心。大量伤员由城市紧急医疗指挥中心统一协调城市备勤医院，按照就近、就急、就能力的原则合理分流。特殊情况下可联系救护直升机及固定翼飞机转送。

（3）心理卫生人员在现场设立灾难临时心理辅导站，对出现心理应激状况的伤员及工作人员进行紧急心理干预。疾控人员在现场进行传染病流调及防控工作。

七、医疗救援要素的管理

医疗救援要素的管理指对影响现场医疗救援工作有效性的制约因子进行的有效管理，以提高医疗救援体系的工作效率。其包括医疗信息管理、医疗交通管理、医疗物资管理、院前感染的防控、灾难应激心理疏导、相关协作部门的无缝隙对接、战术紧急医疗支援、核生化灾难医疗救援等。

（一）信息管理

1. 建立应急通信平台　建立迅捷有效的应急通信平台是保障医疗救援工作顺利运行的重要制约因素。紧急信息可通过800M数字集群通信系统、临时无线基站、TD-SCDMA无线视频传输系统、海事卫星电话系统、移动电话系统、紧急医疗救援信息共享系统传递；非紧急信息可通过程控电话系统、突发公共卫生事件网络信息系统和书面文件传递。应急通信应建立以1种为主、2～3种为辅的多系统工作模式。实践证明，在急救现场，800M数字集群通信系统是有效的应急通信手段。综合指挥系统信道应与各部门运行系统分开，医疗运行部门系统信道也应与其他部门分开。医疗应急组织必须事先训练所有医疗救援人员规范使用这些通信设备，以便在应急运行时保障通信资源有序高效。

2.信息处理　包括信息采集、信息报送和信息发布。信息采集的内容包括伤员统计、医疗处置统计、医疗消耗统计。原则上，所有医疗救援人员均应对自己的工作信息按照统一格式进行采集和记录。在现场建立的各个医疗救援区均应设立专职信息统计人员，对信息进行汇总、报送。联络主任应指派专人对上报的医疗信息进行及时的汇总分析，并向现场救护主任和医疗指挥官汇报。医疗急救信息的报送必须设定时间节点、统一渠道、统一内容、统一出口。

3.信息发布　医疗信息发布对象有三个，向现场应急指挥系统的发布（即信息的上行传递）应全面、详尽；向对口协作部门的发布（即信息的横向传递）要重点突出与协作需求有关的信息；向媒体与公众的发布（即信息的下行传递）要在应急指挥部安排下通过新闻发言人制度统一发布。

（二）医疗交通管理

（1）医疗部门应在交通、公安等部门配合下对灾难现场的伤员分流通道、医疗站救治通道、伤者转送通道、物资供应通道、城市转运通道进行有效管理。

（2）如事故发生在有车辆行驶的道路上，急救车应停泊在事故后方来车方向50～100m处并与道路呈20°～30°角，在车后设立明显警示物，以对在现场救援的医务人员形成屏护效应。

（3）大批次急救车出动时应编队行进，两车之间根据车速留出安全距离。首车应及时通过无线对讲系统报告路况，尾车负责监督队形状态。超大型车队长途行驶宜分成若干个小组，每组不超过15辆，途中保持机动性和信息通畅。

（4）到达现场后应在伤者运送主管的统一安排下有序驶入急救车待命区，以保持车头朝向转运方向按顺序排列。接到转运指令后依次驶向伤者转运区。伤员上车后在交通部门指挥下有序驶离。必须保证急救车驶入现场和驶出现场时为单向流线，不致造成拥堵和混乱。

（三）物资管理

1. 物资种类　急救车辆包括通信指挥车、大型灾难物资供应车、越野急救车、抢救型急救车、单纯转运型急救车、负压急救车等。医疗设备包括通信设备、便携式车载诊断设备、内外科抢救设备、卫生防疫设备、后勤保障设备、临时医疗站基建设备。医疗消耗品包括急救药品和医疗耗材。

2. 物资供给　城市应在当地急救中心建立大型灾难应急物资储备库，对救援物品进行分类储备。建立计算机管理系统，制定各类医疗救援装备清单和应急采购源目录。落实管理责任人制度，消耗品要定时更新，器材设备定期检查，保证随时可用。发生灾难时，要建立应急物资供应小组，并要根据灾难种类、伤员人数、救援队规模、救援时间、地形特点、气候条件，迅速对资源需求、物资需求进行快速评估。提供3个梯次的供给方案：现场的即时供给、备勤物资的及时补充、源单位的应急生产。

（四）院前感染的防控

土耳其Marmara地震、美国乔治亚洲和亚拉巴马州飓风灾难后的伤员很多都出现了多重感染现象，汶川地震中有病原学证据的感染发生率达62.9%。医疗人员在灾难现场恶劣的环境中仍需最大限度地执行无菌操作制度并加强自身防护；在临时医疗站里设立感染处置区，对伤员污染度较高的伤口或衣物进行初步处理，减少后期抗感染的难度和对医院的污染；对急救车及救援设备及时进行消毒；医疗垃圾应由专用的器材设备（如利器盒、医疗垃圾袋等）统一回收，集中处理。

（五）灾难应激心理疏导

灾难发生时，人们都会产生一系列身心反应，表现为生理上、情绪上、认知上和行为上的异常。汶川地震后受灾群众普遍出现了灾后应激障碍，包括过度的惊恐、悲伤、愤怒、焦虑、激惹、厌世等不良情绪。同时现场医疗救援人员也由于疲劳、共情、职业耗竭感、安全恐惧感而出现严重的身心困扰。积极的心理干预能使这种心理创伤减轻或消失。医疗部门应在灾难现场建立临时心理辅导站，由专业人员对上述两类人群提供及时的心理辅导和干预。通过立即性、灵活性、方便性、短期性、创造性的咨询策略来协助人们适应并渡过危机。使受灾群众易于管理并促进躯体伤害的恢复，使医疗救援人员摆脱不良心境，增强队伍的战斗力。医务人员亦应在平时进行灾难救援时心理应激预适应的辅导和练习。

（六）相关协作部门的无缝隙对接

通常，灾难现场有多个部门进行专项救援工作，包括消防、交通、公安、通信、宣传、市政等。每个部门的工作内容都与医疗急救保障工作直接或间接相关。在制定医疗政策和实际运行过程中，医疗团队必须与这些部门密切合作，相互帮助才能使医疗急救保障工作顺利进行。在部门协作过程中，要充分沟通、权责明晰、合作共赢。

（七）战术紧急医疗支援

在大型灾难或一些特殊场合（反恐怖袭击或反暴乱行动），医疗人员往往会被要求提供现场战术紧急医疗支援，这是急诊急救医学中一门崭新的边缘分科，也称保护医学（conservation medicine，CM）。主要工作是对尚处于危险环境的群众和警察、消防等救援人员提供医疗支持。这并不是要违反传统的安全原则，而是要求所有医疗救援人员必须经过系统的专业培训，掌握在特殊情况下进行医疗救护时保障安全的方法。这在大陆急救体系培训中尚属空白，只在个别的实践中出现过成功和失败的例子。发展保护医学、掌握战术紧急医疗支援技术是现代社会发展对医疗救援体系提出的要求。

（八）核生化灾难医疗救援

在1995年东京地铁沙林毒气事件中，有132名现场急救人员被二次污染。核生化灾难现场的医疗救援人员必须身着适宜的防护装备进行工作。根据防护等级不同，防护装备可分为A、B、C、D四类：A级具有独立的呼吸系统，并将皮肤完全遮蔽。B级具有独立的呼吸系统，但皮肤遮蔽不完整。C级呼吸系统为被动式空气净化器，皮肤遮蔽不完整。D级为普通感染防护服。急救车及医疗站均应使用聚乙烯氯化物材料进行遮蔽防护。临时医疗站应选址在现场的上风处，如具备洗消能力，可位于过渡区，否则应位于边缘区以外。发达国家的医疗救援队伍大多数具备现场伤员洗消能力。通常情况下，剪除衣物可去除85%的放射和化学污染，同时配合肥皂水冲洗，可去除98%的污染。洗消流线设置如下：脱衣站→冲洗站→中间区→特殊治疗区。医疗人员必须学会正确剪除衣物和规范使用洗消设备的方法。洗消后，医疗人员应使用专用检测仪进行专科分检。污染伤员应和普通伤员隔离处理，分开转送。

第二节 突发公共卫生事件

一、概述

《突发公共卫生事件应急条例》将突发公共卫生事件定义为"突然发生,造成或可能造成社会公众健康严重损害的重大传染病疫情、群体性不明原因疾病、重大食物和职业中毒以及其他影响公众健康的事件"。突发公共卫生事件对公众健康的影响表现为直接危害和间接危害两类。直接危害一般为事件直接导致的及时性损害。间接危害一般为事件的继发性损害或危害。

二、分级

《国家突发公共卫生事件应急预案》中规定,根据突发公共卫生事件的性质、危害程度、涉及范围,突发公共卫生事件可划分为特别重大(Ⅰ级)、重大(Ⅱ级)、较大(Ⅲ级)和一般(Ⅳ级)四级。

其中,特别重大突发公共卫生事件主要包括以下几类。

(1)肺鼠疫、肺炭疽在大、中城市发生并有扩散趋势,或肺鼠疫、肺炭疽疫情波及2个以上的省份,并有进一步扩散趋势。

(2)发生传染性非典型肺炎、人感染高致病性禽流感病例,并有扩散趋势。

(3)涉及多个省份的群体性不明原因疾病,并有扩散趋势。

(4)发生新传染病或我国尚未发现的传染病发生或传入,并有扩散趋势,或发现中国已消灭的传染病重新流行。

(5)发生烈性病菌株、毒株、致病因子等丢失事件。

(6)周边及与中国通航的国家和地区发生特大传染病疫情,并出现输入性病例,严重危及我国公共卫生安全的事件。

(7)国务院卫生行政部门认定的其他特别重大突发公共卫生事件。

三、分级响应

《国家突发公共卫生事件应急预案》中规定的分级响应内容如下。

（一）Ⅰ级响应

发生特别重大突发公共卫生事件，省指挥部根据国务院的决策部署和统一指挥，组织协调本行政区域内应急处置工作。

（二）Ⅱ级响应

发生重大突发公共卫生事件，省指挥部立即组织指挥部成员和专家进行分析研判，对突发公共卫生事件影响及其发展趋势进行综合评估，由省人民政府决定启动Ⅱ级应急响应，并向各有关单位发布启动相关应急程序的命令。省指挥部立即派出工作组赶赴事发地开展应急处置工作，并将有关情况迅速报告国务院及其有关部门。事发地各级人民政府按照省指挥部的统一部署，组织协调本级突发公共卫生事件应急指挥机构及其有关成员单位全力开展应急处置。

（三）Ⅲ级响应

发生较大突发公共卫生事件，地级以上市、省直管县（市、区）突发公共卫生事件应急指挥机构立即组织各单位成员和专家进行分析研判，对事件影响及其发展趋势进行综合评估，由地级以上市人民政府决定启动Ⅲ级应急响应，并向各有关单位发布启动相关应急程序的命令。必要时，省卫生计生委派出工作组赶赴事件发生地，指导地级以上市、省直管县（市、区）突发公共卫生事件应急指挥机构做好相关应急处置工作。

（四）Ⅳ级响应

发生一般突发公共卫生事件，县（市、区）（不含省直管县（市、区），下同）突发公共卫生事件应急指挥机构立即组织各单位成员和专家进行分析研判，对事件影响及其发展趋势进行综合评估，由县级人民政府决定启动Ⅳ级应急响应，并向各有关单位发布启动相关应急程序的命令。必要时，地级以上市卫生计生部门派出工作组赶赴事件发生地，指导县（市、区）突发公共卫生事件应急指挥机构做好相关应急处置工作。

第三节　核生化事件

一、核灾害医学救援

（一）概述

核灾害是指核突发事件、放射性突发事件（事故）及核恐怖袭击事件三种类型核与辐射灾害的总称。

（二）核与辐射突发事件的特点

（1）难以预料，事发突然。

（2）波及面广，后果严重。

（3）恐核心理，社会效应。

（4）应急困难，投入巨大。

（三）核武器的特点

现以核武器伤为例简要介绍核灾害医学救援。

1.四种杀伤因素的致伤作用

（1）光辐射的致伤作用：光辐射烧伤的主要特点如下。

1）烧伤部位的朝向性：以朝向爆心一侧为主。

2）烧伤深度的表浅性，除近距离内可发生大面积深度烧伤外，多以Ⅱ度为主。

3）特殊部位烧伤的发生率高：①颜面、耳、颈和手等身体暴露部位最容易发生烧伤；②呼吸道烧伤；③眼烧伤。

4）闪光盲：核爆炸的强光刺激眼睛后，造成暂时的视力障碍。

（2）冲击波的致伤作用：冲击波损伤，简称冲击伤。冲击伤的临床特点：①多处受伤、多种损伤、伤情复杂；②外轻内重、发展迅速。

（3）早期核辐射的致伤作用：可能引起急性放射病，也可能发生小剂量外照射生物效应。

（4）放射性沾染的致伤作用：外照射损伤、内照射损伤、β射线皮肤损伤。

2.核武器损伤的伤类和伤情

单一伤分类：①烧伤（包括光辐射烧伤、火焰烧伤）；②冲击伤（包括以超压、动压为主的损伤，挤压伤、玻片伤及飞石伤）；③放射损伤（包括急性放射病、皮肤β射线损伤、内照射损伤）。

复合伤分类：①放射复合伤（包括放烧冲复合伤、烧放冲复合伤和放烧、放冲复合伤等）；②非放射复合伤（即烧冲复合伤）。

各类单一伤和复合伤，按损伤的严重程度，可分为轻度、中度、重度和极重度四级（如分为轻度、中度、重度三级，则将极重度归入重度）。

（四）核武器伤现场抢救流程

1.卫生应急救援人员防护 采用应急照射剂量控制原则，应急救援人员要进行个人防护，可根据核武器的爆炸方式采取不同的防护措施。在空爆情况下，沾染轻微，不需穿着制式防护装备，颈部围毛巾，扎紧领口及袖口、裤腿口，穿高腰鞋，戴手套、口罩即可。进入沾染区前服用碘化钾及预防药物，一切操作活动应在上风向进行，尽量不在沾染区喝水、进食和吸烟等。尽量避免在沾染区坐、卧或触摸沾染的物体。在低空爆、地爆情况下，一般沾染较重，应穿戴防护服、防毒面罩等，使用防护器械。如不进入严重沾染区，亦可按空爆采取简便措施。

应急救援队应乘车进入沾染区，这样不但可以争取抢救时间，提高抢救速度，同时又可减弱辐射强度。救护车辆行进中要拉开距离，防止扬尘。

2.受照剂量估算 做好剂量监督，控制应急救援人员安全停留时间，由队长掌握安全停留时间，外照射一次受照剂量应控制在50库仑以下。

3.人员/伤员分类 处置原则：以提高抢救成功率为主，按检伤标志分级处理。

（1）红色：立即就地抢救。

（2）黄色：简单处置后转送救治中心治疗。

（3）绿色：需入院的转送医院，进行医学观察，其他人员视情况指定时间、地点进行医学观察。

（4）黑色：待红色标志患者病情得到有效控制后，可视急救资源情况再行处置。

4.伤员救护 现场根据伤情分类可分为：①普通创伤；②外照射；③沾染（外、内严重沾染）；④复合伤；⑤死亡。

杀伤区医疗抢救工作的重点如下。

（1）按"先抢后救，先重后轻，先急后缓"的原则，首先对生命危急的伤员进行抢救，即使尚未进行污染监测，也要立即送医院。

（2）对疑有中度以上放射性损伤者，给氯丙嗪、苯海拉明等，调整自主神经功能，减轻胃肠道反应。

（3）对有较大面积的烧伤或其他外伤者，给予长效磺胺或其他抗生素，预防感染。

（4）对位于放射性沾染严重地面的伤员，应遮盖伤口、扎衣口、围毛巾、戴口罩，在进行最紧急的抢救措施后，尽快撤离沾染区，缩短在沾染区通过和停留的时间，离开沾染区后拍抖衣服，洗擦暴露部位。

（5）将死亡人员送到公众和伤员不易见到的地方。因外照射死亡的尸体，无须采取防护措施。有放射污染的尸体，需放置标签，尸体运走后，对停尸处进行去污处理。

5.受污染人员处理/体表放射性污染处理　抢救任务完成后，在统一指挥下，分批迅速撤离。各组在沾染区边界外，在上风向对人员、车辆采取拍、扫、抖等方式进行简易除沾染。观察个人受照射剂量，然后应急救援人员脱下防毒面具，戴上口罩，到洗消站做沾染剂量检查，脱去防护服，进行彻底洗消。现场初步处理完成后，伤员由应急救援人员送往医院进一步治疗。

二、化学突发事件应急医学救援

（一）概述

化学突发事件是指突然发生的有毒有害化学品泄漏、燃烧或爆炸，造成或可能造成群体人员急性中毒、引起较大社会危害，需要组织社会性救援的紧急事件。

（二）化学突发事件特点

1.与化学品毒性呈正相关　化学品毒性越强，人员受到的健康威胁越大，甚至威胁生命，且伤情复杂，化学危险品中毒者的死亡多发生在突发事件的1小时内。

2.中毒途径多　通过呼吸道、皮肤消化道直接、间接接触。

3.危害迅速、作用时间长、范围广

4.救治及防护难度大　突发化学事件往往会使现场人员面临再次受危害的危险。因此，救护人员除须有特殊技能外，还应注意自我防护。

（三）化学突发事件现场应急处置

当突发化学事件发生时，一般总是伴随着批量伤员的产生，故现场医学急救的任务包括应急救援人员的自身防护；伤员伤情的判断及分类；伤员的洗消、现场急救和伤员的后送。在整个急救过程中坚持"先抢后救，抢中有救，先救命，后治伤，先重伤后轻伤，先分类后运送"的救护原则，以达到"挽救生命，减少伤残"的目的。

1. 救援人员自身防护　进入毒区前，若已知毒剂类型，可服用预防药，穿戴防毒面具和防护服，防止自身中毒。

2. 伤情及区域分类　为了抢救及时和不遗漏伤员，根据划分区域进行。Ⅰ类：重伤，需立即抢救，用红色标示；Ⅱ类：中重度伤，允许暂缓抢救，用黄色表示；Ⅲ类：轻伤，用绿色表示；O类：死亡，用黑色表示，按规定程序对死者进行处理。

（四）现场伤员救治

在统一指挥下组织医疗救援人员开展现场伤员的抢救工作。医疗救援人员宜在染毒区附近展开工作，以便迅速对中毒伤员进行应急救治或辅助急救。

1. Ⅰ类重伤伤员的救治　可以暂不进行现场洗消，只进行脱去染毒服装等处置，优先接受现场抢救。抢救的内容如下。

（1）经呼吸道吸入中毒：呼吸道吸入中毒的急救治疗应当首先保持呼吸道通畅，防止声门痉挛、喉头水肿、肺水肿及脑水肿的发生。

（2）经皮肤吸收中毒：毒物经皮肤吸收或腐蚀，造成皮肤灼伤，应立即脱去受污染的衣物，用大量清水冲洗。冲洗时间不少于15分钟，冲洗越早、越彻底越好，然后用肥皂水洗净，以中和毒物的液体湿敷。

（3）尽快使用抗毒剂，对危及生命的病症进行紧急处理。

（4）用急救包包扎伤口，将伤员撤离染毒区。

2. Ⅱ类、Ⅲ类伤员的救治　在进行全身洗消（二次洗消）及治疗之前，尽可能在现场洗消时彻底消毒。如有大量染毒人员需要现场洗消时，对可以自行走动的人员进行指导后由本人自行洗消。

洗消过程中的注意事项如下。

（1）眼睛染毒时应尽早洗消。

（2）应立即脱去污染的衣服（包括贴身内衣）、鞋袜、手套，用大量流动清水冲洗，防止毒物继续被吸收，同时要注意清洗污染的毛发，一般不建议使用热水冲洗。

（3）污染物的处理：污染物应集中收集处理，同时需防止二次污染。

（五）伤员后送

窒息性毒剂中毒肺水肿前期伤员、重度和中度神经性毒剂和全身中毒性毒剂中毒伤员，应紧急处理后立即送医院；轻度染毒伤员送洗消组洗消完毕后，根据病情再送往医院治疗。

三、生物恐怖袭击的医学救援

（一）概述

生物恐怖袭击是指故意使用微生物导致敏感人群疾病或使用微生物毒素导致敏感人群中毒、威胁人类健康、引起社会广泛恐慌或威胁社会安全与安定，以达到政治或信仰目的的行为。

（二）相关病原体分型

1. 细菌类　如鼠疫杆菌、炭疽杆菌、霍乱弧菌等。
2. 病毒类　如黄热病毒、天花病毒和马尔堡病毒等。
3. 立克次体类　如Q热立克次体、流行性斑疹伤寒立克次体等。
4. 衣原体类　如鸟疫衣原体。
5. 毒素类　如肉毒杆菌毒素、葡萄球菌肠毒素等。
6. 真菌类　如球孢子菌、组织胞浆菌等。

（三）生物武器危害特点

1. 致病或致死作用　生物武器是各种致命的微生物，只要吸入微量或者少量沾染，其侵入人体后，即以几何级数繁殖。
2. 作用范围广　在气象、地形适宜的条件下施放生物战剂溶胶，即可造成较大范围的污染。
3. 具有潜伏性　由于病毒或细菌难以发现，进入人体以后经历潜伏期才会发作，从而使被攻击者停止战斗行动。
4. 造价低廉　相对其他传统武器与非常规武器，生物武器造成同等伤害所需要的成本最低。
5. 易于生产　与常规武器和核武器不同的是，生物武器可以在任何地方研制和生产。
6. 传播途径多　生物武器可以通过气溶胶、动物、植物、信件等释放传播。
7. 影响公众心理，引发社会动荡　生物恐怖可对人心理造成巨大打击。

（四）生物武器事件现场抢救流程

（1）做好个人防护：应急救援人员在进入现场前必须使用相应防毒面具、防护口罩及面罩，防止从呼吸道吸入病原体，使用防毒衣或防护服,保护皮肤和黏膜。

(2)彻底切断源头,使患者脱离污染或者中毒环境。

(3)对症、支持治疗:对危及生命的急重症患者(休克、严重心律失常、呼吸衰竭、中毒性肺水肿)及时对症处理,包括吸氧、纠正低血压、治疗高热或者低温、使用抗心律失常药物(如利多卡因、阿托品、毛花苷丙、腺苷等),对心搏停止者立即进行心肺复苏,如明确毒物可使用特效解毒药,并清除尚未吸收的毒物。

(4)隔离:传染患者一般就地隔离,或转送至定点隔离场所进行隔离治疗,不要随意转送,以免造成大范围扩散,特殊情况必须转送时,需在严密防护下由专业医护人员专车转送。

(5)病原体及时送检,明确诊断:如发现烈性传染病,要严格落实首诊负责、报告、隔离、消毒制度,加强车辆、设备及环境消毒、药物预防等措施。

第四节 航空医疗

一、概述

(一)概念

航空救援又称"空中120",主要以执行大型突发事件中的救援任务为主,包括直升机、地面救护车、建立有转运急救绿色通道的医院等在内的无缝式救援链,旨在排除交通、地形等影响,缩短抢救转运时间。

(二)特点

(1)能够最大限度地减少转运时间:患者的病情要求在医院外环境中花费的时间要尽可能短。

(2)能够最大限度地降低转运延误:与地面转运相关的潜在转运延误可能会导致患者的病情恶化。交通堵塞、施工、道路障碍、洪水、降雪或距离都可能导致延误。

(3)能够最大限度地让特殊的患者得到及时的治疗:患者病情危急,时间急迫,需要在转诊机构(或现场)及时接受特定治疗,以便最大限度地降低发病率和(或)死亡率。

（4）远程转运：离最近的合适接收机构太远，采用地面救护车转运无法安全且及时地将患者送达，此时可用航空救援。

（5）价格昂贵：不论是直升机（旋翼）和固定翼（飞机）的造价，还是人员的培训或是运营成本等，都非常昂贵。

（6）对参与转运的人员有较高的要求：尤其是在航空救援中的转运阶段，所能获得的支持较少，需要转运人员尤其是医疗人员应具有非常丰富的扎实的急救转运的理论基础、重症患者的急救转运经验、较高的心理素质、较好的沟通能力、较高的职业素养等。

（三）原则与准备

1. 原则

（1）进行气道、循环、重症护理等管理，稳定患者的生命体征。

（2）一步到位：就急、就近、就家属意愿将患者送往指定有救治能力的医院进行救治。

（3）避免搬抬、医疗处理等转运过程中对患者造成二次伤害。

（4）评估患者病情及转运过程中可能遇见的问题及相对应的处理措施。

2. 准备

（1）人员：要有足够急救经验的高级急救专家和有足够重症患者护理经验的护士，可能需要专科医生。

（2）设备：监护除颤仪、便携式氧气罐、急救药物箱、吸痰器、呼吸机、气道管理箱、输液泵、通信设备等急救所需的设备。

二、评估

1. 评估患者　　评估患者的实际和潜在疾病或伤情。预测转运过程中可能发生的最严重并发症。

2. 评估患者所需的医疗护理　　转诊医院或事故现场可提供哪些护理？转运之前或期间，患者需要什么样的护理？

3. 转运时间是否关键　　如果"不关键"，则确定合适转运工具的可用性。如果"关键"，请考虑：转运工具达到转诊医疗机构需要多长时间？将患者送到接收医疗机构需要多长时间？

4. 考虑患者转运的过程　　可用资源、天气、地面交通和可达性。

三、处置

（一）基本措施

（1）严密监测生命体征。

（2）评估意识状态。

（3）保持呼吸道通畅。

（4）应注意观察有无呼吸困难、发绀及其他缺氧表现。

（二）对症处理

（1）结合脉氧饱和度调整吸氧方式及流量。

（2）出现躁动者，结合病情可给予镇静药物使用。

（三）注意事项

（1）注意气压变化对患者的影响。

（2）留置导尿管，观察和记录尿量与性状等。

（3）注意转运途中的保暖。

（4）如有胸腔闭式引流，要保持引流装置低于胸腔水平，防止引流液反流或气体进入胸腔，空中飞行颠簸，最好使用带单向阀门的引流装置。

（5）患者如使用真空夹板或担架，应观察固定下效果及肢体远端的血供情况。

第五节 野外救援

一、概述

1.概念　野外救援是指人们在野外环境中活动时发生意外事故所采取的救助措施。

2.基本原则　在整体救援过程中，应灵活、创新和勇敢，来应对救援过程中多种多样、不停变化的野外或偏远地区医疗救护。不断改善风险和收益比是野外救援的基本原则。在医疗救援过程中，每种处置决定或每个紧急撤离方案都会存在一定风险，我们要在救援过程中采取正确的决策，从而增加收益、减少风险。基于风险/收益的判断通常是由专业医务人员进行的。特别是在野外这种环境下，这种关键性思考方式变成了任何等级医疗培训中的必要技能。

二、评估

伤患评估系统可以使混乱的情况变得有条理，从而指导野外救援。创伤评估系统分为三个重要步骤：采集信息，提出问题清单，计划处置和撤离。

1.采集信息　包括给予现场评估、首要评估和次要评估。现场评估需要在明确环境安全的前提下，对现场人数及受伤机制给予评估；首要评估时要快速检查患者循环、呼吸和神经系统。在次要评估中，要完成患者集中病史排查（SANPLE病史）和全身体格检查。

2.提出问题清单　建立一份SOAP表格。S：主观情况，描述现场情况、伤病机制、伤患住宿的症状及相关病史。O：客观情况，体检检查的结果，包括生命体征。A：评估，根据主观客观部分的发现，列出简明的问题清单。P：计划，对每一个问题都要进行处理，包括医疗处置、伤情检查及撤离计划。

3.计划处置和撤离　按照问题清单的内容执行。

三、处置原则

依据以下原则进行：抢救生命，降低死亡率；防止病情的继续恶化；减轻病痛，减少意外伤害，降低伤残率。

第六节　水上救援

一、概述

（一）概念

水上救援是指人们在水上活动时发生意外事故所采取的救助措施。水上救援贯彻"以防为主，以救为辅，防救结合，有备无患"的原则，是保障水上活动安全的一项重要措施。

（二）好发因素

1.技术因素　从事水上活动的人员缺乏或不熟练水上相关技能，或缺乏处理抽筋、呛水等相关水上救生技术。

2.生理、病理因素　从事水上活动的人员有心脏病、高血压等基础性疾病，身体功能处于较低水平，或出现低血糖、抽筋、精神癫痫等突发急症。

3.环境因素　对活动水域环境及水流状况不熟悉。

4.伤害因素　违反水上活动场地规定或操作流程等导致意外发生。

5.心理原因　指对水存在一定的恐惧感，一旦突发情况，就出现心情紧张、惊慌失措、动作慌乱、四肢僵硬等，导致意外发生。

6.组织管理因素　水上活动场所组织管理不当，如救生员配备不够、场地不符合要求等因素。

二、评估

（一）环境评估

1.水上环境　水上活动的开展，尤其是自然环境下的不同类型水域存在的潜在风险情况具有较大的差异性，故需要对实际的水上环境进行客观、科学的评估，主要通过该水域的水流方向、水底情况、波浪类型、水温及能见度等相关因素进行综合性评估，如以下方面。

（1）河流与小溪：因河床凹凸不平，水流的方向和快慢会受到河道的弯角、小岛、沙洲、桥柱、水下物体等多个原因影响，而河床突降陡坡、河流的宽度和深度改变、降雨等均可以使水流变得湍急和形成不同方向的暗涌，故充满危险。

（2）湖泊与水库入水口有强劲水流。深水湖、高原地带或雪山融雪形成的湖泊内水温低，贸然下水可导致肌肉痉挛。

（3）海滩及海洋等开放水域：由于风势的强弱、持续性和距离不同，引起的波浪会呈现不同形态，这些都是发生意外的高危地方。

（4）游泳池：因为地面湿滑、水深浅变化大、高度不一。各种水上设施如水上滑梯、人造浪、跳水台可造成意外损伤。

2.地理环境　石滩、沙丘、高低不平的海床或水底礁石等都容易给水上活动造成受伤和溺水风险。对于河流、海滩、岸坡等地形，其斜度不一容易造成高低不平，在水面的掩盖下难以察觉或形成暗涌，其地质构成不同导致结构松散度不同，容易造成入水前后跌倒或上岸困难。其实际形态的不同可形成较深的水沟，容易造成入水者跌入。故在水上活动前，要对该水域的地理环境进行准确细致的评估。

3.天气情况　变化万千的天气会增加水上活动遇险的机会，尤其是当面对不熟悉的天气情况时，如气温导致水温的变化、风力、风速、风向变化导致水流流向、海浪等变化及游泳者靠岸困难，大雨环境导致能见度下降、河流附近山洪暴发风险增加等危险因素的出现。故天气情况亦是水上活动的重要评估内容。

（二）救援风险评估

评估现场环境是否安全。因为现场情况可影响救援的可行性和救援计划的制订，而救生员需考虑救援行动是否会对其造成危险，充分认识到救援者自己的能力，包括熟识救生知识和技巧，有足够的体力能完成救援。寻找支援方案（如报警、寻求其他救援人员支持）和合适的救援器材，确保能在安全而有效的情况下进行救援，降低救生人员的个人风险。

（三）溺水者类别评估

溺水者的类别直接影响救生员使用的救援方法，可以尝试吸引溺水者注意，观察溺水者的反应和面部表情，做出评估。

（1）有反应和仍有自救能力的溺水者（包括泳术欠佳、疲倦的泳者、受轻伤的患者、痉挛泳者）：溺水早期，溺水者可能仍有自救能力，能按照指示自救及抓紧浮物。

（2）没有反应或已经没有自救能力的溺水者（如不懂游泳的溺水者或受伤严重和突发重大疾病的溺水者）：这类溺水者已经无法对救生员的指示做出任何反应，甚至已经昏迷，需要立刻实施救援。

三、处置

无论发生任何水上紧急事故，救生员都必须根据知识、经验和技巧，在短时间内进行分析，判断现场环境及事件情况，然后制订最有效的救援计划，开展救援行动。一般遵循警觉、评估、行动、获救后护理等基本步骤执行。

使用任何救援方法前，必须顾及自身安全，尽量降低救生员在施救过程中的风险。一般遵循以下顺序选择救援方法。①陆上救援：对话、手援、抛物；②水上救援：涉水、游泳。

（一）陆上救援

1.手援　适用于清醒且能配合指令，并且接近岸边的溺水者，充分利用身旁的物品如长竿、雨伞、衣物、毛巾等，抛给溺水者，指示其抓紧，以缓慢而平稳的速度将溺水者拉回岸边，并协助其上岸（要点：进行手援时，施救者必须尽量降低重心，避免被溺水者拖下水）。

2.抛物　适用于清醒且能配合指令，但是离岸较远的溺水者。

（1）选择合适的浮物如泳圈、救生衣等能漂浮的物体，将其抛到溺水者伸手能触及的地方，并指示溺水者抓紧浮物，游回岸边，协助其登岸（要点：抛物时需双脚前后站稳，并考虑风向、水流等因素）。

（2）抛绳拯救，大声说话—注视溺水者—快捷地绕绳—有效地抛绳—指示溺水者抓紧绳索—施救者降低重心拉回溺水者—协助登岸（要点：不要将绳绕在手腕，如感觉自己有被拖下水的危险，应立即放手）。

（二）水上救援

1.涉水救援　适用于手援和抛物都未成功，而现场水流平稳、水底安全、水深不超过施救者胸部的情况。选择适当的救援物件在手—穿鞋保护双脚—缓慢下水，脚掌贴紧地面缓慢向前滑行—到达溺水者身边并保持一定距离—将手中救援物件伸向溺水者—将溺水者带回岸边并协助其登岸（要点：将溺水者带回岸边时应避免直接接触溺水者，如若救援期间有危险，应停止救援）。

2.游泳救援　适用于非游泳救援方法都不可行时。该救援方式风险高，救援人员需在对自身救援能力和现场环境做出评估后进行。根据水域深浅不一，选择不同的入水方式。

（1）入水方式：分别有滑入式（slide in entry）、踏入式（step in）、前行式（straddle entry）、浅跳式（shallow dive）、打桩式（compact jump）：

1）滑入式入水：适用于岸边与水面距离小于0.5m，水底情况不明的环境。

2）踏入式入水：适用于近岸救援或需要近距离下水，水底清澈，无障碍物，水深足够并且岸边与水面距离小于1m的情况。

3）前行式入水：适用于水底清澈，无障碍物，水深至少1.5m，岸边与水面距离小于1m的情况。

4）浅跳式入水：适用于水底清澈，无障碍物，水深至少1m，岸边与水面距离小于1m的情况。

5）打桩式入水：适用于岸边与水面距离超过1m，清楚水中情况，有足够水深的情况。

（2）救生泳术的选择：常见的泳术有摇橹泳、踩水、侧泳、蛙泳、抬头爬泳、抬头蛙泳。如需高速游泳时可选择抬头爬泳；如需节省体力可选择蛙泳和侧泳；如需拖带溺水者时，可选择仰式蛙泳和侧泳；如需获得良好清晰的视野时，可选择抬头蛙泳和侧泳。

（3）接近溺水者：救援人员需要与溺水者保持安全距离，小心接近溺水者，可使用防卫位置。防卫位置是一种戒备技术，防止溺水者扑向救生员而发生纠缠。具体方法指救援人员距离约3m时，暂停接近溺水者，注视对方，观察溺水者反应并高声安慰。具体措施如下。

1）如溺水者是因体力不支发生淹溺：①溺水者可自行游泳，救生员可保持戒备位置，带溺水者游回岸边。②如溺水者不能自行游泳，可指示溺水者抓紧浮物，用侧泳施救回岸边。

2）如溺水者为不善泳者，施救者应大声喊话，安抚，同时从背后接近溺水者，托着下巴，或一手跨过其肩膀并横越胸部，手肘微曲紧贴溺水者胸部，手掌抓紧溺水者另一侧腋下，使用侧泳将溺水者拖带回岸边。如若体力不够，可绕到溺水者后面，紧握溺水者两边腋下，双手手掌向上，采用仰式蛙泳前进，将溺水者头部放在救生员胸前，将溺水者带回岸边（要点：①大声喊话；②注视溺水者；③使用正确下水方式；④快速游近溺水者；⑤防卫位置；⑥选择合适的拖带方法；⑦防止被溺水者抓牢或拖拽；⑧协助溺水者登岸）。

（4）解脱防卫法：救生员若被溺水者纠缠，应立即保护颈喉并迅速有效地做出适当的解脱法，但这并不能保证绝对能摆脱纠缠，所以当救生员接近溺水者时，必须做好防范。常见的解脱法包括抓腕解脱法（抽臂法）、正面抱持解脱法（推离法）、背面抱持解脱法（托肘法）。

（5）水中脊柱受伤处理：若没有目睹溺水意外发生原因，不容易分辨是一般淹溺还是水中脊柱受伤，如溺水者已昏迷，可以从遇溺的地方来判断。浅水或深浅交界处、浅水而大浪的海滩、泳池边角或者是跳水板附近都是容易出现水中脊柱受伤之处。处理步骤如下。

1）快速评估，尽快呼叫救护车及其他人员到场协助。

2）救援时应保持水面平静，小心接近溺水者。

3）评估伤情，若溺水者在水中无呼吸，可考虑立即在水中进行人工呼吸。但水中环境危险，施救者体力、经验、救援技巧不足，无救助设备逗留水中有危险，溺水者已遇溺超过了15分钟等情况排除在外。一般深水区需有两名熟练水上急救和配备器材的救援人员，才应进行人工呼吸。

4）怀疑脊柱受伤时，固定伤者头颈部，使其脸部在水面之上，保持头颈与身体呈一直线，并将溺水者固定于脊柱板上运送回岸边。

（三）上岸后的急救及护理

溺水者上岸后，迅速判断其意识和生命体征，可存在以下几种情况。

（1）神志清楚：帮助清除口腔、鼻咽腔的呕吐物和泥沙等杂物，保暖。

（2）意识丧失，生命体征存在：去除口腔分泌物及异物，将舌头拉出，保持呼吸道通畅，可适当控水，注意保暖。

（3）溺水者心搏、呼吸已停止，应立即行心肺复苏，急救的同时迅速要求他人呼叫120急救中心。溺水者送往医院后须进行全身检查。尤其应注意溺水后肺部并发症的处理，如肺部感染和肺水肿等。